主编

Myeong-Ki Hong

Coronary Imaging and Physiology

冠状动脉影像与生理学

主译 陈　晖　姚道阔
主审 李虹伟

上海科学技术出版社

图书在版编目（CIP）数据

冠状动脉影像与生理学 /（韩）洪明基主编；陈晖，姚道阔主译. — 上海：上海科学技术出版社，2020.1

　ISBN 978-7-5478-4588-2

　Ⅰ.①冠… Ⅱ.①洪… ②陈… ③姚… Ⅲ.①冠状血管－动脉疾病－影象诊断②冠状血管－人体生理学 Ⅳ.① R543.304 ② R331.3

　中国版本图书馆CIP数据核字（2019）第 203380 号

First published in English under the title
Coronary Imaging and Physiology
edited by Myeong-Ki Hong
Copyright © Springer Nature Singapore Pte Ltd., 2018
This edition has been translated and published under licence from Springer Nature Singapore Pte Ltd.

上海市版权局合同登记号　图字：09-2018-1115 号

冠状动脉影像与生理学

主编　Myeong-Ki Hong
主译　陈　晖　姚道阔

上海世纪出版（集团）有限公司
上海科学技术出版社　出版、发行
（上海钦州南路71号　邮政编码200235　www. sstp. cn）
浙江新华印刷技术有限公司印刷
开本 889×1194　1/16　印张 16.25
字数 400千字
2020年1月第1版　2020年1月第1次印刷
ISBN 978-7-5478-4588-2 / R·1924
定价：198.00元

本书如有缺页、错装或坏损等严重质量问题，请向工厂联系调换

内容提要

本书由国际冠状动脉影像与生理学专家Myeong-Ki Hong主编，由首都医科大学附属北京友谊医院陈晖教授和姚道阔教授主译，详述了冠状动脉影像与生理学的基本理论、临床应用与研究进展。

本书分为3篇31章，在简要介绍冠状动脉解剖与循环的基础上，着重就临床最常用的血管内超声（IVUS）、光学相干断层扫描（OCT）和冠状动脉生理学评价做了详细介绍。第一篇为血管内超声，主要介绍了血管内超声的原理、影像识别、冠状动脉定性与定量评价、指导冠状动脉介入治疗（PCI）的临床证据、PCI前病变评估、支架置入后及PCI远期并发症评估和近红外光谱等。第二篇为光学相干断层扫描，介绍了光学相干断层扫描的成像原理、影像采集技术、冠状动脉定性与定量评价方法、指导PCI的临床证据，以及其在临床实践中的应用等。第三篇为生理学，内容包括冠状动脉生理学的概念，血流储备分数（FFR）的原理与临床操作及其在临界病变、模糊病变、复杂病变、急性冠脉综合征、非冠状动脉疾病和特殊病变中的应用，冠状动脉压力测量的临床应用，评估心外膜血管狭窄的其他指标，微循环的有创评价及心肌缺血非侵入性评价等。

本书内容丰富、新颖，附有220余幅精美图片及大量表格，指导性强，是心血管内、外科临床医生，尤其是从事冠心病介入诊疗的临床医生和相关研究人员必备的高级参考书。

译者名单

主　译　陈　晖　姚道阔

主　审　李虹伟

副主译　李东宝　赵慧强　周　力

译　者（按姓氏拼音排序）

陈　晖　崔贺贺　丁晓松　高斯德　高翔宇　公绪合　何晓全　化　冰
景　彩　李东宝　梁　拓　梁思文　刘　磊　刘青波　刘锐锋　马国栋
王　申　王秋实　许　丁　姚道阔　张　侃　赵慧强　周　力

中文版前言

　　冠状动脉粥样硬化性心脏病严重危害人们的健康。随着对其发病机制、病理及病理生理了解的深入，心脏介入医生也从单纯依靠冠状动脉造影指导介入治疗，转向通过冠状动脉内影像、冠状动脉生理学评估来指导与优化介入治疗，从而获得了良好的近期和远期治疗效果，减少了操作相关并发症。熟悉冠状动脉影像和生理学及各项检查方法并灵活应用，在适当时机选择合适的检查方法尤为重要。

　　血管内超声能够识别冠状动脉管腔形态、管壁结构，被认为是诊断冠心病新的"金标准"，已被应用于判断斑块性质、评价管腔狭窄程度和斑块负荷，以及指导左主干病变、分叉病变、钙化病变、慢性完全闭塞病变等复杂病变的介入治疗。

　　光学相干断层成像因其高分辨率，在易损斑块识别、急性冠脉综合征罪犯病变判断及优化和指导支架治疗，特别是在分叉病变、钙化病变治疗及可吸收支架植入等方面更具有优势。

　　生理学评价是判断冠状动脉狭窄是否引起缺血、是否合并微循环功能障碍的重要手段，对冠心病治疗策略的选择起重要作用。血流储备分数可评价冠状动脉心外膜血管狭窄的生理学意义，是判断冠状动脉狭窄的功能学"金标准"，临床上已广泛应用。瞬时无波形比值等新指标及微循环评价指标为深入了解冠状动脉生理学提供了更好的帮助。

　　Myeong-Ki Hong编写的《冠状动脉影像与生理学》一书，详述了冠状动脉影像学与生理学领域的基本理论、临床应用与研究进展，以及血管内超声、光学相干断层成像、生理学评估等在冠心病治疗中的应用。为希望全面了解冠状动脉影像与生理学及如何指导与优化介入治疗的心血管内、外科医生及研究者，提供了详细、丰富、实用而新颖的资料。

　　参与本书翻译的译者均是长期从事冠心病介入治疗的中青年医生，对冠状动脉影像与生理学相关内容熟悉、经验丰富。另外，在翻译和校对过程中，得到了多方的大力支持，在此表示由衷的感谢。鉴于本书内容广泛、深入，而译者能力所限，书中难免会有欠缺和不当之处，望广大读者给予谅解和指正。

陈　晖　姚道阔

首都医科大学附属北京友谊医院心血管中心

2019 年 10 月

英文版前言

　　介入心脏病学是现代医学中很有前景且快速发展的一个领域。自1977年经皮冠状动脉血管成形术开展以来，新器械的发明，如球囊导管、金属裸支架、药物涂层支架等，不断改进了经皮冠状动脉血管成形术的临床结果。这些进展无疑是建立在冠状动脉影像与生理学评价对病变认识的基础之上的。

　　血管内超声是血管内各种影像装置中的"金标准"，为病变特征和介入治疗提供了大量的信息。基于高分辨率，光学相干断层扫描使血管内结构更加可视化。血流储备分数的评价，为确定冠状动脉狭窄病变是否需要干预提供了指导。由于这些检查有其各自的优势与局限性，了解其特点和应用就显得非常重要。全面理解血管内影像与生理学，有助于日常工作中对冠心病患者的诊治。

　　能通过《冠状动脉影像与生理学》一书提供相关内容的最新进展，我深感荣幸。本书由韩国心血管影像与生理学（IPOP）专家组撰写，感谢他们在忙碌的日常工作之余完成本书的编写。我希望本书的出版，能帮助临床医生为其冠心病患者提供更优化的治疗。

Myeong-Ki Hong，MD
Division of Cardiology Severance Cardiovascular Hospital
韩国首尔

目 录

引 言
冠状动脉解剖与循环

Seung-Jea Tahk, MD, PhD

冠状动脉解剖

冠状动脉是主动脉的第1个分支，分为左冠状动脉和右冠状动脉。冠状动脉左主干起源自左冠状动脉窦，而后分为左前降支（LAD）和左回旋支（LCX）。LAD沿前室间沟下行至心尖部，主要为左心室前壁、室间隔前2/3及心尖部供血。LAD沿途向室间隔垂直发出前穿支，向室间隔供血；同时发出对角支，向左心室后壁供血。LCX沿左房室沟由心脏左前向左后绕行，向左心房以及大部分左心室侧壁和后壁供血。LCX沿途发出钝圆支，另有约30%～40%的窦房结血供源于LCX[1, 2]。

右冠状动脉起源自右冠状动脉窦，沿右房室沟由心脏右前向右后绕行，并延续至后室间沟。右冠状动脉可发出圆锥支、窦房结支、右室支、锐缘支、房室结支，沿途向右心房、右心室、窦房结及房室结供血。右冠状动脉在远端发出左室后支及后降支，向室间隔后1/3及心尖部供血。约80%的冠状动脉呈右优势型，右冠状动脉发出的左室后支及后降支可分布于左心室膈面的部分或全部；其他则为左优势型（LCX发出左室后支及后降支，向大部分心脏膈面供血）或均衡型（两心室膈面分别由本侧的冠状动脉供血）（图1）。

冠状动脉解剖变异的发生率约为1%，常见的变异包括：左前降支及LCX起源异常（0.4%），冠状动脉高位开口（0.25%），单冠状动脉畸形，左右冠状动脉开口异常（如左冠状动脉开口于右冠状动脉窦，右冠状动脉开口于左冠状动脉窦），以及冠状动脉瘘[1, 2]。心肌桥是一种先天性冠状动脉发育异常，指行走在心外膜下的冠状动脉在某个节段被浅层心肌覆盖，并在心肌内走行，多发生于左前降支的中段。尸体解剖对心肌桥的检出率为5%～80%，冠状动脉CT为25%，冠状动脉造影检出0.15%～25%为冠状动脉收缩期受压的"挤牛奶现象"。心肌桥通常为良性病变，但有时会引发胸痛、急性冠脉综合征、左心室功能异常及心律失常[3, 4]。

冠状动脉循环

冠状动脉血流量受心肌收缩影响而发生周期性变化，其血流在心脏舒张期大幅增加，但在心脏收缩期，因受心肌压迫，冠状动脉血流量明显减少而

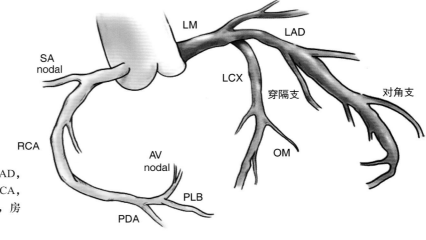

图1 冠状动脉解剖示意图。LM，左主干；LAD，左前降支；LCX，左回旋支；OM，钝缘支；RCA，右冠状动脉；SA nodal，窦房结支；AV nodal，房室结支；PDA，后降支；PLB，左室后支

静脉回流增加。冠状动脉血流受心肌耗氧及供氧的双重调节，其影响因素包括心率、心肌收缩力以及室壁张力（如心脏前负荷及后负荷）。冠状动脉及其分支由心外膜向心内膜走行，故心内膜下心肌对缺血更加敏感。心外膜冠状动脉与左心室的压力阶差对心肌灌注的维持十分重要。冠状动脉供应至心内膜下的血流储备取决于主动脉舒张期与左心室的压力阶差以及舒张期时程。主动脉压力过低或舒张期过短（如心动过速）均会减少心内膜下的血流量[5, 6]。

心外膜冠状动脉为分配血管，负责将血流输送至微血管、毛细血管及心肌。除有严重的管腔狭窄外，正常情况下血流经心外膜冠状动脉运输并不产生明显的阻力（小于总体阻力的10%）。毛细血管前微动脉（直径为 100 ～ 500 μm）可将心外膜冠状动脉血进一步输送至毛细血管，对血流产生的阻力有限（约占总体阻力的30%）。而冠状动脉微循环（直径<100 μm）对血流的阻力最大，是影响心肌血流量最主要的因素。

冠状动脉血流的调节

尽管冠状动脉灌注压在一定范围内（40 ～ 150 mmHg）变化，但其血流量会保持相对恒定。当冠状动脉灌注压低于引起自身调节的阈值（约 60 mmHg）时，冠状动脉血流量主要取决于压力的大小。血流储备是指应用血管扩张剂使冠状动脉达到最大舒张时，冠状动脉相比于静息状态下增加的血流。如果灌注压低于60 mmHg，血流储备往往呈最大化。正常情况下，冠状动脉在最大舒张时的血流会增加至静息血流的4 ～ 6倍[7-9]（图2）。

内皮依赖性调节

内皮依赖性调节主要由一氧化氮（NO）介导，内皮细胞的NO合酶是NO合成的关键酶，内皮细胞在基础状态下即向血管中层平滑肌释放NO，NO通过激活细胞中鸟苷酸环化酶的活性，使细胞内cGMP水平升高，继之细胞质内钙离子浓度降低，最终使血管舒张。剪切应力和旁分泌介质（如内皮超极化因子、内皮素等）均可通过调节NO的合成而影响内皮功能。冠状动脉正常时，乙酰胆碱促进内皮细胞释放NO使冠状动脉舒张。在去除内皮后，由于NO合成减少，乙酰胆碱反而会引起血管收缩[5, 10]。

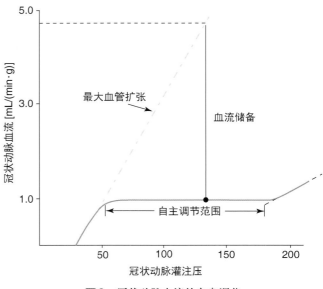

图2 冠状动脉血流的自身调节

肌源性调节

肌源性调节由冠状动脉平滑肌细胞介导，是指在一定的压力范围内，冠状动脉血流仍可通过平滑肌本身的舒缩活动而得以适当的调节。冠状动脉静息下的管腔直径通常小于最大舒张时的直径。根据拉普拉斯（Laplace）定律，血流阻力与压力成反比，当冠状动脉灌注压突然升高时，血管平滑肌受牵拉扩张，这一刺激可促使血管的肌源性活动，从而使血管收缩、血流阻力增加，致使冠状动脉的血流量不因灌注压升高而增加，从而保证冠状动脉血流量相对稳定，同时可减低血管壁的张力。这一调节机制主要发生在微循环血管（直径<100 μm）[11]。

代谢性调节

当组织代谢活动增强时，代谢产物腺苷增多，而腺苷主要通过结合血管平滑肌细胞的 A_2 受体，可使细胞质内cAMP增加而钙离子浓度降低，进而使小的冠状动脉微血管舒张。内皮素和低氧则会介导血管收缩[5]。

神经性调节

冠状动脉平滑肌细胞有 α_1 和 β_2 两类肾上腺素能受体，交感缩血管神经兴奋后释放去甲肾上腺素，激活 β_2 受体可引起血管舒张，而激活 α_1 受体则引起血管收缩。正常情况下，交感神经兴奋后会产生血流介导的血管舒张，但当NO介导的舒张功能受损时，去甲肾上腺素主要与 α_1 受体结合而引起血管收缩。胆碱能舒血管神经纤维兴奋后会释放乙酰胆碱，进而通过介导NO合成而促使血管舒张[12, 13]。

心肌压迫作用

在心脏收缩期，心肌压迫冠状动脉，且左心室压力高于冠状动脉灌注压，致使冠状动脉微循环阻力增加，血流减少。

正常冠状动脉血流测定的临床应用价值

正常冠状动脉的血流动力学特点对病变血管的生理学评估有重要的指导意义。冠状动脉血流的评估指标包括平均峰值流速（APV）、平均舒张期峰值流速（ADPV）、平均收缩期峰值流速（ASPV）以及舒张期-收缩期流速比值（DSVR），以上指标均可由

多普勒超声在静息时及在腺苷诱导的微循环最大充血时测得。冠状动脉血流储备（CFR）为最大充血时冠状动脉血流与静息时冠状动脉血流的比值，反映了冠状动脉在代谢需求增加时提高血流的能力[14-16]（图3和图4）。

正常情况下，冠状动脉血流的特点可总结如下。

（1）冠状动脉血流速度在近段至远段相对恒定，特别是左冠状动脉及其分支。

（2）CFR在冠状动脉近段至远段同样保持相对恒定。

（3）左、右冠状动脉的CFR并不相同，右冠状动脉的CFR高于左冠状动脉。

（4）CFR的取值范围较广（为1.6～6.7），低CFR（<2%）的发生率约为13%。

（5）静息时冠状动脉血流及CFR测定时的心率

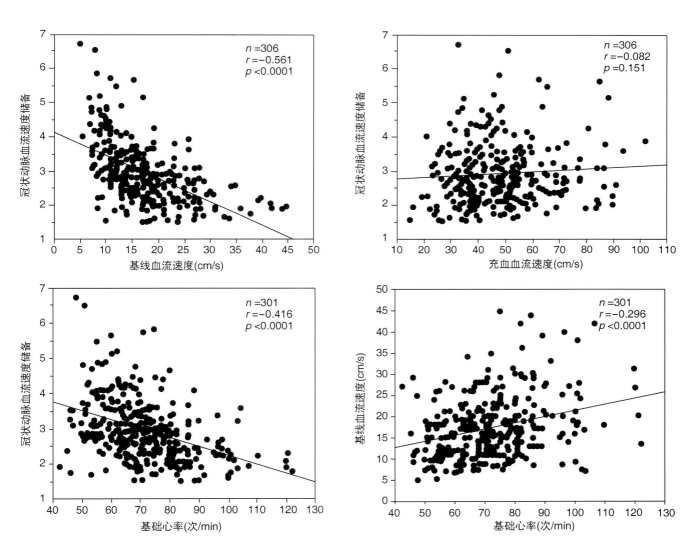

图3 冠状动脉血流速度与冠状动脉血流储备（CFR）及基础心率与CFR或静息时血流速度的相关性。左上：CFR与基线时血流速度呈负相关；右上：CFR与充血血流速度不相关；左下：基础心率与CFR呈负相关；右下：基础心率与静息时血流速度呈正相关

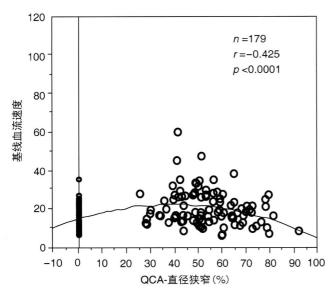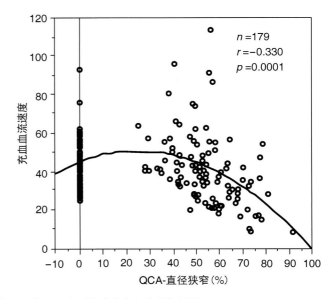

图4 静息时与最大充血时冠状动脉血流与定量冠状动脉造影管腔狭窄程度的相关性

对CFR取值影响较大，与之相比，最大充血时冠状动脉血流对CFR的影响较小。

6. 在对病变血管的生理学评估中，应当充分考虑冠状动脉血流在不同病变中的差异以及影响冠状动脉血流的潜在因素，尤其是患者静息时血流动力学状况。

冠状动脉狭窄对血流的影响

当冠状动脉合并固定狭窄时，跨狭窄处的压力变化主要受血流黏性损耗（即血液黏度升高所形成的血流阻力）和狭窄后血液流动分离（流动物体的边界层相对于物体的速度下降而产生表面分离）的影响。根据伯肃叶定律，压力阶差（ΔP）与半径成反比，与狭窄长度和血流速度成正比，故血流黏性损耗与狭窄处病变的直径和长度呈正相关。而在流动分离中，压力梯度与血流速度无线性相关。

冠状动脉血流在管腔轻中度狭窄时仍能通过自身调节而保持前向血流的相对恒定。通常在管腔狭窄至80%～85%时，跨狭窄处的压力才会逐步下降。当主动脉压力为100 mmHg，且血流速度为每克心肌1.0 ml/min时，狭窄处远端的压力会低于引起冠状动脉自身调节的阈值，即小于60 mmHg。患者很有可能出现心绞痛，尽管此时的冠状动脉血流速度大于其静息时的流速（约每克心肌0.5 ml/min）。冠状动脉狭窄程度越严重，跨狭窄处的压力下降就越显著。跨狭窄处的阻力变化往往呈非线性，因此，有生理学意义的狭窄在静息时通常为80%～85%，而在最大充血时则为45%。随着压力在跨狭窄处减低，冠状动脉微循环会代偿性扩张，致使阻力下降，从而在一定程度上保证了心肌的血流供应[14-17]。

（高斯德　姚道阔　译）

参考文献

1. Villa AD, Sammut E, Nair A, Rajani R, Bonamini R, Chiribiri A. Coronary artery anomalies overview: the normal and the abnormal. World J Radiol. 2016; 8(6): 537−55.

2. Yi B, Sun JS, Yang HM, Kang DK. Coronary artery anomalies: assessment with electrocardiography-gated multidetector-row CT at a single center in Korea. J Korean Soc Radiol. 2015; 72(4): 207−16.

3. Kramer JR, Kitazume H, Prudfit WL. Clinical significance of isolated coronary bridges: benign and frequent condition involving the left anterior descending artery. Am Heart J. 1982; 103: 283−88.

4. Lee MS, Chen CH. Myocardial bridging: an up-to-date review. J Invasive Cardiol. 2015; 27: 521−8.

5. Libby P, Bonow RO, Mann DL, Zipes DP. Bruanwald's heart disease: a textbook of cardiovascular medicine. 8th ed. Philadelphia: W.B. Saunders Company; 2008. p. 1167−78.

6.　King SB Ⅲ, Yeung AC. Interventional cardiology. New York: McGraw Hill Medical; 2007. p. 31−62.

7.　Kanatsuka H, Lamping KG, Eastham CL, Marcus ML. Heterogeneous changes in epimyocardial microvascular size during graded coronary stenosis. Evidence of the microvascular site for autoregulation. Circ Res. 1990; 66: 389−96.

8.　Kuo L, Chilian WM, Davis MJ. Coronary arteriolar myogenic response is independent of endothelium. Circ Res. 1990; 66: 860−6.

9.　Kuo L, Chilian WM, Davis MJ. Interaction of pressure- and flow-induced responses in porcine coronary resistance vessels. Am J Physiol. 1991; 261: H1706−15.

10.　Rajendran P, Rengarajan T, Thangavel J, Nishigaki Y, Sakthisekaran D, Sethi G, Nishigaki I. The vascular endothelium and human diseases. Int J Biol Sci. 2013; 9: 1057−69.

11.　Miller FJ Jr, Dellsperger KC, Gutterman DD. Myogenic constriction of human coronary arterioles. Am J Physiol. 1997; 273: H257−64.

12.　Feigl EO. Coronary physiology. Physiol Rev. 1983; 63(1): 1−205.

13.　Heusch G, Baumgart D, Camici P, Chilian W, Gregorini L, Hess O, Indolfi C, Rimoldi O. Alpha-adrenergic coronary vasoconstriction and myocardial ischemia in humans. Circulation. 2000; 101(6): 689−94.

14.　Tahk SJ, Li YZ, Koh JH, Yoon MH, Choi SY, Cho YH, Lian ZX, Shin JH, Kim HS, Choi BI. Assessment of coronary artery stenosis with intracoronary Doppler guide wire and modified continuity equation method; a comparison with dipyridamole stress Thallium-201 SPECT. Korean Circ J. 1999; 29(2): 161−73.

15.　Tahk SJ, Kim W, Shen JS, Shin JH, Kim HS, Choi BI. Regional differences of coronary blood flow dynamics in angiographically normal coronary artery. Korean Circ J. 1996; 26(5): 968−77.

16.　Tahk SJ. Clinical application of intracoronary flow measurements in coronary artery disease. In: Angioplasty summit: An update on coronary intervention; 2007. p. 56−74.

17.　Klocke FJ. Measurements of coronary blood flow and degree of stenosis: current clinical implications and continuing uncertainties. J Am Coll Cardiol. 1983; 1(1): 31−41.

第一篇
血管内超声

1 物理原理：血管内超声

Taek-Geun Kwon, Young Jun Cho, and Jang-Ho Bae

1.1 物理原理

超声是依靠发射并接收组织反射的声波产生影像的。超声传感器利用压电晶体（通常是陶瓷制品）产生并接收超声波。压电晶体材料拥有通过电流增加其晶体大小的特性。当应用交流电时，晶体被交替压缩与扩张产生超声波[1]。超声波的频率取决于压电晶体材料的性质与厚度。当超声波反射至传感器时产生电流并转换成图像。

超声束在短距离（近程）内保持平行，其后发生扩散（远程），与手电筒发出的光束相似。超声束的形状与大小取决于传感器的频率、与传感器的距离以及传感器孔径的大小和形状（图1.1）。超声束的形状影响测量精确度且有助于人工成像。近程的图像质量更好是因为超声束窄且平行从而有更高的分辨率。另外，来自特定组织的背向散射特征则更加精确。近程（L）的长度取决于传感器的直径（D）和波长（λ）：$L = D^2/4\lambda$[2]。因此，低频传感器被用于检查大血管以增加其近程。图像分辨率取决于波长和传感器发射的超声波的穿透力。短波长穿透距离也短。任何传感器频率对应的波长均可以此计算：

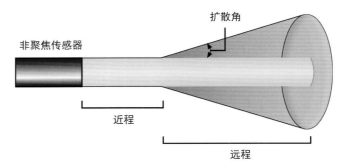

图1.1 超声传感器产生超声束的几何原理示意图。近程长度和远程扩散角取决于传感器频率和孔径

λ（mm）$= 1.54/f$，1.54是声波在心脏中的传播速度，f代表频率。一个40 MHz的传感器比20 MHz传感器的图像分辨率更高，但穿透力更差（图1.2）。

图像质量可以部分通过空间分辨率和对比分辨率来描述。空间分辨率是指在超声图像上分辨两个物体的能力，包括两个主要方向：轴向（平行于光束）和横向（垂直于超声束和导管）。轴向分辨率是指超声技术可以通过相应的回声区分两个连续散射的空间位置。轴向分辨率（d_r）取决于超声速度（c）和脉冲持续时间（d_t），计算公式：$d_r = cd_t = cT = c/f = 1.54/f$，其中 d_t 为脉冲宽度，T 为超声波的间期，f

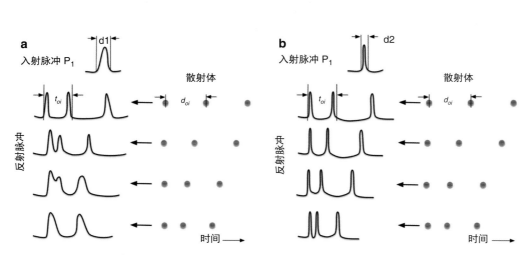

图1.2 宽度为d1的超声脉冲P1向距离为 d_{oi} 的线性散射体阵列前向发射（a）。每一个回声形成一个脉冲"序列"，其脉冲间距根据如下方程计算：$t_{oi} = 2 \mid Ri \mid /c$，$Ri$ 是第 i 个发射体/散射体的相对距离，c 代表脉冲传播速度。存在一个临界宽度 d_t 使脉冲到达接收器时发生叠加，因而不能被辨别。通过缩小脉冲宽度 d_t 可以改善分辨率，等同于增加发射脉冲的频率（b）

为超声频率。横向分辨率是指辨别两个处于相切位置的物体的能力，其取决于束宽。横向分辨率计算公式：$d_\theta = 1.22\lambda/D$，其中 D 为孔径。例如一个典型的 40 MHz 的传感器、孔径 0.6 mm，那么其轴向分辨率大约为 39 μm，横向分辨率 $d_\theta \approx 0.8°$，焦距 $L = 2.3$ mm。对比分辨率是指反射信号的灰阶分布，通常与动态范围有关。动态范围越大，可检测、显示以及辨别的反射信号（从最弱到最强）的范围也越宽。一幅动态范围较小的图像可以呈现黑色和白色以及很少的灰阶中间帧；动态范围较大的图像则有更多的灰色阴影并且可以辨别不同的组织类型和结构元素。

超声波与机体组织的相互作用可以用反射、散射、折射以及衰减这些术语来描述（图 1.3）。当超声波遇到两种组织的边界时，如脂肪与肌肉，波束会部分反射同时部分透射。反射的超声波的数量取决于两种组织声阻抗的比值和反射角。例如，高度钙化的结构形成的图像与波束在软组织和钙化组织交界几乎完全反射形成的声影有关。微小结构如红细胞，因为它的半径（约 4 μm）小于超声波波长，容易引起超声信号散射。散射程度取决于颗粒大小（红细胞）、数量（血细胞比容）、传感器频率以及血细胞和血浆的压缩系数。散射可以形成斑点图像。血细胞斑点的强度随着传感器频率的增加呈指数增加。血液瘀滞可增加血细胞斑点是由于导管通过严重狭窄病变时造成红细胞聚集成丛状或缗钱

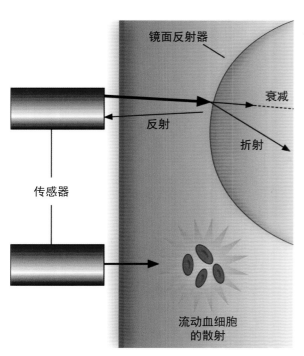

图 1.3　超声与机体组织相互作用示意图

状。事实上，静态的血液的密度比斑块更大。超声波通过不同声阻抗的介质时会产生折射，从而产生超声伪影包括双图伪影。衰减是指超声与组织相互作用后信号强度丢失。随着超声穿透组织，由于超声波转换成热能被吸收同时发生反射和散射，信号强度进一步衰减（下降）。因此，只有少部分发射的信号返回传感器。接收到的信号转换成电能发送至外部信号成像系统并被放大、过滤、扫描转换、控件校正，最终形成图像[3]。

1.2　血管内超声（IVUS）检查设备

IVUS 采集系统由导管、回撤装置以及扫描控制器构成（图 1.4）。

1.2.1　IVUS 导管

目前，IVUS 导管通常为长 150 cm、尖端大小 3.2 ～ 3.5 F（外径为 1.2 ～ 1.5 mm）可以通过 5 ～ 6 F 的指引导管[4]。导管在造影图像上可视并随着导丝前进。导丝放置在导管的塑料鞘中心或者与其紧邻放置。

1.2.2　IVUS 传感器

目前冠状动脉内超声成像频率范围是 20 ～ 45 MHz，可以提供 70 ～ 200 μm 的轴向分辨率，200 ～ 400 μm 的横向分辨率以及 5 ～ 10 mm 的穿透力[5, 6]。有两种不同的 IVUS 传感器：机械旋转传感器和电子切换多元矩阵系统（图 1.5）[7]。

1.2.2.1　机械系统

一个单向旋转的传感器是由一个灵活的驱动电缆以 1 800 r/min（每秒 30 转）的速度从而清除几乎垂直于导管的波束。传感器以大约 1° 的增量发射和接收超声信号。这些脉冲的时间延搁和振幅可以为每一幅图像提供 256 个径向扫描。40 MHz 的 iCross 或 Atlantis SR Pro 导管（波科，圣克拉拉，加利福尼亚）、45 MHz 的 Revolution 导管（火山公司，兰乔科尔多瓦，加利福尼亚）以及 40 MHz 的 LipiScan IVUS 导管（InfraReDx，伯灵顿，马萨诸塞州）均可以兼容 6 F 导管系统，并提供更均衡的回撤和更高的分辨率。新的 40 MHz OPTICROSS IVUS 导管（波科，圣克拉拉，加利福尼亚）以低频的传送系统且与 5 F 指引导管兼容为特点，远端 marker 与传感器之间的距离更短（15 mm）。

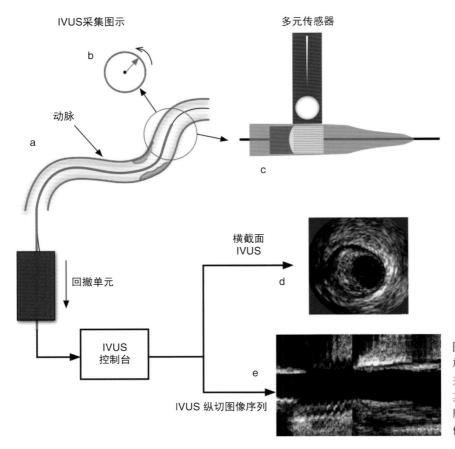

图1.4　IVUS采集系统。将IVUS导管手动放置在动脉内（a），通过回撤单元匀速旋转并回撤（b）。多元矩阵IVUS传感器（c）和其波束形状。信息通过IVUS控制台转换成动脉横截面的独特灰阶图像（d）或者纵向的图像序列（e）

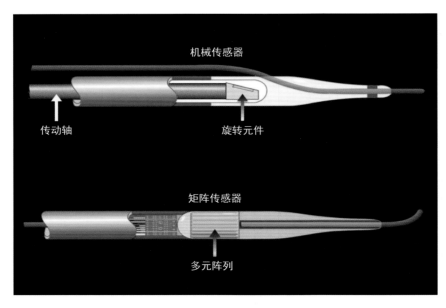

图1.5　机械传感器导管使用旋转超声源，而矩阵导管使用连续闪烁超声源（波科公司提供）

1.2.2.2　电子系统

电子系统也称为矩阵系统，使用环状排列的小晶体取代单向旋转的传感器。矩阵是可以被程序化控制，从而使一组元件发射，而另一组元件同时接收。可产生协调波束的成组元件被称为合成的孔径阵列。5 F兼容的Eagle Eye导管（火山公司）是可以买到的。

1.2.3　导管回撤装置

将导管手动放置于病变冠状动脉的远端，然后手动或利用自动回撤系统以0.5 ～ 1 mm/s的速度回撤。

1.2.4　IVUS扫描控制器

一个扫描控制器配备一台用来存储IVUS数据和进行后处理的电脑，在回撤装置尾部有一根电缆用来与电脑连接并传输数据。在导管介入操作过程中，医师通过轨迹球键盘和功能键输入患者信息，判断狭窄程度，应用图像加工和组织特征描述技术以更好地理解和评估动脉粥样硬化斑块（表1.1）。

表1.1　机械系统与电子系统的比较

项目	机械传感器	矩阵传感器
传感器	单向，旋转	多向，连续发射
导管	6 F	5 F
灵活性	僵硬，难以通过迂曲血管	灵活，容易通过迂曲血管
伪影	不均匀旋转失真	振铃伪影
费用	相对低	相对高

（刘青波　姚道阔　译）

参考文献

1. Foster FS, Pavlin CJ, Harasiewicz KA, Christopher DA, Turnbull DH. Advances in ultrasound biomicroscopy. Ultrasound Med Biol. 2000; 26: 1−27.

2. Mintz GS, Nissen SE, Anderson WD, et al. American College of Cardiology Clinical Expert Consensus Document on standards for acquisition, measurement and reporting of intravascular ultrasound studies (IVUS). A report of the American College of Cardiology Task Force on clinical expert consensus documents. J Am Coll Cardiol. 2001; 37: 1478−92.

3. Schoenhagen P, Nissen S. Understanding coronary artery disease: tomographic imaging with intravascular ultrasound. Heart. 2002; 88: 91−6.

4. Katouzian A, Angelini ED, Carlier SG, Suri JS, Navab N, Laine AF. A state-of-the-art review on segmentation algorithms in intravascular ultrasound (IVUS) images. IEEE Trans Inf Technol Biomed. 2012; 16: 823−34.

5. Elliott MR, Thrush AJ. Measurement of resolution in intravascular ultrasound images. Physiol Meas. 1996; 17: 259−65.

6. Brezinski ME, Tearney GJ, Weissman NJ, et al. Assessing atherosclerotic plaque morphology: comparison of optical coherence tomography and high frequency intravascular ultrasound. Heart. 1997; 77: 397−403.

7. McDaniel MC, Eshtehardi P, Sawaya FJ, Douglas JS Jr, Samady H. Contemporary clinical applications of coronary intravascular ultrasound. JACC Cardiovasc Interv. 2011; 4: 1155−67.

2 血管内超声伪影与图像控制

Hyung-Bok Park, Yun-Hyeong Cho, and Deok-Kyu Cho

2.1 伪影

2.1.1 声影（严重钙化病变、金属支架支柱和导丝）

因为血管内超声（IVUS）是超声的一种类型，当扫描严重钙化病变时，由于超声束难以穿透钙质，所以通常会产生声影。由于声影的存在，导致钙质后面的潜在斑块不能被评估和测量（图2.1a）。另外钙化病变可引起其他类型的伪影，如混响伪影和旁瓣伪影。组织病理学研究显示IVUS显示的大的钙化灶实际是由许多小的钙化灶组成[1]。金属支架支柱也可以产生一种典型的云隙阳光散射型声影，从而影响对其后斑块的评估（图2.1b）。导丝常可引起明显的伪影，尤其是在分叉病变的介入治疗时。双导丝产生双伪影使重要的病变变得模糊（图2.1c），长的单轨导管可用来作为预防双伪影的方法。然而当处理伴有钙化的或需使用导丝尖端的快速流动的血管时，会增加伪影的产生[1]。

2.1.2 环晕伪影

传感器或IVUS导管周围产生一个明亮的环晕伪影并呈现为多层，影响邻近导管区域的评估（图2.2）。当使用其他医疗超声设备时通常称为近场伪影。通过参考模板的数字减影可以降低振铃伪影；然而，这也限制了它辨别极其靠近导管表面的组织的能力[2]。

2.1.3 不均匀旋转伪像（NURD）

NURD是IVUS特有的运动伪影，它源于冠状动脉管腔不均匀的摩擦力阻碍传感器恒速旋转和回撤[1, 3]，迂曲的病变血管容易产生，引导导管的内径、冠状动脉同一导管内导丝缠绕以及驱动器本身

可影响其产生。另一个问题是传感器会随着心脏的收缩与舒张纵向移动5 mm，这种运动也会引起明显的运动伪影。IVUS定量分析的应用很大程度上限制了NURD的产生（图2.3）。

2.1.4 旁瓣

高能量超声波束周围的低能量波束称为旁瓣[1]。如果遇到强回声反射物质如钙质或支架支柱，旁瓣会绕行，这些低能量的超声会反射回传感器，因此，邻近钙质或支架会形成环形伪影。这些伪影类似于内膜夹层可能会影响对管腔边界的评估（图2.4）。降低增益是克服旁瓣伪影的一个小窍门。

2.1.5 混响

混响是由声波在两种声阻抗高度不匹配的界面之间来回反射形成的[2]。当超声波束碰到强反射体，如钙质、金属支架、导丝和引导导管时，在返回传感器之前会来回反射。这些重复的反射在IVUS上表现为多重的等距环状层（图2.5）。

2.1.6 镜像伪影

支架镜像伪影是由反射在金属支架对面形成的伪影[2]。支架置入后通常会出现镜像伪影，导致难以识别支架真正的位置（图2.6）。可以通过减少总增益减少镜像伪影。

2.1.7 血液斑点伪影

冠状动脉管腔内高强度的血液斑点使得管腔和斑块难以区分（图2.7）。由于严重管腔狭窄或使用40 MHz这种大于传统频率的传感器时会导致血液流速下降从而形成斑点[1-3]。盐水或造影剂冲洗可立即消除这种伪影。调整时间增益也是控制这种伪影的另外一种方法。

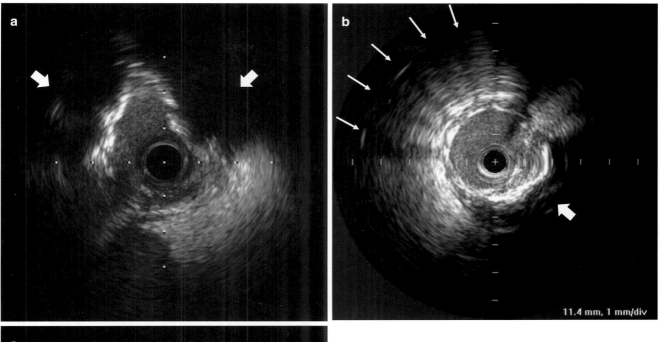

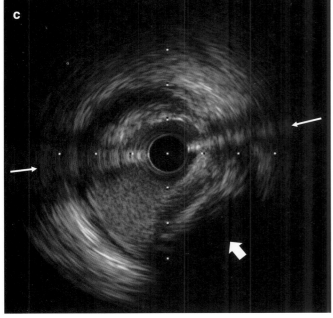

图2.1 由严重钙化、金属支架支柱和导丝形成的声影。(a) 高度钙化病变掩盖了9点和3点钟位置下面的斑块（箭头）；(b) 支架和钙化（2 ～ 7点钟，箭头）混合形成的多重声影（箭头）；(c) 双导丝（箭头）和钙化斑块（箭头）形成的双重声影

2.1.8 气泡伪影

气泡伪影是由于盐水冲洗导管的不当操作引起的[2]。残留的气泡降低IVUS图像分辨率（图2.8a）。用盐水充分冲洗导管内的气泡足以解决这个问题（图2.8b）。然而，防止空气栓塞的发生非常重要，因此最好在完全冲洗去除气泡之后重新将IVUS导管置入冠状动脉。

2.1.9 锯齿状伪影

当传感器回撤时过度摇摆会产生锯齿状伪影。

因此，"锯齿"会在纵向重建图像中显示（图2.9），常常发生于迂曲的血管、心动过速或快速流动的冠状动脉如右冠状动脉[2]。

2.2 图像控制

2.2.1 增益控制（总增益控制和时间增益补偿）

总增益控制是通过放大反射信号而不改变发射脉冲以增加或减少图像总亮度（图2.10）。因此总增益增加并不改变组织穿透力或分辨率。相反，如果

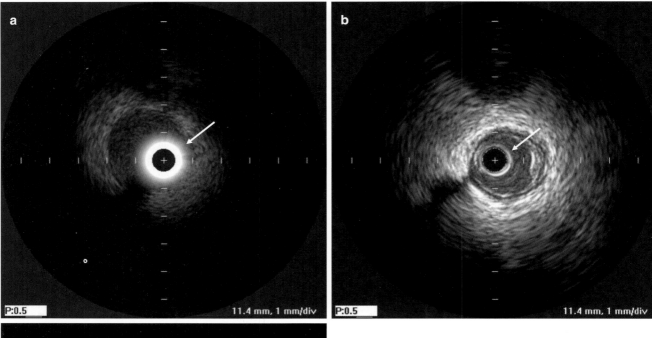

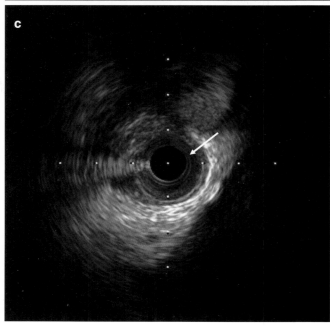

图2.2 环晕伪影或近场伪影。(a) 由于超声元件缺陷导致的明显的环晕伪影（箭头）；(b) IVUS图像中心直径约10 mm的亮层（箭头）形成的环晕伪影；(c) 减弱的环晕伪影（箭头）

总增益设置过高，噪声信号也会放大从而造成图像分辨率下降[1]。

时间增益补偿（TGC）是通过持续增加传感器发射的信号增益以克服超声衰减的一种方法。发射的超声波穿过组织时会产生振幅衰减，因此，当穿透较深时TGC可作为扩大反射信号的一种补偿技术[1]。这样的校正使得反射波无视深度同样可视。在大的血管如左冠状动脉主干，增加远场衰减是有益的。另外，降低近场强度有助于评估支架内内膜新生组织、小分支或者CTO病变。

2.2.2　抑制

抑制是通过过滤掉低幅噪声信号增加图像对比度的方法[1]。然而，如果抑制水平设置过高，低反射物质如血肿或小的内膜夹层可能会被漏掉。

2.2.3　压缩（动态范围）

压缩（也称为动态范围）是通过缩窄或增宽灰阶控制回声强度范围[1]。如果压缩水平过高，灰色阴影显示会更少从而形成更多黑色和白色的高对比

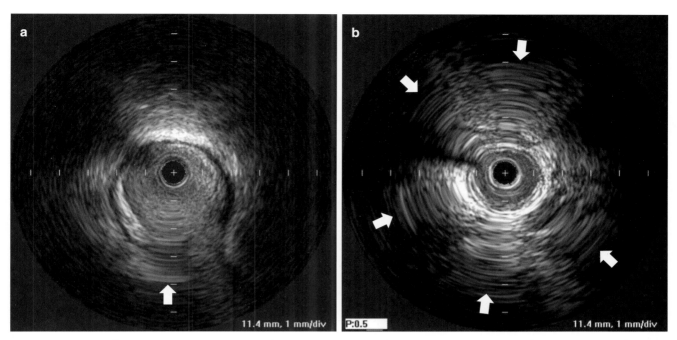

图2.3 不均匀旋转伪像（NURD）。(a) 5～7点钟位置潜在斑块的NURD伪像（箭头）；(b) 小血管（直径小于2.5 mm）内产生的多重NURD伪像（箭头）

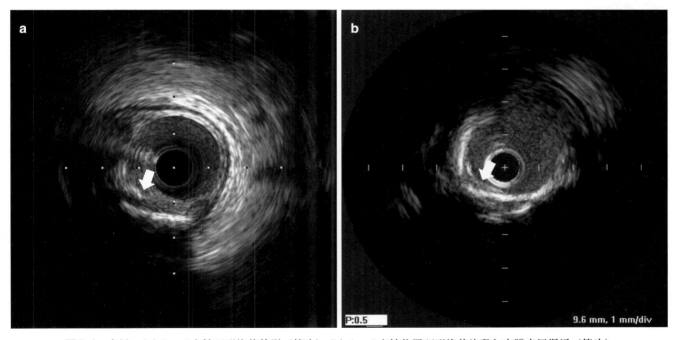

图2.4 旁瓣。(a) 7～8点钟环形线状伪影（箭头）；(b) 6～9点钟位置环形线状片段与内膜夹层混淆（箭头）

度图像[2]。

2.2.4 变焦、成像深度与影调范围

应该根据血管大小或者病变形态，灵活调整变焦、成像深度和影调范围。变焦只是放大图像并不能提供结构细节。因此调整成像深度有可能增加结构内的细节呈现（图2.11）。

2.3 小结

由于超声本身的限制，IVUS图像不可避免地产生伪影。因此在每一个特殊的临床情景中，区分伪影与真正图像，通过提高图像控制技术尽可能减少伪影都很重要。

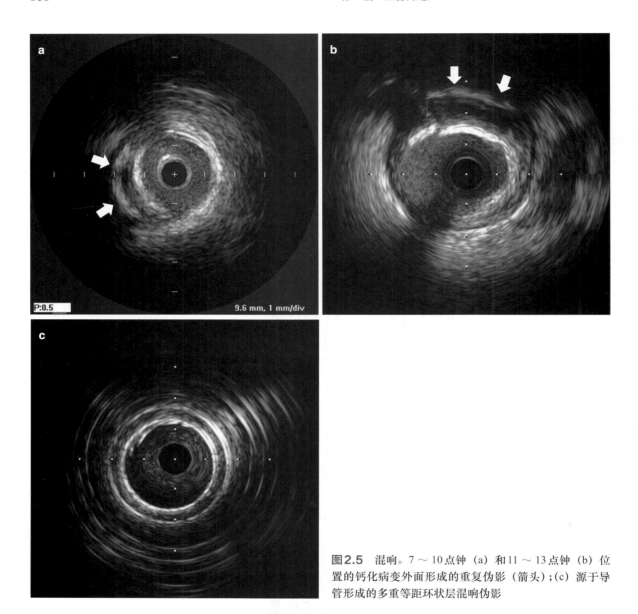

图 2.5　混响。7～10 点钟（a）和 11～13 点钟（b）位置的钙化病变外面形成的重复伪影（箭头）；(c) 源于导管形成的多重等距环状层混响伪影

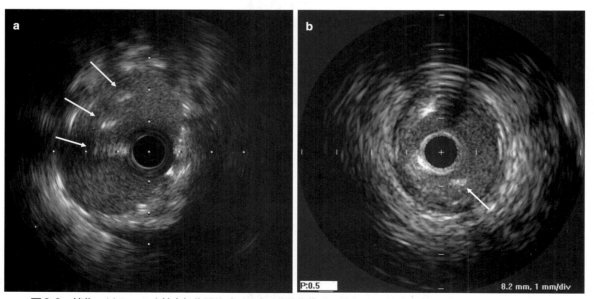

图 2.6　镜像。(a) 9～11 点钟支架位置的对面形成环状镜像伪影（箭头）；(b) 浓密的钙化引起的镜像伪影（箭头）

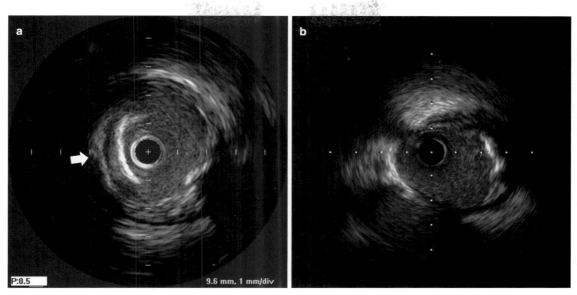

图2.7　血液斑点伪影。（a）管腔内高度聚集的血液斑点导致难以区分管腔和斑块（9 ～ 15点钟和4 ～ 6点钟）。7 ～ 11点钟之间为混响伪影（箭头）；（b）2 ～ 7点钟为浓密的血液斑点

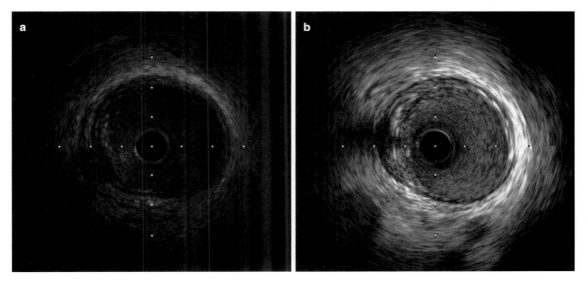

图2.8　气泡伪影。（a）由盐水冲洗导管操作不当引起的气泡伪影；（b）完全冲洗气泡后图像质量明显改善

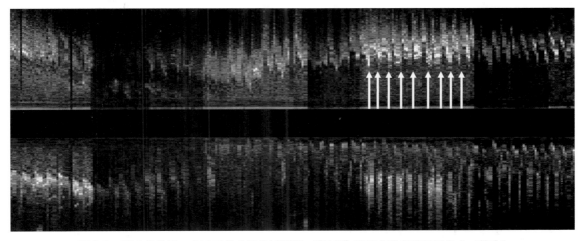

图2.9　锯齿状伪影。由于冠状动脉快速摇摆，"锯齿"呈现在纵向重建图像中（箭头）

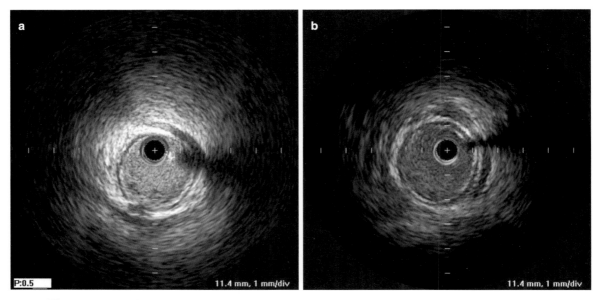

图2.10 总增益控制。(a) 增益设置过高导致管腔内信号噪声放大；(b) 经过调整合适的增益后的图像

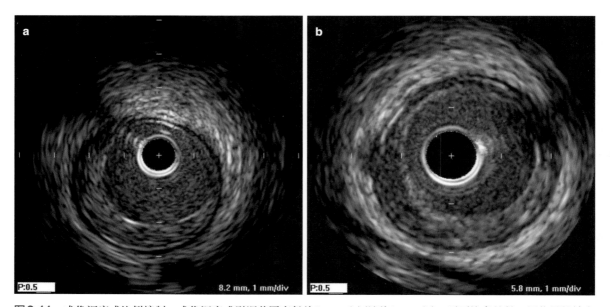

图2.11 成像深度或比例控制。成像深度或影调范围直径从8 mm (a) 调到6 mm (b)。需要注意的是，图像尽管放大了但是分辨率并没有改变

（刘青波 姚道阔 译）

参考文献

1. Mintz GS, Nissen SE, Anderson WD, Bailey SR, Erbel R, Fitzgerald PJ, Pinto FJ, Rosenfield K, Siegel RJ, Tuzcu EM, Yock PG. American College of Cardiology Clinical Expert Consensus Document on Standards for Acquisition, Measurement and Reporting of Intravascular Ultrasound Studies (IVUS). A report of the American College of Cardiology Task Force on Clinical Expert Consensus Documents. J Am Coll Cardiol. 2001; 37: 1478−92.

2. Mintz GS. Intracoronary ultrasound; 2005.

3. Bangalore S, Bhatt DL. Coronary intravascular ultrasound. Circulation. 2013; 127: e868−74.

3 原位病变的定量测量

Mayank Goyal, Hoyoun Won, and Sang Wook Kim

血管内超声（IVUS）影像可提供分辨率高达150 μm的冠状动脉详细信息，包括管壁、斑块以及管腔。IVUS的使用有明确的原则，即血管造影不能精确呈现的冠状动脉斑块的大小（直径）或成分以及管腔狭窄。这些信息对于评估病变形态和经皮冠状动脉介入治疗同样必要。定量参数总结见表3.1。

表 3.1　血管内超声定量测量

外弹力膜和管腔测量	
管腔横截面积	管腔边界的面积
最小管腔直径	经过管腔中心的最小直径
最大管腔直径	经过管腔中心的最大直径
管腔偏心度	（最大管腔直径–最小管腔直径）/最大管腔直径
管腔面积狭窄	（参考管腔横截面积–最小管腔横截面积）/参考管腔横截面积
外弹力膜横截面积	外弹力膜是指中膜与动脉外膜之间的交界面 同义词：血管面积，总血管面积
血管容积	测量血管面积可用来计算血管容积（Simpson法则）
管腔容积	测量管腔面积可用来计算血管容积（Simpson法则）
斑块测量	
斑块＋中膜横截面积（粥样斑块面积）	外弹力膜横截面积–管腔横截面积
最大斑块＋中膜（或粥样斑块）厚度	从内膜边缘到外弹力膜的最大距离且任何一条线都经过管腔中心
最小斑块＋中膜（或粥样斑块）厚度	从内膜边缘到外弹力膜的最小距离且任何一条线都经过管腔中心
斑块＋中膜（或粥样斑块）偏心度	（最大斑块＋中膜厚度–最小斑块–中膜厚度）/（最大斑块＋中膜厚度）
斑块（或粥样斑块）负荷	斑块＋中膜横截面积/外弹力膜横截面积
斑块容积	斑块＋中膜横截面积测量可用于计算斑块容积（Simpson法则）
钙化测量	
表面/深部钙化	声影前缘到阴影最浅处的距离/斑块最深距离的50％＋中膜厚度
弧度	用电子量角器测量以管腔为中心斑块的度数
半定量	无或减去1，2，3或4个象限

3.1　血管壁识别

由于超声波在组织界面反射，正常冠状动脉通常有2个这样的界面[1]。当IVUS定量测量时识别边界前缘是很重要的[2]。管腔以外的第二层是中膜，第三层和最外层组成了动脉外膜和外膜周围组织[3-8]。解读IVUS图像从认识血液/内膜（管腔）和中膜/动脉外膜交界面这两个界面开始。一个超声上相对透明的中膜加上与其相对的内膜和外膜构成了冠状动脉壁的3层结构（明，暗，明）。内膜层比中膜层反射超声更强，由于溢出效应的存在，造成了对内膜层的轻度高估以及对中膜相应的低估。然而，中膜-外膜边界由于回声反射存在递增且两层交界无溢出效应，所以可以准确辨别。在病变的动脉，围绕血管的中膜可能并不明显。动脉外膜和外膜周围组织结构回声密度相似，所以无法明确其界限（图3.1）。

3.2　管腔测量

最重要的定量测量参数是冠状动脉管腔。管腔的测量是通过管腔与内膜前缘之间的界面完成的。反射波最内层的前缘应该作为管腔的边界。由于内膜增厚足以作为分隔层，而且与正常节段的管腔相比有着完全不同的声阻抗故内膜前缘很容易识别。由于内膜层呈现的内侧薄层无回声带不能被识别为明确的一层结构，与内膜和中膜相对应的是血管壁呈现为单层结构，尤其是年轻的正常受试者（如移植术后）。内膜层的厚度 < 160 μm，将成为一个可忽略的测量误差。

3.3　外弹力膜（EEM）测量

第3层和外面一层构成了动脉外膜和外膜周围组织。IVUS测量的外弹力膜指的是血管的外层，而动脉外膜和外膜周围组织的界限并不好区分。由于中膜在超声下呈半透明，所以IVUS图像上动脉中膜和外膜的交界面是不连续的。测量术语是EEM横径面积（CSA），而不是替代术语如"血管面积"。EEM的测量应该避免大的侧支发出的节段或过度钙化节段以及声影处。如果声影的弧度相对较小（< 90°），可以通过圆周几何估计EEM边界，但精确度和可重复性会降低。如果钙化弧度超过90°，则不可以记录EEM。正常动脉是圆形的，而发生粥样硬化重塑的动脉通常呈非圆形。

3.4　斑块测量

IVUS显示的斑块负荷要比造影预测的更大。由于IVUS不能描绘出真正组织结构上的粥样斑块（内弹力膜界定的区域）和内弹力膜边缘（中膜），所以用斑块面积加中膜面积代替真正的粥样斑块面积[1]。中膜面积只占粥样斑块横截面积的很小一部分，也不是IVUS的主要缺陷。因此，"斑块加中膜"这一术语可以作为测量参数。

3.5　参考节段测量

通常参考节段的定义是在病变（最狭窄处）10 mm以内显示最正常的位置（最小斑块负荷且有最大管腔处）且没有大的分支。甚至造影显示正常的参考节段，IVUS测量仍显示出有平均35%～50%的斑块负荷[9, 10]。一旦选定参考节段，其定量测量方法与病变处测量相似。

3.6　钙化测量

IVUS是在健康体检时测量冠状动脉钙化的一种较灵敏的方法[11, 12]。钙质沉积表现为高回声并阻断超声波穿透而产生声影。IVUS只能确定其边缘但不能确定厚度。超声在传感器和钙质之间震荡，在IVUS图像上形成与钙化影同轴心的另一个弧形影（混响或多重反射）。钙质沉积可以根据位置定性描述（图3.2）。

3.7　重塑

图3.3显示的是IVUS检测血管重塑。与其他影像学工具相比，IVUS的优势在于可以测量冠状动脉疾病的血管重塑[13-19]。Glagov等[20]最初通过尸体解剖描述血管重塑。在动脉粥样硬化进展期间，EEM面积扩大或缩小，如果EEM面积扩大则称为"正性重塑"，如果EEM面积缩小则称为"负性重塑"或"收缩性重塑"。正性重塑可引起管腔扩大，EEM面积扩大也许是作为斑块面积增加的过度代偿。病变EEM CSA/参考EEM CSA（重塑指数）可用来表示重塑的量级和趋势。如果EEM面积大于参考EEM面积，即为正性重塑，则重塑指数≥1.05；如果EEM面积小于参考EEM面积，即负性重塑，则重

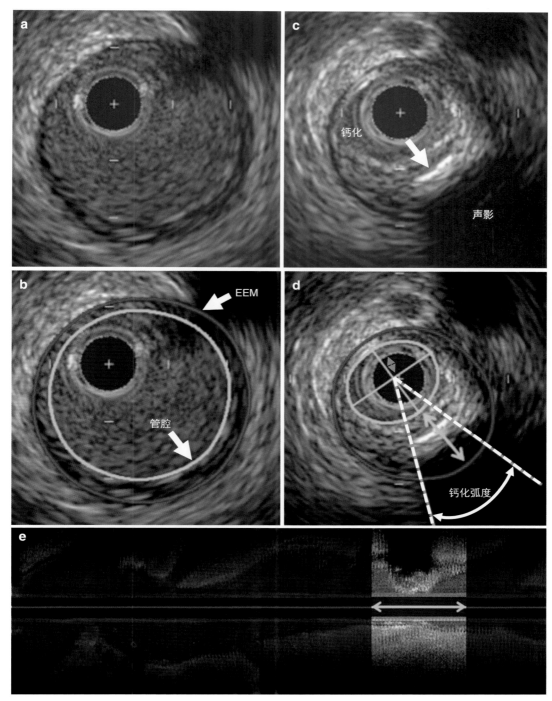

直接测量:
病变长度 = 12 mm
参考管腔面积 = 6.84 mm^2
参考EEM面积 = 9.9 mm^2
病变管腔面积 = 1.69 mm^2
病变EEM面积 = 6.49 mm^2
最大斑块厚度 = 1.3 mm
最小斑块厚度 = 0.15 mm
病变最大管腔直径 = 1.58 mm
病变最小管腔直径 = 1.38 mm
钙化弧度 = 40°

间接测量:
病变斑块面积 = 4.79 mm^2
病变斑块负荷 = 73.9%
重塑指数 = 0.7
病变管腔偏心度指数 = 0.83
斑块偏心度指数 = 0.12

图3.1 血管内超声定量测量。(a) 和 (b) 为参考段，(c) 和 (d) 为靶病变。(b) EEM和管腔面积的测量，显示在管腔内的最小和最大管腔直径。(d) 双箭头所示为最小和最大斑块加中膜厚度（蓝色代表最小，黄色代表最大），虚线为钙化弧度。(e) 为病变长度。EEM，外弹力膜

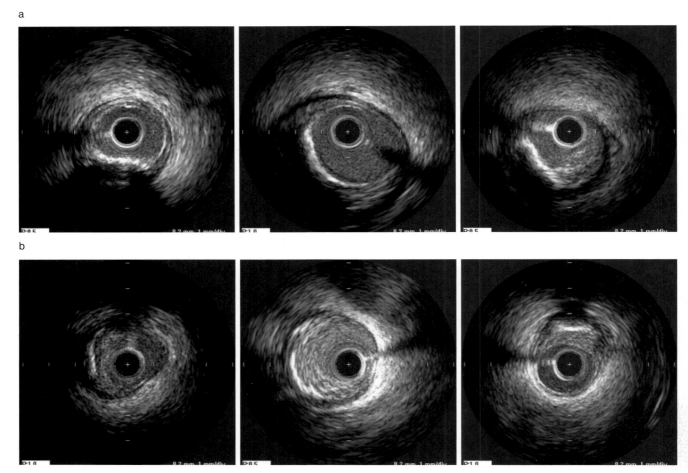

图3.2 血管内超声测量钙化。(a)图显示表面钙化;(b)图显示深层钙化

塑指数<0.95。关于动脉分叉处病变的重塑定义有多种[13-19]。研究重塑时应该采用没有大的侧支的节段作为参考节段。然而,当参考节段和病变节段EEM面积均因粥样硬化发生改变时,需要谨慎解读重塑。

3.8 长度测量

只有自动回撤传感器的IVUS可以测量长度。病变、狭窄、钙化或任何其他纵向特征的长度都可以测定。

3.9 小结

IVUS是冠状动脉病变定性、定量检测的可靠的影像工具,其灵敏度和特异度都很高。它在评估靶病变和制定介入策略方面扮演着重要角色。尽管IVUS不能取代非侵入或侵入性的功能性评估,但是它在评估包括血管大小、管腔狭窄、斑块组分、血管重塑以及病变长度的病变形态时发挥关键作用。

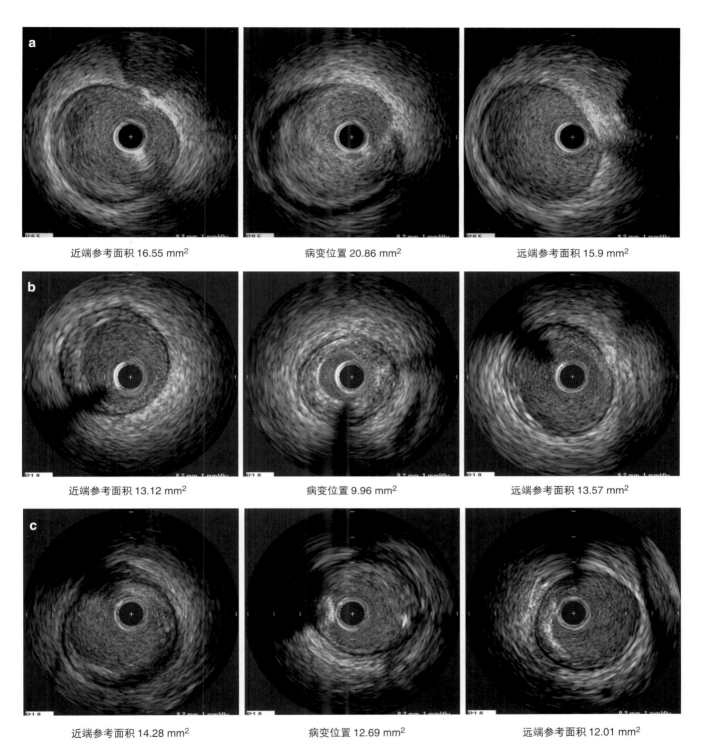

近端参考面积 16.55 mm²   病变位置 20.86 mm²   远端参考面积 15.9 mm²

近端参考面积 13.12 mm²   病变位置 9.96 mm²   远端参考面积 13.57 mm²

近端参考面积 14.28 mm²   病变位置 12.69 mm²   远端参考面积 12.01 mm²

图3.3 血管内超声显示血管重塑。(a) 显示正性重塑（重塑指数1.3）；(b) 显示负性重塑（重塑指数0.7）；(c) 显示临界重塑（重塑指数1.0)

（刘青波　丁晓松　译）

参考文献

1. Wong M, Edelstein J, Wollman J, Bond MG. Ultrasonic-pathological comparison of the human arterial wall. Verification of intima-media thickness. Arterioscler Thromb. 1993; 13: 482−6.

2. Mintz GS, Nissen SE, Anderson WD, Bailey SR, Erbel R, Fitzgerald PJ, et al. American College of Cardiology clinical expert consensus document

on standards for acquisition, measurement and reporting of intravascular ultrasound studies (IVUS): a report of the American College of Cardiology Task Force on Clinical Expert Consensus Documents. J Am Coll Cardiol. 2001; 37: 1478−92.

3. Fitzgerald PJ, St. Goar FG, Connolly AJ, et al. Intravascular ultrasound imaging of coronary arteries. Is three layers the norm? Circulation. 1992; 86: 154−8.

4. Gussenhoven EJ, Essed CE, Lancee CT, et al. Arterial wall characteristics determined by intravascular ultrasound imaging: an in vitro study. J Am Coll Cardiol. 1989; 14: 947−52.

5. Lockwood GR, Ryan LK, Gotlieb AI, et al. In vitro high resolution intravascular imaging in muscular and elastic arteries. J Am Coll Cardiol. 1992; 20: 153−60.

6. Mintz GS, Douek P, Pichard AD, et al. Target lesion calcification in coronary artery disease: an intravascular ultrasound study. J Am Coll Cardiol. 1992; 20: 1149−55.

7. Nishimura RA, Edwards WD, Warnes CA, et al. Intravascular ultrasound imaging: in vitro validation and pathologic correlation. J Am Coll Cardiol. 1990; 16: 145−54.

8. Potkin BN, Bartorelli AL, Gessert JM, et al. Coronary artery imaging with intravascular high-frequency ultrasound. Circulation. 1990; 81: 1575−85.

9. Mintz GS, Painter JA, Pichard AD, et al. Atherosclerosis in angiographically "normal" coronary artery reference segment: an intravascular ultrasound study with clinical correlation. J Am Coll Cardiol. 1995; 25: 1479−85.

10. St Goar FG, Pinto FJ, Aldervan EL, et al. IVUS imaging of angiographically normal coronary arteries: an in vivo comparison with quantitative angiography. J Am Coll Cardiol. 1991; 18: 952−8.

11. Metz JA, Yock PG, Fitzgerald PJ. Intravascular ultrasound: basic interpretation. Cardiol Clin. 1997; 15: 1−15.

12. Tuzcu EM, Berkalp B, De Franco AC, et al. The dilemma of diagnosing coronary calcification: angiography versus intravascular ultrasound. J Am Coll Cardiol. 1996; 27: 832−8.

13. Hermiller JB, Tenaglia AN, Kisslo KB, et al. In vivo validation of compensatory enlargement of atherosclerotic coronary arteries. Am J Cardiol. 1993; 71: 665−8.

14. Losordo DW, Rosenfield K, Kaufman J, Pieczek A, Isner JM. Focal compensatory enlargement of human arteries in response to progressive atherosclerosis. In vivo documentation using intravascular ultrasound. Circulation. 1994; 89: 2570−7.

15. Mintz GS, Kent KM, Pichard AD, Satler LF, Popma JJ, Leon MB. Contribution of inadequate arterial remodeling to the development of focal coronary artery stenoses. An intravascular ultrasound study. Circulation. 1997; 95: 1791−8.

16. Nishioka T, Luo H, Eigler NL, Berglund H, Kim CJ, Siegel RJ. Contribution of inadequate compensatory enlargement to development of human coronary artery stenosis: an in vivo intravascular ultrasound study. J Am Coll Cardiol. 1996; 27: 1571−6.

17. Pasterkamp G, Wensing PJ, Post MJ, Hillen B, Mali WP, Borst C. Paradoxical arterial wall shrinkage may contribute to luminal narrowing of human atherosclerotic femoral arteries. Circulation. 1995; 91: 1444−9.

18. Pasterkamp G, Schoneveld AH, van der Wal AC, et al. Relation of arterial geometry to luminal narrowing and histologic markers for plaque vulnerability: the remodeling paradox. J Am Coll Cardiol. 1998; 32: 655−62.

19. Schoenhagen P, Ziada KM, Kapadia SR, Crowe TD, Nissen SE, Tuzcu EM. Extent and direction of arterial remodeling in stable versus unstable coronary syndromes: an intravascular ultrasound study. Circulation. 2000; 101: 598−603.

20. Glagov S, Weisenberg E, Zarins CK, Stankunavicius R, Kolettis GJ. Compensatory enlargement of human atherosclerotic coronary arteries. N Engl J Med. 1987; 316: 1371−5.

4 原位病变的定性评估

Young Joon Hong

本篇中冠状动脉原位病变定性评估的依据：美国心脏病学院IVUS临床专家共识文件，以及欧洲心脏病学会超声心动图学会IVUS工作组和冠状动脉循环工作组冠状动脉内成像协作组的相关文档[1, 2]。

4.1 斑块形态学

IVUS不能用于检测和量化特异性组织学病变，其区别正常和异常的分界值目前尚存在争议，但超过0.3 mm的内膜增厚可能是不正常的，这个分界值可以用来明确是否存在动脉粥样硬化。最大内膜中膜复合体的厚度，或者更适当说法斑块面积占血管总面积的百分比，是最常见的用于定义动脉粥样硬化严重程度的量化指标。因为在动脉粥样硬化的早期，总血管床代偿性扩大可以保持血流量不变，动脉粥样硬化病灶可能出现在造影显示正常的部分血管节段中。根据病理学研究，早期的动脉粥样硬化不会导致血管管腔缩窄，直到斑块占据超过总横截面积的40%以上时可能出现血管管腔缩窄。然而，动脉粥样硬化病变占据少于血管总面积的20%和40%时，分别被认为是轻度和中度动脉粥样硬化（表4.1）[1]。

动脉粥样硬化病变具有异质性，包括不同数量的钙、致密纤维组织、脂质、平滑肌细胞、血栓等。根据回声密度和是否存在声影和回声，IVUS可以将动脉粥样硬化病变分为不同的亚型（表4.2）[3]。

4.1.1 软（低回声）斑块

术语"软"不是指斑块的结构特征，而是指由低回声超声改变。与作为参考的血管外膜相比，软斑块回声不高。软斑块含有不同数量的纤维和脂肪组织。回声减少也可能是由于斑块内部坏死、壁内出血或血栓（图4.1a）。

表4.1　动脉粥样硬化负荷

正常内膜	出现于动脉的单层或者3层，内膜厚度<0.3 mm
轻度的动脉粥样硬化	斑块面积占总血管面积≤20%
中度的动脉粥样硬化	斑块面积与总血管面积相比，>20%且≤40%
重度的动脉粥样硬化	斑块面积与总血管面积相比，>40%且≤60%
广泛的动脉粥样硬化	斑块面积占总血管面积>60%

表4.2　血管内超声斑块特征

均匀斑块[a]			混合斑块[b]
软斑块	纤维斑块	钙化斑块[c]	软/纤维斑块
低回声反射性	高回声反射性	高回声反射性，伴有声影	软/钙化斑块 纤维钙化斑块

[a] 由相同斑块组分构成且该种成分>80%斑块面积；无钙化或局灶性钙沉积（钙化弧度<10°）
[b] 存在多种斑块成分，单种成分小于80%的斑块面积
[c] 总钙化弧度大于180°

4.1.2 纤维斑块

纤维斑块为介于动脉粥样硬化低回声的软斑块和高回声的钙化斑块之间的等回声。纤维斑块代表大部分动脉粥样硬化病变。纤维斑块与外膜回声相似，均不伴声影。非常致密的纤维斑块可能会产生足够的衰减，而被错误归类为具有声影的钙化。钙化和纤维化斑块都是高回声性质的（图4.1b）。

4.1.3 钙化斑块

钙是超声波的强大反射器。钙化沉积物表现为高回声，这种阻碍超声波穿透的现象称为"声影"。

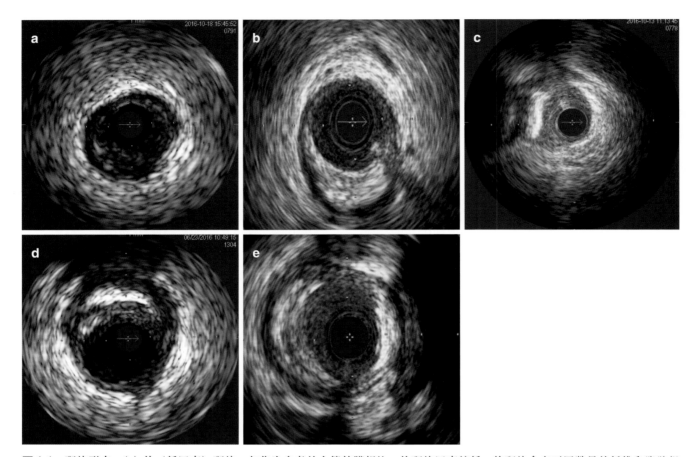

图4.1　斑块形态。(a) 软（低回声）斑块，与作为参考的血管外膜相比，软斑块回声较低。软斑块含有不同数量的纤维和脂肪组织；(b) 纤维斑块为等回声（回声不清），介于低回声的粥样硬化斑块和高回声的钙化斑块之间。纤维斑块与不伴声影的外膜相似，同外膜一样明亮或更亮；(c)、(d) 钙化斑块是高回声斑块，比参考外膜明亮，IVUS图像下钙化可以被定位，位于相对浅表部位［更接近组织-管腔界面 (c)］和深部［更接近中膜-外膜交界处 (d)］；(e) 当没有显性斑块成分时，斑块被认为是"混合"斑块。混合斑块也称为"纤维性"或"纤维脂肪性"斑块

在临床实践中钙是高回声斑块（比参考的外膜明亮），IVUS图像下钙化可以被定位，位于相对浅表部位（更接近组织-管腔界面）和较深部位（更接近中膜-外膜交界处），并可量化其弧度和长度。以血管腔为中心，通过使用电子量角器可以测量钙的弧度（以°为单位）。因为在给定深度内的光束扩散中，透射光束存在一定的可变性，这种测量通常在−15°～15°范围内有效。半定量分级也可以用来描述钙化的分类，如无钙化或者钙化占据第一、二、三或第四象限。可以通过电动换能器的回撤来测量钙化沉积物的长度（图4.1c，d）。

4.1.4　混合斑块

混合斑块通常包含多于一种的声学类型。当没有主导性的斑块组成时，该斑块通常被认为是混合斑块。混合斑块也被称为"纤维钙化"或者"纤维脂质"斑块（图4.1e）。

4.2　易损斑块

易损斑块没有明确的IVUS特征。然而，尸体解剖研究表明易损斑块通常是不稳定富含带有纤维帽脂质的冠状动脉病变。因此，没有形成良好纤维帽的低回声斑块，可以被认为代表潜在的易损动脉粥样硬化病变。易损斑块的破裂斑块和随后的血栓形成是导致急性冠脉综合征（ACS）发展的重要机制。大部分ACS事件源于突发管腔血栓形成，其中55%～60%是由于斑块破裂，30%～35%是由于斑块侵蚀，一小部分是由钙化结节引起的。

4.2.1　斑块破裂

易损斑块和（或）内皮破裂后血栓形成，被认为是ACS的主要发病机制。破裂斑块包含与血管腔连通的假腔，它包含覆盖其假腔的残留纤维帽片段[4]（图4.2）。破裂位点被一段动脉隔开，该段动

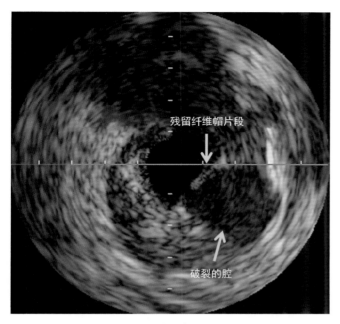

图4.2 斑块破裂。破裂的斑块包含假腔及与血管真腔沟通的残留纤维帽片段

脉具有光滑的管腔轮廓，没有假腔，被认为代表着不同类型的斑块破裂（多个斑块破裂）（图4.3）。斑块破裂与阻塞性血栓形成密切相关，纵向斑块破裂的形态也会影响冠状动脉血流。血栓的存在可能干扰IVUS检测斑块破裂的准确性。

4.2.2 血栓

血栓的识别是IVUS成像的难点之一[5, 6]（图4.4和图4.5）。血栓存在的线索包括以下几方面[5, 6]。

（1）闪闪发光或闪烁的外观。

（2）分叶状的形态伸入内腔。

（3）可疑血栓与其后的斑块有明显界面。

（4）血栓内可识别的血液斑点提示血栓内有微通道通过。

（5）可运动性。

由于IVUS分辨率有限，所以IVUS对血栓的检出率并不高。注射造影剂或生理盐水可能会驱散淤

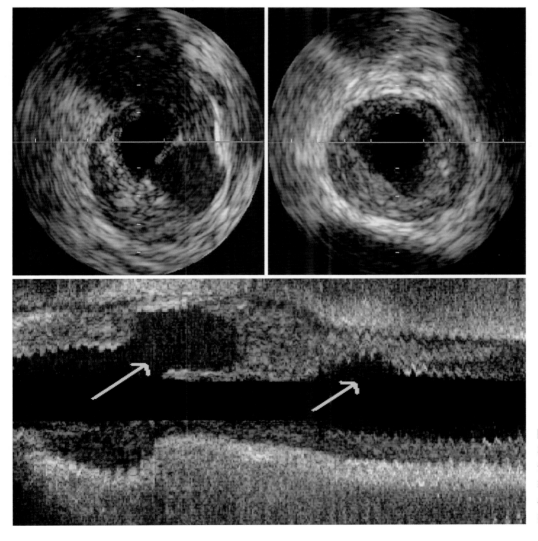

图4.3 多个斑块破裂。破裂位点被一段动脉隔开，该段动脉具有光滑的管腔轮廓，没有假腔，被认为代表着不同类型的斑块破裂（多个斑块破裂）

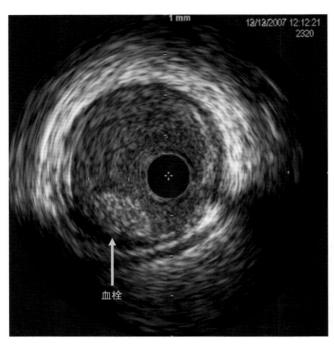

图4.4　血栓。血栓显示为闪亮的或闪烁的外观，突出于腔内分叶状物质，可疑血栓和其后的斑块有明显间隔

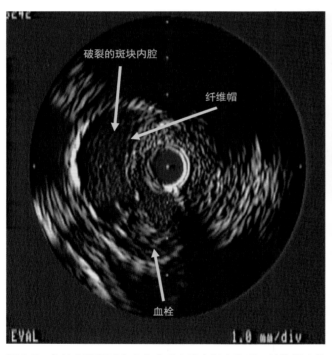

图4.5　急性心肌梗死患者中典型血管内超声发现。纤维帽及其周围的血栓提示斑块破裂

滞的血流，廓清管腔，鉴别血流淤滞与血栓。然而，这些特征中没有一个对于血栓是特异性的，因而IVUS对血栓的诊断应始终被视为是推定性质的。

4.2.3　回声衰减斑块

回声衰减斑块是一种低回声斑块，超声明显衰

减，无钙化和非常致密的纤维斑块[7]（图4.6）。Wu等[8]报道在HORIZONS-AMI试验中，78％的AMI患者存在回声衰减斑块。Lee等[9]报道，39.6％的STEMI和17.6％ NSTEMI患者可以观察到回声衰减斑块（$P<0.001$），以及C反应蛋白（CRP）水平较高。在AMI患者中，与没有回声衰减斑块的患者比较，存在回声衰减斑块的患者的血管造影血栓和起初的TIMI血流<2级更常见，IVUS显示病变部位斑块负荷和重塑指数更大，病灶部位管腔尺寸明显较小，血栓、正性重塑、斑块破裂更常见。

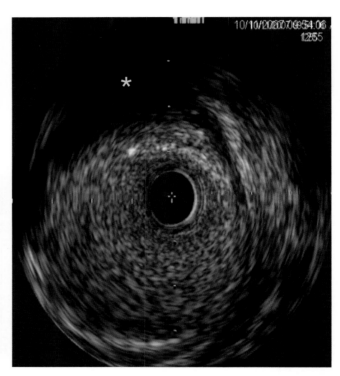

图4.6　回声衰减斑块。回声衰减斑块定义为具有明显衰减的低回声斑块（星号），没有钙化和非常致密的纤维帽

4.2.4　钙化结节

钙化结节是一种喷发状、致密的、含有钙化的物质，通常具有不规则的表面外观（图4.7）。Lee等[10]报道了IVUS钙化结节的特征，包括：① 腔表面的凸面形状；② 钙化腔侧的凸面形状；③ 不规则的腔表面；④ 不规则的钙化边缘。虽然钙化结节是动脉粥样硬化的标志，但与其相关的未来心脏事件较少，表明它是静止的而不是活动性的。

4.3　血管造影动脉瘤

Machara等[4]报道了77例患者的IVUS结果，

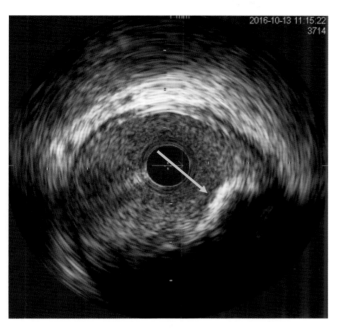

通过血管造影诊断，这些患者具有连续的动脉瘤性扩张（定义为病变管腔直径比参考值大25％）。IVUS真性动脉瘤被定义为具有完整的血管壁，且最大管腔面积比近端参考血管大50％（图4.8）。IVUS假性动脉瘤血管壁完整性丧失，血管外膜或血管周围组织受损。复杂斑块是斑块破裂，或斑块病变自发形成夹层，或夹层不愈合。该研究中21例（27％）被分类为真正的动脉瘤，3例（4％）被归为假性动脉瘤，12例（16％）是复杂斑块，其他41例（53％）正常的动脉段邻近部位有≥1处的狭窄病变。因此，血管造影诊断的动脉瘤患者中，只有1/3在IVUS中发现有真性或假性动脉瘤。因此，大多数血管造影诊断的动脉瘤，更应该是复杂形态斑块，或是与狭窄节段相邻的正常动脉。

图4.7　钙化结节。钙化结节（箭头）是喷发状、致密的、钙化的肿块，通常有不规则的表面外观

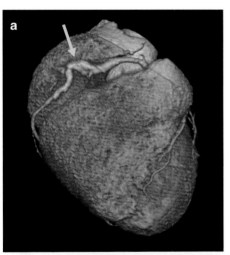

图4.8　真正的动脉瘤。30岁女性急性心肌梗死患者的真性动脉瘤。（a）计算机断层扫描显示位于右冠状动脉中段的真性巨大动脉瘤（箭头）。（b）血管内超声确定的真正动脉瘤，动脉瘤最大管腔面积比近端参考血管大50％

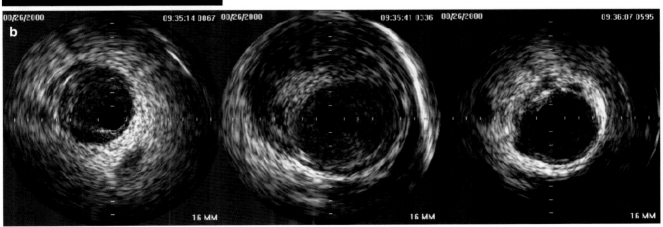

远端参考血管 EEM CSA 23.6 mm²　　　损伤部位 EEM CSA 97.3 mm²　　　近段参考血管 EEM CSA 27.5 mm²

4.4　血管造影不明确的病变

　　血管造影不明确的病变可能包括：① 不确定狭窄严重程度的中间病变；② 动脉瘤病变；③ 血管开口狭窄；④ 分支部位发病；⑤ 迂曲血管；⑥ 左冠状动脉主干病变；⑦ 局灶性痉挛部位；⑧ 斑块破裂部位；⑨ 冠状动脉成形术后；⑩ 腔内充盈缺损；⑪ 血管造影模糊病变；⑫ 局部湍流的病变。IVUS经常被用来检查具有上述特点的病变，在部分案例中，它可以提供额外证据，用来确定狭窄是否具有临床意义（即难以评估左冠状动脉主干或边界伴有持续症状的狭窄）。但必须强调的是，IVUS提供的是解剖结构信息，并不能提供生理功能方面的信息。

4.5　心肌桥

　　覆盖心肌内心外膜冠状动脉的心肌被称为心肌桥，走行在心肌内的动脉被称为壁冠状动脉。其特征为心肌收缩时动脉受到压缩。"半月现象"是IVUS的一个特征性发现，即心肌桥现象只能在隧道段中找到，不能在近端或远端节段或其他动脉中发现。IVUS检查时发现半月现象时，冠状动脉内激发测试可以出现挤牛奶现象，但该心肌桥在血管造影时检测不到。IVUS相关研究支持隧道段内部没有动脉粥样硬化，但约90%的患者在心肌桥近端有斑块形成。当深层隧道段接近右心室内膜下，IVUS显示心肌小梁和右心室腔内可能存在变化。

4.6　自发夹层

　　自发性冠状动脉夹层是急性冠脉综合征（ACS）的罕见原因和猝死原因。IVUS显示血管损伤处内膜撕裂，撕裂部位形成夹层，将血管腔在解剖结构上分为真腔和假腔。通常，假腔的面积大于真腔面积（图4.9）。

4.7　慢性完全闭塞

　　Fujii等[11]在其发表的论文中，描述了83例慢性完全闭塞患者的IVUS特征，在导丝通过闭塞病变和小球囊扩张后，随机进行IVUS检测。该研究于2003—2005年在日本的4个中心进行，发现几乎

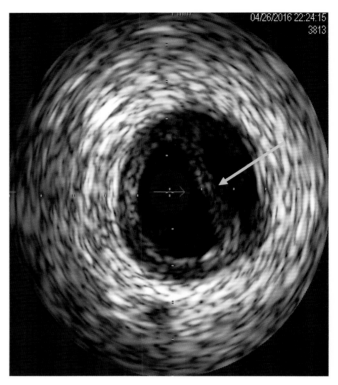

图4.9　自发夹层。IVUS显示一血管损伤处的内膜撕裂（箭头），在解剖位结构上将血管分为真腔和假腔

　　所有的慢性闭塞病变都含有钙化病变（96%），尽管在很多情况下（68%）是中度钙化病变。作者能够根据血管造影，确定近端帽的特征和观察IVUS检查下的形态特征变化。近端帽位于钙化较严重的地方，特别是在严重的慢性闭塞病变中。在这种形态74%的分支可以发现钙化弧。一小部分钙化病变垂直于分支起源，还有一小部分在分支同侧被发现。

　　Suzuki等[12]描述了IVUS发现的79例慢性闭塞病变，发现病变年龄与钙化指标呈中强度相关性。近期发现部分闭塞病变同样有严重钙化，表明闭塞病变可能出现在明显动脉粥样硬化血管中。

4.8　小结

　　IVUS是可靠且成熟的成像方式，它评估冠状动脉病变具有较高的灵敏度和特异度。IVUS根据超声回声和是否存在声影及混响，非常有助于明确斑块形态，可以检测易损斑块和动脉瘤，能发现血管造影不能明确的病变，能检测心肌桥、自发夹层和冠状动脉闭塞病变。

（刘锐锋　陈晖　译）

参考文献

1. Di Mario C, Görge G, Peters R, Kearney P, Pinto F, Hausmann D, et al. Clinical application and image interpretation in intracoronary ultrasound. Study Group on Intracoronary Imaging of the Working Group of Coronary Circulation and of the Subgroup on Intravascular Ultrasound of the Working Group of Echocardiography of the European Society of Cardiology. Eur Heart J. 1998; 19: 207−29.

2. Mintz GS, Nissen SE, Anderson WD, Bailey SR, Erbel R, Fitzgerald PJ, et al. American College of Cardiology clinical expert consensus document on standards for acquisition, measurement and reporting of intravascular ultrasound studies (IVUS): a report of the American College of Cardiology Task Force on Clinical Expert Consensus Documents. J Am Coll Cardiol. 2001; 37: 1478−92.

3. Tobis JM, Mallery J, Mahon D, Lehmann K, Zalesky P, Griffith J, et al. Intravascular ultrasound imaging of human coronary arteries in vivo. Analysis of tissue characterizations with comparison to in vitro histological specimems. Circulation. 1991; 83: 913−26.

4. Maehara A, Mintz GS, Bui AB, Walter OR, Castagna MT, Canos D, et al. Morphologic and angiographic features of coronary plaque rupture detected by intravascular ultrasound. J Am Coll Cardiol. 2002; 40: 904−10.

5. Chemarin-Alibelli MJ, Pieraggi MT, Elbaz M, Carrié D, Fourcade J, Puel J, Tobis J. Identification of coronary thrombus after myocardial infarction by intracoronary ultrasound compared with histology of tissues sampled by atherectomy. Am J Cardiol. 1996; 77: 344−9.

6. Frimerman A, Miller HI, Hallman M, Laniado S, Keren G. Intravascular ultrasound characterization of thrombi of different composition. Am J Cardiol. 1994; 73: 1053−7.

7. Endo M, Hibi K, Shimizu T, Komura N, Kusama I, Otsuka F, et al. Impact of ultrasound attenuation and plaque rupture as detected by intravascular ultrasound on the incidence of no-reflow phenomenon after percutaneous coronary intervention in ST-segment elevation myocardial infarction. JACC Cardiovasc Interv. 2010; 3: 540−9.

8. Wu X, Mintz GS, Xu K, Lansky AJ, Witzenbichler B, Guagliumi G, et al. The relationship between attenuated plaque identified by intravascular ultrasound and no-reflow after stenting in acute myocardial infarction: the HORIZONS-AMI (harmonizing outcomes with revascularization and stents in acute myocardial infarction) trial. JACC Cardiovasc Interv. 2011; 4: 495−502.

9. Lee SY, Mintz GS, Kim SY, Hong YJ, Kim SW, Okabe T, et al. Attenuated plaque detected by intravascular ultrasound: clinical, angiographic, and morphologic features and post-percutaneous coronary intervention complications in patients with acute coronary syndromes. JACC Cardiovasc Interv. 2009; 2: 65−72.

10. Lee JB, Mintz GS, Lisauskas JB, Biro SG, Pu J, Sum ST, et al. Histopathologic validation of the intravascular ultrasound diagnosis of calcified coronary artery nodules. Am J Cardiol. 2011; 108: 1547−51.

11. Fujii K, Ochiai M, Mintz GS, Kan Y, Awano K, Masutani M, et al. Procedural implications of intravascular ultrasound morphologic features of chronic total coronary occlusions. Am J Cardiol. 2006; 97: 1455−62.

12. Suzuki T, Hosokawa H, Yokoya K, Kojima A, Kinoshita Y, Miyata S, et al. Time-dependent morphologic characteristics in angiographic chronic total coronary occlusions. Am J Cardiol. 2001; 88: 167−9.

5 血管内超声引导经皮冠状动脉介入治疗的临床证据

Sung-Jin Hong, Yangsoo Jang, and Byeong-Keuk Kim

血管内超声（IVUS）提供冠状动脉血流、血管壁和斑块的解剖学信息，有助于准确评估病变的特征和血管大小。另外，支架置入后的支架膨胀不全、支架贴壁不良或边缘夹层，都可以通过IVUS检测。因此，通过基于这些IVUS检测结果的进一步干预研究发现，支架置入优化可以实现，患者临床结局也能改善。目前的指南建议推荐使用IVUS指导优化选择支架置入（推荐Ⅱa级，证据B）[1, 2]。但是在指南发布以前，已经有很多证据证明其临床实用性。本章分析相关的观察性研究、随机性研究和meta分析，并讨论IVUS引导下经皮冠状动脉介入（PCI）治疗的临床证据。

5.1 IVUS引导下PCI治疗临床价值的临床评估

几项随机临床试验证明了IVUS引导下PCI治疗的临床价值。最近进行的一系列关于药物洗脱支架（DES）治疗的随机对照试验，比较了IVUS引导下PCI治疗和单纯血管造影引导的PCI治疗对于患者临床结局的影响，这些试验结果见表5.1[3-10]。前两项试验分别由Jakabacin等和Cheiffo等开展，他们没有能够证明IVUS引导下PCI治疗可以获得临床益处，与这两项试验纳入的患者例数相对较少有关，每组患者都少于150例[3, 4]。Kim等[5]报道，对于弥漫性长病变，使用IVUS引导下治疗可以改善该类患者的临床预后。切合方案集分析表明，IVUS引导组1年主要不良心血管事件（MACE）低于对照组（4.0%对8.1%，P = 0.048）；但意向性治疗分析显示，常规IVUS引导的DES置入不能改善MACE。最近的随机试验显示该差异有统计学意义，主要体现在治疗复杂病变时，如左冠状动脉主干病变[7]、慢性完全闭塞（CTO）[8, 9]、弥漫性长病变[10]。

慢性闭塞病变使用药物洗脱支架干预试验（CTO-IVUS）研究是首次关于CTO治疗的随机对照试验，该试验发现与传统血管造影引导下PCI治疗相比，IVUS引导的PCI治疗可能会改善慢性闭塞病变患者DES治疗后12个月MACE的发生率[8]。在血管内超声指导对长病变Xience Prime支架置入的临床结局影响（IVUS-XPL）试验中，与血管造影指导的DES置入相比，IVUS引导的DES置入1年内的复合MACE［心脏死亡复合终点、心肌梗死（MI）或靶病变血运重建（TLR）］发生率较低［2.9% vs. 5.8%，危险比（HR）= 0.48，P = 0.007)][10]。这一差异主要是由于TLR风险较低（2.5% vs. 5.0%，HR = 0.51，P = 0.02）。

评估双重抗血小板治疗与联合药物洗脱支架的研究（ADAPT-DES）是最近类似研究中最大的观察性研究（n = 8 583），该研究中IVUS被用于引导治疗3 349例患者（39%），这些患者有更大直径的血管病变，使用了更长的支架，和（或）使用了更高的球囊扩张压力[11]。1年内，倾向性调整多变量策略分析结果显示，IVUS引导与血管造影引导的PCI治疗相比可减少明确或可能的支架内血栓形成（0.6% vs. 1.0%，P = 0.003）、MI（2.5% vs. 3.7%，P = 0.004），以及复合判断为主要心脏病事件（心源性死亡、MI或支架内血栓形成）（3.1% vs. 4.7%，P = 0.002）。对ACS以及复杂病变的患者，IVUS引导的治疗获益非常明显[11]。最近进一步的观察性研究对IVUS引导的PCI治疗的临床有用性的评估结果总结见表5.2[11-17]。

最后，比较IVUS引导下PCI治疗和血管造影引导下PCI治疗的meta分析总结见表5.3[18-22]。Shin等[22]报道了2 345例随机对照试验患者的研究数据，对于复合性病变的治疗，与血管造影引导的PCI治疗相比，IVUS引导的新一代DES置入对于复杂病变

（心源性死亡、MI或支架内血栓形成的复合物）有更好的临床结局。值得注意的是，这项meta分析的主要终点没有包括TLR。因此，不同于IVUS-XPL试验显示了IVUS的益处主要是降低TLR事件的发生率[10]，这些试验中IVUS引导的PCI治疗可以改善不包括TLR事件的MACE的发生率[22]。

表 5.1　最近比较 IVUS 引导和血管造影引导的 PCI 治疗的临床有用性的随机对照研究

文献	发表时间	N（IVUS vs. 血管造影）	纳入患者	随访（月）	主要终点	主要结果（IVUS vs. 血管造影）
Jakabacin et al.[3]	2010	105 vs. 105	复杂病变病例，高临床风险病例	18	死亡、MI、TLR复合终点	差异无统计学意义（11% vs. 12%）
Chieffo et al.[4]	2013	142 vs. 142	复杂病变	24	干预后病变内MLD	IVUS组有更大的MLD优势（2.70 mm vs. 2.51 mm，$P=0.002$）
Kim et al.[5]	2013	269 vs. 274	长病变（置入支架长度≥28 mm）	12	心血管死亡、MI、支架血栓形成 或TVR复合终点	意向治疗分析差异无统计学意义；但切合方案集分析显示IVUS组主要终点发生率低（4.0% vs. 8.1%，$P=0.048$）
MOZART[6]	2014	41 vs. 42	高风险急性造影剂肾脏损伤或容量超负荷	—	PCI治疗期间使用造影剂总量	IVUS组造影剂量较低（20 ml vs. 65 ml，$P<0.001$）
Tan et al.[7]	2015	62 vs. 61	老年无保护LM（70岁及以上）	24	死亡、非致死性MI或TLR复合终点	IVUS组主要终点事件发生率较低（13.1% vs. 29.3%，$P=0.031$）
CTOIVUS[8]	2015	201 vs. 201	慢性闭塞病变	12	心源性死亡	主要终点发生率差异无统计学意义；但IVUS组次要终点（心脏病死亡、MI或TVR复合终点）发生率较低（2.6% vs. 7.1%，$P=0.035$）
Tian et al.[9]	2015	115 vs. 115	慢性闭塞病变	12	晚期血管丢失	IVUS组晚期血管丢失较少（0.28 mm vs. 0.46 mm，$P=0.025$）
IVUSXPL[10]	2015	700 vs. 700	长病变（置入支架长度≥28 mm）	12	心源性死亡、MI或TLR复合终点	IVUS组主要终点发生率低（2.9% vs. 5.8%，$P=0.007$）

注：IVUS，血管内超声；LM，左主干；MI，心肌梗死；MLD，最小管腔直径；PCI，经皮冠状动脉介入；TLR，靶病变血运重建；TVR，靶血管血运重建

表 5.2　近期比较 IVUS 引导和血管造影引导 PCI 治疗的临床结局观察性研究

文献	发表时间	N（IVUS vs. 血管造影）	纳入患者	随访（月）	主要结果（IVUS vs. 血管造影）
Witzenbichler et al.[11]	2014	3 349 vs. 5 234	所有入选者	12	明确的或可能的ST：0.6% vs. 1.0%，$P=0.003$，MI：2.5% vs. 3.7%，$P=0.004$；心源性死亡、ST、MI复合终点3.1% vs. 4.7%，$P=0.002$
Roy et al.[12]	2008	884 vs. 884（匹配后）	所有入选者	12	确定的ST：0.7% vs. 2.0%，$P=0.014$
Park et al.[13]	2013	463 vs. 463（匹配后）	几乎所有入选者	12	心脏死亡、MI、TLR复合终点：4.3% vs. 2.4，$P=0.047$

（续表）

文献	发表时间	N（IVUS vs. 血管造影）	纳入患者	随访（月）	主要结果（IVUS vs. 血管造影）
Youn et al.[14]	2011	125 vs. 216	首次PCI治疗病例	36	死亡、MI、TLR、TVR复合终点：12.8% vs. 18.1%，$P =$ ns
Kim et al.[15]	2011	487 vs. 487（匹配后）	非左主干分叉病变	26	死亡或MI：3.8% vs. 7.8%，$P = 0.03$
Hong et al.[16]	2014	201 vs. 201（匹配后）	慢性完全闭塞病变	24	明确的或可能的ST：0% vs. 3.0%，$P = 0.014$；MI：1.0% vs. 4.0%，$P = 0.058$
de la Torre Hernandez et al.[17]	2014	505 vs. 505（匹配后）	左主干病变	36	心脏死亡、MI、TLR复合终点：11.3% vs. 16.4%，$P = 0.04$；明确的或可能的ST：0.6% vs. 2.2%，$P = 0.04$

IVUS，血管内超声；MI，心肌梗死；PCI，经皮冠状动脉介入；ST，支架血栓形成；TLR，靶病变血运重建；TVR，靶血管血运重建；ns，非显著

表5.3 最近比较研究IVUS引导和血管造影引导下PCI治疗的临床结果的meta分析

文献	发表时间	纳入原始文献数目（分析性研究）	病例数（IVUS vs. 血管造影）	数据分析	主要结果（IVUS vs. 血管造影）
Jang et al.[18]	2014	3项DES置入随机对照试验和12项观察性研究	11 793 vs. 13 056	研究级meta分析	IVUS组有较低的MACE（$OR = 0.79$，$P = 0.001$）、全因死亡率（$OR = 0.64$，$P < 0.001$）、MI（$OR = 0.57$，$P < 0.001$）、TVR（$OR = 0.81$，$P = 0.01$）和ST（$OR = 0.59$，$P = 0.002$）
Ahn et al.[19]	2014	3项DES置入随机对照试验和14项观察性研究	12 499 vs. 14 004	研究级meta分析	IVUS组有较低的TLR（$OR = 0.81$，$P = 0.046$）、死亡（$OR = 0.61$，$P < 0.001$）、MI（$OR = 0.57$，$P < 0.001$）和ST（$OR = 0.59$，$P < 0.001$）
Elgendy et al.[20]	2016	7项DES置入随机对照试验	1 593 vs. 1 599	研究级meta分析	IVUS组15个月的平均MACE较低（6.5% vs. 10.3%，$P < 0.000\ 1$），主要是因为减少了TLR风险（4.1% vs. 6.6%，$P = 0.003$）
Steinvil et al.[21]	2016	7项DES置入随机对照试验和18项观察性研究	14 659 vs. 16 624	研究级meta分析	IVUS组有较低的MACE（$OR = 0.76$，$P < 0.001$）、死亡（$OR = 0.62$，$P < 0.001$）、MI（$OR = 0.67$，$P < 0.001$）、ST（$OR = 0.58$，$P < 0.001$）、TLR（$OR = 0.77$，$P = 0.005$）和TVR（$OR = 0.85$，$P < 0.001$）
Shin et al.[22]	2016	3项新一代DES置入随机对照试验	1 170 vs. 1 175	个案研究水平meta分析	IVUS组有较低的1年临床硬结果（心源性死亡、MI或ST的复合终点）发生率（0.4% vs. 1.2%，$P = 0.04$）

DES，药物洗脱支架；IVUS，血管内超声；MACE，主要不良心血管事件；MI，心肌梗死；OR，比值比；RCT，随机临床试验；ST，支架血栓形成；MI，心肌梗死；TLR，靶病变血运重建；TVR，靶血管血运重建

5.2 左主干病变

PCI操作并发症或左主干PCI治疗失败是一个重要的问题。因此，目前IVUS引导左主干病变PCI治疗Ⅱa类或Ⅱb类证据推荐[1, 2]。除了支架优化之外，特别是左主干病变，功能上显著改变但解剖结构中度改变的病变，可以通过IVUS检查较准确的预测，这是因为左主干的这些中度病变的变异较为有

限，主要涉及冠状动脉的长度、直径、供应心肌血流的范围。最小管腔面积（MLA）小于 4.5 mm² 预测血流储备分数（FFR）小于 0.80 的灵敏度为 77%，特异度为 82%[23]。其他两项研究也报道了通过 IVUS 测量的 MLA 预测左主干病变（FFR 较小，超过 0.75）的最佳截断值分别为 5.9 mm² 和 4.8 mm²[24, 25]。IVUS 对于支架后优化治疗减少再狭窄也必不可少。既前研究表明，支架术后的 MLA 预测支架内再狭窄的最佳截断值是左回旋支 5.0 mm²，左前降支开口 6.3 mm²，多边形汇合 7.2 mm²，左主干 8.2 mm²[26]。

最近，一项针对无保护左主干的随机试验显示，IVUS 引导组有较低的死亡、非致命性 MI 及靶血管再血管化发生率（13.1% vs. 29.3%，P = 0.031），虽然这项研究纳入病例较少[7]。此外，最近关于来自西班牙的 4 个注册研究的 meta 分析表明，IVUS 引导的 DES 置入术用于治疗无保护的左主干病变，与造影引导的治疗相比具有较低的 3 年心源性死亡、MI 和 TLR 复合终点比例（11.3% vs. 16.4%，P = 0.04），并且这一差异在左主干病变远端亚组分析时更显著（10.0% vs. 19.3%，P = 0.03）[17]。

5.3　分叉病变

目前尚无关于分叉病变的随机研究。根据观察性研究，Kim 等[15]证明 IVUS 引导下 PCI 治疗患者 3 年累计死亡或死亡率显著低于血管造影引导 PCI 治疗患者（3.8% vs. 7.8%，P = 0.03）。另一项关于分叉病变的观察性研究发现，IVUS 引导下 PCI 治疗组，靶血管再血管化率显著低于造影引导的 PCI 组（6% vs. 21%，P = 0.001）[27]。在前一项研究，双支架技术和最后吻合球囊更常用于 IVUS 引导组[15]，而后一研究显示，在 IVUS 引导组中置入支架的数量显著减少[27]。在这方面，虽然需要进一步研究确定最佳支架策略包括支架数量，特别是对于分叉病变，但 IVUS 引导对于改善患者临床预后可能具有重要意义，特别是对改善复杂分叉病变结局的临床意义。之前一项关于分叉病变的研究，对主支和侧支血管采用 T 型支架置入第一代 DES 术前 IVUS 参数评估 PCI 治疗 9 个月 IVUS ≥ 4 mm² 有预测意义[28]。在分叉病变 PCI 治疗时，后扩张不足情况下的最小支架面积（MSA）及与之伴随的新生内膜增生，可能与分支开口成为最常见的再狭窄部位密切相关，预测该结局的 MSA 最佳截断值为 4.83 mm²[28]。

5.4　慢性完全闭塞

IVUS 对慢性闭塞病变干预的指导作用有以下 3 种：① 导丝穿过闭塞病变；② 引导支架术前策略的选择；③ 引导支架置入后的处理。对于慢性闭塞病变，IVUS 引导的 PCI 治疗被报道具有更高的成功率，并且在显示闭塞病变的入口点和在导丝进入内膜下通道时重新定位导丝也有重要意义[29]。支架置入前的 IVUS 评估可以提供关于血管大小、病变长度、最佳的支架尺寸和长度的准确信息，这些都有利于支架治疗的优化。在 PCI 成功后，慢性闭塞病变的血管尺寸也相应增加。慢性闭塞病变 PCI 治疗后 6 个月随访时 IVUS 评估显示，2/3 的患者远端血管腔直径增加了 0.4 mm（P<0.001）[30]。支架置入后 IVUS 评估可能发现 PCI 相关的并发症或不理想的支架扩张，这些信息可用于支架治疗的优化评估，最终决定是否需要应用额外的支架或球囊。但是，在 IVUS 引导下治疗的慢性闭塞病变中，对于使用当前新一代 DES 的患者，IVUS 引导可否改善其临床预后目前尚缺乏足够的临床证据。已经开展了两项针对慢性闭塞病变的随机试验[8, 9]。在 CTO-IVUS 试验中，402 例慢性闭塞病变患者在导丝成功通过闭塞病变后，被随机分配到 IVUS 引导组（n = 201）和血管造影引导组（n = 201）[8]。与传统的血管造影引导的 PCI 治疗相比，虽然 IVUS 引导的干预不能显著地降低心源性死亡率，但可改善 12 个月新一代 DES 置入后的 MACE 发生率。在这项研究中，IVUS 引导组有更高的行支架后高压球囊扩张术比例（51% vs. 41%，P = 0.045），支架后扩张有更高的最大球囊压力［14.6 atm vs. 13.8 atm（1 atm=101.325 kPa），P = 0.040］，且支架后最小管腔直径更大（2.64 mm vs. 2.56 mm，P = 0.025）。

在第 2 项随机试验中，Tian 等[9]比较了 IVUS 引导组和传统造影引导组 PCI 治疗 1 年后支架内管腔丢失的差异。IVUS 引导组晚期血管管腔丢失明显低于血管造影引导组（0.28 mm vs. 0.46 mm，P = 0.025），但并未发现这些结果的差异对临床结局的影响。

5.5　弥漫性长病变

长病变不可避免地增加了置入支架的长度，长支架增加了支架膨胀不良的发生率。在 IVUS-XPL

试验中，纳入的 1 400 例患者需要长度 ≥28 mm 的依维莫司洗脱支架，支架后球囊扩张在 IVUS 引导组应用更多（76% vs. 57%，P<0.001）[10]。最终在 IVUS 引导组平均球囊直径更大。支架术后的定量血管造影分析显示，IVUS 引导组最小管腔直径较大，狭窄直径较小[10]。此外，该研究事后分析显示，在 IVUS 引导组当 PCI 后支架优化的 IVUS 标准被定义为 MLA 大于远端参考血管腔横截面积时，未达到 IVUS 支架优化标准的患者（n = 315，46%）主要终点事件的发生率显著高于达到 IVUS 支架优化标准的患者（n = 363，54%；4.6% vs. 1.5%，P = 0.02）[10]。

5.6　支架内再狭窄

在目前的 PCI 指南中，IVUS 引导下 PCI 治疗再狭窄作为 Ⅱ a 类证据推荐[1, 2]。IVUS 可以区分再狭窄是否与内膜增生有关，或是否与机械并发症有关，如支架断裂或膨胀不全。根据最近的 IVUS 相关研究，比较裸金属支架和 DES 发生支架内再狭窄的机制，第一代和第二代 DES 的再狭窄的特征是：新生内膜增生较少、支架面积较小、支架长度更长、存在更多支架断裂[31]。

5.7　慢性肾脏病患者

慢性肾脏病（CKD）患者是 PCI 治疗中一个具有挑战性的患者亚群，因为血管造影术和 PCI 造影剂引起急性肾损伤的发病率增加。目前临床已尽力尝试减少急性肾损伤的发生，特别是在该类患者中减少造影剂的使用。尽管大多数临床随机试验测量了临床或血管造影结果，但 IVUS 引导的 PCI 治疗中最小化造影剂使用（MOZART）试验研究了 PCI 治疗期间使用造影剂总量和主要临床终点的关系[6]。在这项试验中，共有 83 例患者具有造影剂诱发的急性肾脏损伤或容量超负荷高风险，他们被随机分配到 IVUS 引导的 PCI 治疗组和血管造影引导的 PCI 治疗组，IVUS 组的造影剂总使用剂量较少（20 ml vs. 65 ml，P<0.001）。另外，最近一项 31 例严重 CKD（血肌酐水平 = 4.2 mg/dL，1 mg/dL=88.4 μmol/L）患者不使用造影剂，而使用 IVUS 和生理学指导 PCI 治疗安全性高，操作成功率较高，也未出现并发症[32]。

5.8　IVUS 预测更好临床结局的因素：支架优化

DES 失败的 IVUS 预测因素是支架膨胀不全、夹层和显著的斑块负荷（表 5.4）[33-35]。在两项随机试验（RESET 试验和 IVUS-XPL 试验）中共有 804 例患者同时接受了依维莫司洗脱支架长支架（长度大于 28 mm）置入治疗并进行了支架后 IVUS 评估，这些患者的 MACE 预测因素包括靶病变干预后 MLA 和 MLA 与远段参考血管管腔面积的比值[33]，这两项参数预测是否发生 MACE 的截断值分别为 5.0 mm^2 和 1.0。MLA<5.0 mm^2 或其与远端参考段内腔面积的比值较小时，患者有较高的 MACE 风险（HR = 6.2，P = 0.003）。同样，Song 等[34]报道称，MSA 预测其 9 个月时的血管造影再狭窄的最佳截断值为佐他莫司

表 5.4　新一代 DES 置入后预测造影再狭窄或 MACE 的 IVUS 参数

文献	N	随访终点	支架	支架置入之后 IVUS 参数	截断值	准 确 性
Lee et al.[33]	804	MACE（心源性死亡、MI 和 TLR）	EES	MLA、MLA/远端参考管腔面积比值	5.0 mm^2 1.0	MLA<5.0 mm^2 或 MLA/远端参考血管面积比值小的患者有较高的 MACE 风险（风险比 = 6.231，P = 0.003）
Song et al.[34]	229 220	造影示支架内再狭窄	EES ZES	MSA	5.4 mm^2 5.3 mm^2	灵敏度为 60%，特异度为 60% 灵敏度为 57%，特异度为 62%
Kang et al.[35]	433 422 813	造影支架边缘再狭窄	E-ZES R-ZES EES	边缘斑块负荷	56.3% 57.3% 54.2%	灵敏度为 67%，特异度为 86% 灵敏度为 80%，特异度为 87% 灵敏度为 86%，特异度为 80%

注：EES，依维莫司洗脱支架；E-ZES Endeavor，佐他莫司洗脱支架；DES，药物洗脱支架；IVUS，血管内超声；MACE，主要不良心血管事件；MLA，最小管腔面积；MSA，最小支架面积；R-ZES Resolute，佐他莫司洗脱支架

洗脱支架为5.3 mm²和依维莫司洗脱支架为5.4 mm²。因此，IVUS确定的足够的MLA在DES置入后非常重要。图5.1显示IVUS检查提示支架膨胀不全，尽管血管造影显示是可以接受的狭窄，但说明还需要支架后球囊扩张进一步优化。图5.2显示支架后球囊扩张获得了足够的MLA。

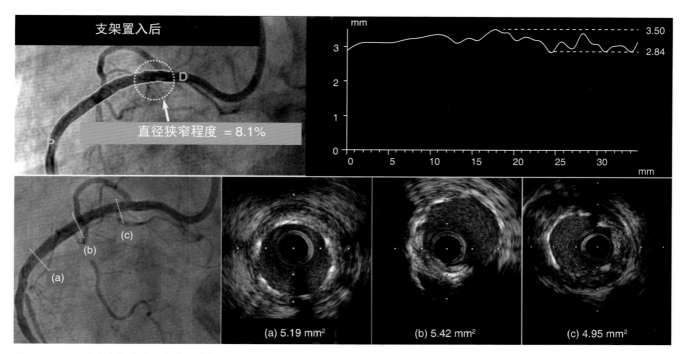

图5.1　IVUS检查支架膨胀不全典型病例，但血管造影显示支架直径狭窄可以接受。右冠状动脉弥漫性狭窄，置入依维莫司洗脱支架（Xience prime 2.75 mm×38 mm，Abbott血管）后，血管造影术后残余狭窄支架为8.1%，血管造影可以接受。然而，在IVUS评估中，测量其最小管腔面积为4.95 mm²（c，小于5 mm²），小于远端参考管腔面积的5.19 mm²（a），提示需要支架后球囊扩张。IVUS，血管内超声

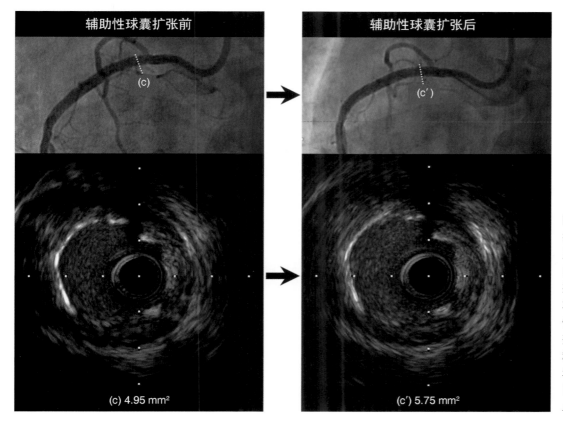

图5.2　支架内球囊扩张后IVUS测量获得足够的最小管腔面积的典型病例。基于支架后IVUS评估，使用3.0 mm大小的非顺应性球囊后扩张，靶病变术后的最小管腔面积由4.95 mm²增加至5.75 mm²。与图5.1为同一例患者。IVUS，血管内超声

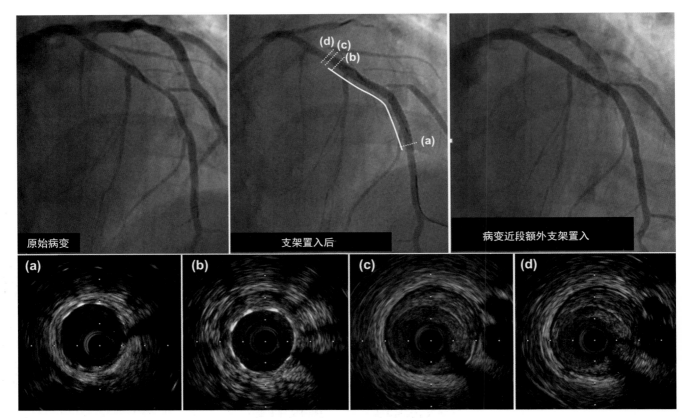

图5.3 典型病例显示由于支架边缘夹层和残余斑块需要在支架近端额外置入支架。虽然血管造影结果是可以接受的，但由于血管内超声的发现在支架近端额外置入支架。(c) 支架近端边缘夹层；(d) 残余斑块超过60%

Kang等[35]评估IVUS参数对新一代DES再狭窄的预测作用。对于斑块负荷这一预测再狭窄的指标，其最佳截断值分别为Endeavor佐他莫司DES 56.3%、Resolute佐他莫司DES 57.3%、依维莫司DES 54.2%。图5.3为典型病例，在支架近端需要额外的支架置入，因为IVUS评估提示存在边缘夹层且血管参与斑块负荷大于60%，但单纯血管造影显示这是可以接受的。

尽管IVUS相关的研究报道，晚期支架贴壁不良是晚期或晚晚期支架内血栓形成的一个预测因素，但对于不伴随支架膨胀不全的急性孤立性支架贴壁不良，目前尚不清楚其与早期支架内血栓和支架再狭窄的关系[36]。

从裸金属支架时代开始，就需要一个标准评估支架的最优化处理，进而逐渐形成目前IVUS定义的支架优化标准。表5.5总结了最近临床试验中采用的IVUS支架优化的标准[3, 8-10]。虽然有必要达成共识，但目前不同的临床研究仍应用了不同的标准。然而，根据既前研究和最近试验中使用的标准，达到IVUS标准下足够的管腔面积势在必行。

表 5.5　最近临床随机试验应用的 IVUS 支架优化标准

文献	IVUS 支架优化标准
Jakabacin et al.[3]	(1) 贴壁良好 (2) 最佳的支架膨胀（MSA为5 mm²）或CSA>远端参考血管管腔CSA的90% (3) 无边缘夹层（支架的近端和远端边缘均在5 mm内）
CTOIVUS[8]	(1) MSA≥远端参考管腔面积 (2) 如果血管面积允许，CTO段支架面积≥5 mm² (3) 支架贴壁完整

（续表）

文献	IVUS 支架优化标准
Tian et al. [9]	（1）支架贴壁良好 （2）支架MSA>参考血管面积的80% （3）对称指数>70% （4）无B型及以上夹层
IVUSXPL [10]	最小管腔CSA大于远端参考节段管腔CSA

注：IVUS，血管内超声；CSA，横截面积；MSA，最小支架面积

（刘锐锋　陈晖　译）

参考文献

1. Levine GN, Bates ER, Blankenship JC, et al. 2011 ACCF/AHA/SCAI guideline for percutaneous coronary intervention. A report of the American College of Cardiology Foundation/American Heart Association task force on practice guidelines and the society for cardiovascular angiography and interventions. J Am Coll Cardiol. 2011; 58: e44−122.

2. Windecker S, Kolh P, Alfonso F, et al. 2014 ESC/ EACTS guidelines on myocardial revascularization: the task force on myocardial revascularization of the European society of cardiology (ESC) and the European Association for Cardio-Thoracic Surgery (EACTS) developed with the special contribution of the European Association of Percutaneous Cardiovascular Interventions (EAPCI). Eur Heart J. 2014; 35: 2541−619.

3. Jakabcin J, Spacek R, Bystron M, et al. Long-term health outcome and mortality evaluation after invasive coronary treatment using drug eluting stents with or without the ivus guidance. Randomized control trial. HOME DES IVUS. Catheter Cardiovasc Interv. 2010; 75: 578−83.

4. Chieffo A, Latib A, Caussin C, et al. A prospective, randomized trial of intravascular-ultrasound guided compared to angiography guided stent implantation in complex coronary lesions: the AVIO trial. Am Heart J. 2013; 165: 65−72.

5. Kim JS, Kang TS, Mintz GS, et al. Randomized comparison of clinical outcomes between intravascular ultrasound and angiography-guided drug-eluting stent implantation for long coronary artery stenoses. JACC Cardiovasc Interv. 2013; 6: 369−76.

6. Mariani J Jr, Guedes C, Soares P, et al. Intravascular ultrasound guidance to minimize the use of iodine contrast in percutaneous coronary intervention: the MOZART (minimizing contrast utilization with ivus guidance in coronary angioplasty) randomized controlled trial. JACC Cardiovasc Interv. 2014; 7: 1287−93.

7. Tan Q, Wang Q, Liu D, et al. Intravascular ultrasound-guided unprotected left main coronary artery stenting in the elderly. Saudi Med J. 2015; 36: 549−53.

8. Kim BK, Shin DH, Hong MK, et al. Clinical impact of intravascular ultrasound-guided chronic total occlusion intervention with zotarolimus-eluting versus biolimus-eluting stent implantation: randomized study. Circ Cardiovasc Interv. 2015; 8: e002592.

9. Tian NL, Gami SK, Ye F, et al. Angiographic and clinical comparisons of intravascular ultrasound- versus angiography-guided drug-eluting stent implantation for patients with chronic total occlusion lesions: two-year results from a randomised AIR-CTO study. Euro Intervention. 2015; 10: 1409−17.

10. Hong SJ, Kim BK, Shin DH, et al. Effect of intravascular ultrasound-guided vs angiography-guided everolimus-eluting stent implantation: the ivus-xpl randomized clinical trial. JAMA. 2015; 314: 2155−63.

11. Witzenbichler B, Maehara A, Weisz G, et al. Relationship between intravascular ultrasound guidance and clinical outcomes after drug-eluting stents: the assessment of dual antiplatelet therapy with drug-eluting stents (ADAPT-DES) study. Circulation. 2014; 129: 463−70.

12. Roy P, Steinberg DH, Sushinsky SJ, et al. The potential clinical utility of intravascular ultrasound guidance in patients undergoing percutaneous coronary intervention with drug-eluting stents. Eur Heart J. 2008; 29: 1851−7.

13. Park KW, Kang SH, Yang HM, et al. Impact of intravascular ultrasound guidance in routine percutaneous coronary intervention for conventional lesions: data from the EXCELLENT trial. Int J Cardiol. 2013; 167: 721−6.

14. Youn YJ, Yoon J, Lee JW, et al. Intravascular ultrasound-guided primary percutaneous coronary intervention with drug-eluting stent implantation in patients with ST-segment elevation myocardial infarction. Clin Cardiol. 2011; 34: 706−13.

15. Kim JS, Hong MK, Ko YG, Choi D, Yoon JH, Choi SH, Hahn JY, Gwon HC, Jeong MH, Kim HS, Seong IW, Yang JY, Rha SW, Tahk SJ, Seung KB, Park SJ, Jang Y. Impact of intravascular ultrasound guidance on long-term clinical outcomes in patients treated with drug-eluting stent for bifurcation lesions: data from a korean multicenter bifurcation registry. Am Heart J. 2011; 161: 180−7.

16. Hong SJ, Kim BK, Shin DH, et al. Usefulness of intravascular ultrasound guidance in percutaneous coronary intervention with second-generation drug-eluting stents for chronic total occlusions (from the multicenter Korean-chronic total occlusion registry). Am J Cardiol. 2014; 114: 534−40.

17. de la Torre Hernandez JM, Baz Alonso JA, Gomez Hospital JA, et al. Clinical impact of intravascular ultrasound guidance in drug-eluting stent implantation for unprotected left main coronary disease: pooled analysis at the patient-level of 4 registries. JACC Cardiovasc Interv. 2014; 7: 244−54.

18. Jang JS, Song YJ, Kang W, et al. Intravascular ultrasound-guided implantation of drug-eluting stents to improve outcome: a meta-analysis. JACC Cardiovasc Interv. 2014; 7: 233−43.

19. Ahn JM, Kang SJ, Yoon SH, et al. Meta-analysis of outcomes after intravascular ultrasound-guided versus angiography-guided drug-eluting stent implantation in 26,503 patients enrolled in three randomized trials and 14 observational studies. Am J Cardiol. 2014; 113: 1338−47.

20. Elgendy IY, Mahmoud AN, Elgendy AY, et al. Outcomes with intravascular ultrasound-guided stent implantation: a meta-analysis of randomized trials in the era of drug-eluting stents. Circ Cardiovas Interv. 2016; 9: e003700.

21. Steinvil A, Zhang YJ, Lee SY, et al. Intravascular ultrasound-guided drug-eluting stent implantation: an updated meta-analysis of randomized control trials and observational studies. Int J Cardiol. 2016; 216: 133−9.

22. Shin DH, Hong SJ, Mintz GS, et al. Effects of intravascular ultrasound-guided versus angiography-guided new-generation drug-eluting stent implantation: meta-analysis with individual patient-level data from 2,345 randomized patients. JACC Cardiovasc Interv. 2016; 9: 2232.

23. Park SJ, Ahn JM, Kang SJ, et al. Intravascular ultrasound-derived minimal lumen area criteria for functionally significant left main coronary artery stenosis. JACC Cardiovasc Interv. 2014; 7: 868−74.

24. Jasti V, Ivan E, Yalamanchili V, et al. Correlations between fractional flow reserve and intravascular ultrasound in patients with an ambiguous left main coronary artery stenosis. Circulation. 2004; 110: 2831−6.

25. Kang SJ, Lee JY, Ahn JM, et al. Intravascular ultrasound-derived predictors for fractional flow reserve in intermediate left main disease. JACC Cardiovasc Interv. 2011; 4: 1168−74.

26. Kang SJ, Ahn JM, Song H, et al. Comprehensive intravascular ultrasound assessment of stent area and its impact on restenosis and adverse cardiac events in 403 patients with unprotected left main disease. Circ Cardiovasc Interv. 2011; 4: 562−9.

27. Patel Y, Depta JP, Novak E, et al. Long-term outcomes with use of intravascular ultrasound for the treatment of coronary bifurcation lesions. Am J Cardiol. 2012; 109: 960−5.

28. Hahn JY, Song YB, Lee SY, et al. Serial intravascular ultrasound analysis of the main and side branches in bifurcation lesions treated with the t-stenting technique. J Am Coll Cardiol. 2009; 54: 110−7.

29. Park Y, Park HS, Jang GL, et al. Intravascular ultrasound guided recanalization of stumpless chronic total occlusion. Int J Cardiol. 2011; 148: 174−8.

30. Park JJ, Chae IH, Cho YS, et al. The recanalization of chronic total occlusion leads to lumen area increase in distal reference segments in selected patients: an intravascular ultrasound study. JACC Cardiovasc Interv. 2012; 5: 827−36.

31. Goto K, Zhao Z, Matsumura M, et al. Mechanisms and patterns of intravascular ultrasound in-stent restenosis among bare metal stents and first- and second-generation drug-eluting stents. Am J Cardiol. 2015; 116: 1351−7.

32. Ali ZA, Karimi Galougahi K, Nazif T, et al. Imagingand physiology-guided percutaneous coronary intervention without contrast administration in advanced renal failure: a feasibility, safety, and outcome study. Eur Heart J. 2016; 37: 3090−5.

33. Lee SY, Shin DH, Kim JS, et al. Intravascular ultrasound predictors of major adverse cardiovascular events after implantation of everolimus-eluting stents for long coronary lesions. Rev Esp Cardiol. 2017; 70: 88.

34. Song HG, Kang SJ, Ahn JM, et al. Intravascular ultrasound assessment of optimal stent area to prevent in-stent restenosis after zotarolimus-, everolimus-, and sirolimus-eluting stent implantation. Catheter Cardiovasc Interv. 2014; 83: 873−8.

35. Kang SJ, Cho YR, Park GM, et al. Intravascular ultrasound predictors for edge restenosis after newer generation drug-eluting stent implantation. Am J Cardiol. 2013; 111: 1408−14.

36. Hassan AK, Bergheanu SC, Stijnen T, et al. Late stent malapposition risk is higher after drug-eluting stent compared with bare-metal stent implantation and associates with late stent thrombosis. Eur Heart J. 2010; 31: 1172−80.

6 经皮冠状动脉介入治疗前病变评估

Sung Yun Lee

6.1 简介

传统意义上的定量冠状动脉造影（QCA）是基于导管的冠状动脉介入治疗冠状动脉病变时评估冠状动脉病变严重程度的主要成像方式。但是其仅能提供二维腔内光影图或阴影图，只包含约25%的总冠状动脉血流，并且不适合精确评估冠状动脉粥样硬化。血管内超声（IVUS）为病变冠状动脉的特征、管腔直径、横截面积、斑块面积和分布提供了独特的实时断层显像分析。冠状动脉造影通常低估了病变的程度和范围，而IVUS是干预前准确评估病变的"金标准"。

近期美国[1]和欧洲冠状动脉血运重建指南[2]将IVUS用于评估血管造影不能确定的左主干病变、支架内狭窄或治疗失败的病变、特定患者的支架优化以及评估心脏移植血管病变作为Ⅱa类推荐（表6.1）。

表 6.1　冠状动脉血运重建指南中血管内超声作为Ⅱa类推荐的临床应用

2011 ACCF/AHA/SCAI 指南[1]	证据级别
评估血管造影不能确定的左主干病变	B
心脏移植4～6周和1年后合理排除供体冠状动脉病变，发现心脏移植血管病变快速进展并提供预后信息	B
明确支架内再狭窄机制	C
2014 ESC/EACTS心肌血运重建指南[2]	
特定患者优化支架置入方案[a]	B
评估无保护左主干病变严重程度和优化治疗方案	B
评估支架失败原因	B

注：[a]在减少裸金属支架置入后的再狭窄和不良事件时，血管内超声引导下可获得更好的临床和血管造影结果

6.2 血管造影不能确定的非左主干冠状动脉狭窄

血流储备分数（FFR，最大充血时远端压力与近端压力的比值）是评估非左冠状动脉主干（LMCA）病变生理意义的标准方法。IVUS可以对血管直径结果进行优化，但尚不能评估血管供应范围内存活心肌的数量。IVUS最小管腔面积（MLA）预测非LMCA病变的血流动力学的意义在于病变的功能效应除依赖面积因素外还依赖于其他因素，包括病变在冠状动脉的位置、病变长度、偏心率、近端和远端角度、剪切应力、参考血管直径以及病变血管供应范围内存活心肌的数量[3]。

因此，在非LMCA病变中，IVUS测量的解剖学结果和生理学评估的缺血之间仅存在中等相关性。很多研究试图确定可以与FFR等效的IVUS MLA标准，目前报道IVUS的MLA截断值范围为2.3～

表 6.2　非左主干病变血管内超声与 FFR 的相关性研究

项目	Takagi et al. [4]	Briguori et al. [5]	Lee et al. [6]	Kang et al. [7, 8]	Ben-Dor et al. [9, 10]	Koo et al. [11]	Waksman et al. [12]	VERDICT/ FIRST [13]	Kang et al. [14]
病变数	51	53	94	236	205	267	304	544	700 LAD
血管造影显示 DS（%）	30～70	40～70	30～75	30～75	40～70	30～70	40～80	40～80	30～75
IVUS 平均 MLA（mm^2）	3.9	3.9	2.3	2.6	3.5	3	3.5	3	2.5
IVUS MLA 阈值（mm^2）	4	4	2	2.4	3.1	2.8	3.07	3	2.5
发表年份	1999	2001	2010	2011	2011	2011	2013	2013	2013

注：FFR，血流储备分数；DS，直径狭窄；IVUS，血管内超声；MLA，最小管腔面积。一项亚洲人群的研究

3.9 mm^2（表 6.2）[4-14]。

在早期研究中，IVUS 的 MLA<4 mm^2 与单光子发射型计算机断层显像技术提示的局部缺血存在相关性，并且与 FFR<0.75 有较好的相关性。重要的是，当对 IVUS 测量 MLA>4 mm^2 的临界病变延迟干预后，中等病变发生率较低[15-17]。在迄今为止最大的一项研究中，对 544 例病变的 IVUS 结果和 FFR 结果进行了比较分析，结果显示 IVUS 测量 MLA = 2.9 mm^2 是预测 FFR≤0.8 的最佳截断值，但总体准确度仅为 66%[13]。而且，在 MLA<2.9 mm^2 的 240 例病变中，FFR 测得具有血流动力学意义的病变仅占 47%。同样，MLA>2.9 mm^2 的病变中仅 19% 测得 FFR<0.8。上述结果限制了 IVUS 在病变评估中的应用。Kang 等[7, 8]分别应用 IVUS 和 FFR 评估了 236 例血管造影显示的临界病变，IVUS 测得 MLA = 2.4 mm^2 预测 FFR<0.8 准确度最高，然而整体的诊断准确度仅为 68%，置信区间为 1.8～2.6 mm^2。FIRST 是一项多中心前瞻性注册研究，入选患者均行选择性冠状动脉造影，40%～80% 存在中度狭窄病变[12]，研究结果显示 IVUS 测得 MLA<3.07 mm^2 与 FFR<0.8 相关的灵敏度和特异度最好（分别为 64% 和 64.9%）。

因此，FFR 应该作为评估非 LMCA 临界病变血流动力意义的标准方法，并且已证实优于 IVUS。MLA<4.0 mm^2 对明确延迟非显著性病变的 PCI 治疗是否安全具有较高的准确性[18]。然而，MLA<4.0 mm^2 并不能准确预测病变的血流动力学异常，并且不应在缺乏相应功能学数据（如 DEFER、FAME-Ⅰ或 FAME-Ⅱ中应用 FFR）的情况下指导血运重建[3]。MLA<3.0 mm^2 提示很可能为显著狭窄，但由于其灵敏度和特异度均不高，在进行血运重建之前仍需进行生理学测试。也许可以考虑在基于 MLA 大小的特定情况下延迟干预病变，但 IVUS 不应被用于决定干预。

6.3　左主干冠状动脉病变

左主干冠状动脉（LMCA）病变的血管造影结果具有显著变异性。小样本真实世界分析表明，IVUS 评估显示接近一半的血管造影显示中等 LMCA 病变存在重度狭窄，特别是左主干开口部位的病变[19]。

当冠状动脉造影提供的结果不明确或模棱两可时，应用 IVUS 评估 LMCA 病变很有价值。对于 LMCA 病变，IVUS 和 FFR 均存在理论和实践方面的局限性，LAD 和（或）LCX 近端病变会影响 LMCA 狭窄的 FFR 结果。而对于 IVUS，LMCA 远端病变可能难以准确成像，并且往往需要分别从 LCX 和 LAD 撤回。但是 LMCA 长度、直径和心肌供应范围较小的变异性解释了 LMCA 的 IVUS 结果与 FFR 相关性比非 LMCA 病变更好。LMCA 狭窄中应用最广泛的参数是 MLA。

Jasti 等[20]研究表明 FFR 与 IVUS 之间具有良好的相关性，灵敏度和特异度均>0.9。研究共纳入 55 例 LMCA 临界病变（参考直径为 4.2 mm），MLA<5.9 mm^2 和 MLD<2.8 mm 与 FFR<0.75 相关性良好。

这些标准的前瞻性应用在 LITRO 研究中进行了验证[21]。90.5% 的左主干 MLA<6 mm^2 患者进行了

血运重建，96%的MLA>6 mm²患者延迟血运重建。在2年的随访期内，延迟组的无心源性死亡生存率为97.7%，而血运重建组为94.5%（*P* = ns），无事件生存率分别为87.3%和80.6%（*P* = ns）。在2年的随访期内，延迟组中只有8例（4%）需要后续的

左主干血运重建，并且这8例患者中无一例发生心肌梗死。因此，左主干MLA>6 mm²的患者推迟血运重建是安全的，另外，有数据证实MLA<6 mm²具有显著的临床意义，与FFR<0.75存在相关性（表6.3和表6.4）。

表 6.3 血管内超声与 FFR 识别存在功能学意义非 LMCA 病变的相关性研究

文献	例数	FFR 截断值	腺苷注射途径	IVUS 与 FFR 相关	延迟	生存延迟（%）	血运重建	生存者血运重建（%）
Jasti et al.[20]	55	0.75	冠状动脉内	MLA 5.9 mm² MLD 2.8 mm	24	100	20 PCI 11 CABG	100
Park et al.[22]	112	0.8	静脉内	MLA 4.5 mm²	NA	NA	NA	NA
Kang et al.[23]	55	0.8 0.75	静脉内	MLA 4.8 mm² MLA 4.1 mm²	25	NA	29 PCI 1 CABG	NA

注：FFR，血流储备分数；IVUS，血管内超声；LMCA，左冠状动脉主干；MLA，最小管腔面积；MLD，最小管腔直径；PCI，经皮冠状动脉介入；CABG，冠状动脉搭桥；NA，无法获取

表 6.4 处理重度钙化病变的挑战

对血管成形术反应欠佳
完全扩张困难
容易在球囊血管成形术或预扩张过程中发生夹层
支架难以输送到预期的位置
支架无法充分扩张，可能增加支架内血栓形成风险
可能导致支架贴壁不良
药物渗透不佳和后续的支架内再狭窄

近期对正常冠状动脉直径相对较小的亚洲人群的资料进行研究显示，MLA截断值<4.8 mm与FFR<0.8存在相关性，而MLA截断值<4.1 mm与FFR<0.75存在相关性。

6.4 钙化病变

血管造影无法全面评估钙化病变。在IVUS研究中，多数血管造影可显示的钙化病变与钙化的弧度、长度和位置有关[24]。血管造影可显示的钙化病变提示钙化几乎环绕血管壁并沿着血管长轴分布。

既往钙化病变被认为是一种稳定性病变，但是近期研究显示钙化病变并不稳定，因为在很多不稳定斑块中发现了微钙化或钙化结节。存在中或重度

靶病变钙化（target lesion calcification，TLC）的患者年龄较大，肾功能不全比例较高，左心室射血分数偏低，并且与无或轻度TLC患者相比更容易发生STEMI。此外，中或重度TLC病变还具有其他不利特征，包括病变更长、完全闭塞和血栓病变更多，并且三支病变的发生率升高[25]。

钙化病变可引起支架膨胀不全或干扰支架准确输送到位，导致支架结构破坏或药物洗脱支架（DES）的聚合物损伤。支架错位、膨胀不全或受损支架增加了支架内血栓形成风险。一般认为，IVUS显示的病变钙化弧和钙化长度越大，发生支架膨胀不足的可能性越大，但是目前尚无支架置入前病变修整的相关标准。并且声影限制了IVUS测量钙化病变厚度的效果，而钙化病变的厚度可能是限制支架膨胀的一个重要因素[26]。

另一方面，大多数情况下，IVUS成像结合旋切术、切割球囊、导丝切割或重复加压辅助球囊等技术，可用于纠正支架置入后，甚至钙化病变非常显著的膨胀不全（图6.1）。然而，预防支架膨胀不全较设法进行支架消融等操作以纠正支架膨胀不全会相对容易。IVUS研究表明，局限性钙化或从钙化到非钙化斑块（或正常血管壁）转变的部位是PCI相关夹层发生的重要部位。大多数严重的夹层出现在严重钙化的血管段，并且钙化病变部位更容易发生支架断裂。

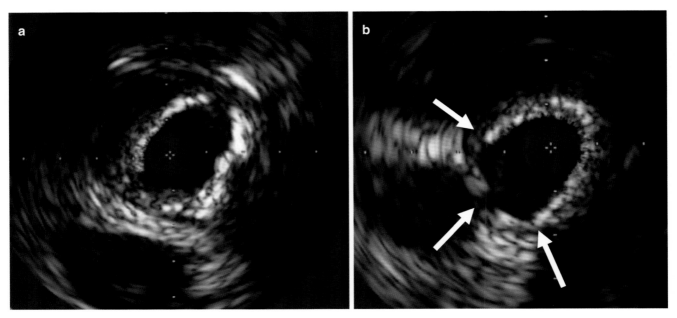

图6.1 稳定型心绞痛患者左前降支钙化病变的血管内超声图像。(a) 介入治疗前血管内超声显示250°弧的浅表钙化斑块。(b) Angio Scuplt Scout balloon® 行血管成形术后血管内超声显示管腔增益和浅表钙化的小裂纹（箭头）

6.5　分叉病变

分叉病变PCI治疗占总体PCI治疗的10%～15%。分叉病变在PCI治疗过程可能因为斑块移位或夹层导致边支受损等改变，从而需要临时调整介入治疗方案。因此，充分准确了解分叉病变的解剖特征有助于明确支架大小和介入治疗策略。IVUS最重要的作用是当术者决定采用双支架近端优化技术时，其能准确地测量主支血管和分支（SB）的参考血管直径。

此外，IVUS可以同时检测主支和分支血管开口的斑块分布。一项研究表明，PCI术后在分支血管开口存在斑块和无斑块的病变分支闭塞发生率分别为35%和8.2%[27]。因此，当IVUS显示分支开口存在斑块时应在PCI术前用导丝保护侧支，但是尚无可靠的IVUS结果能准确预测交叉支架置入术后分支功能受累情况。

关于复杂分叉病变的IVUS研究中（其中接近90%的病例为Medina分型1，1，1），IVUS引导PCI治疗组的支架置入数显著减少，此外IVUS引导PCI治疗组的靶病变血运重建也显著减少（6% vs. 21%，$P = 0.001$）[28]。因此，IVUS降低靶病变血运重建的作用更重要，原因之一可能是IVUS引导PCI治疗组的支架数显著减少。因此，分叉病变中应该积极应用IVUS引导PCI治疗。

6.6　易损斑块

为了在破裂之前识别出容易形成血栓或发生栓塞的易损斑块，目前正在开发基于导管的血管内成像模式，以达到冠状动脉病变的可视化。大量研究显示存在薄纤维帽（<65 µm）、富含脂质的坏死核心（>40%病变范围）和纤维帽中大量巨噬细胞浸润3种独特的组织病理学特征是动脉粥样斑块易损性增加的关键标志[29]。

在PCI治疗的早期，许多冠状动脉造影的特征性表现可被用于预测术中及术后发生无血流或CK-MB升高（表6.5）。之后为了观察这些变化，大多数基于导管的成像方式应用了具有综合组织学表征技术的IVUS和OCT强化易损斑块的特征。

一些研究已应用IVUS评估斑块易损性的形态学预测因素，由灰阶IVUS确定的最为一致的特征是存在大的斑块负荷、衰减斑块、钙化结节、管腔内致密影（提示血栓）、脂质池样成像和正性血管重构。

衰减斑块定义为参考血管外膜的低回声或等回声的非钙化斑块后无回声信号（图6.2）。根据定义，回声衰减斑块排除了高回声钙化病变后的衰减现象（或更准确地说是声影）。重度动脉粥样硬化伴钙化或血栓也许是不稳定斑块回声衰减现象的机制。特别是大的灰阶IVUS衰减斑块是支架置入术中发生心肌坏死的预测因素，还包括声影起始部更靠近

表6.5 PCI术中无复流或术后CK-MB升高的预测因素

血管造影特点

闭塞处近端血栓负荷重（＞5 mm）

存在活动性血栓

阻塞处远端存在造影剂染色滞留

梗死相关血管参考管腔直径＞4 mm

IVUS图像灰度特征

大斑块负荷占斑块负荷的70％以上

回声衰减斑块

钙化结节

突入腔内斑块

软斑块，尤其呈脂质池样显像

正性重构

IVUS虚拟组织学成像

巨大的脂质坏死核

薄纤维帽

斑块负荷>40％

坏死核占斑块面积10％以上

至少3帧可见坏死核与管腔连续

坏死核弧度＞36°

光谱学

Max LCBI 4 mm节段>500

注：PCI，经皮冠状动脉介入；IVUS，血管内超声；CK-MB，肌酸激酶同工酶

管腔而非外膜[30-32]、虚拟组织学IVUS成像（VH-IVUS）显示大的坏死核心、薄帽状纤维粥样斑块（TCFA）[33]、使用近红外光谱技术（NIRS）检测到大面积富含脂质斑块[34-36]（图6.3）和斑块破裂的存在[37]。

在急性冠脉综合征患者中，2％～7％可以观察到钙化结节。钙化结节的IVUS特征为：① 管腔表面的凸面形状（钙化结节和非钙化结节的出现率分别为94.1％和9.7％）；② 钙化侧管腔的凸面形状（钙化结节和非钙化结节的出现率分别为100％和16.0％）；③ 不规则的管腔表面（分别为64.7％和11.6％）；④ 不规则的钙化边缘（分别为88.2％和19.0％）[38]（图6.4）。钙化结节，特别是靠近斑块血管腔一侧的钙化结节，可以突破纤维帽，导致血栓形成和急性冠脉综合征。

然而，这些危险斑块的灰阶IVUS研究存在回顾性或横断面设计及样本量小等局限性，因此其前瞻性效用（由易损斑块引起未来事件的风险）和临床效用［对临床医师决策和（或）患者预后的影响］均未通过前瞻性研究验证[39]，并且没有提供罪犯病变形成过程的相关信息。

能提供更多信息丰富彩色编码组织特征的表象技术已被证明是TCFA显像的有用工具。其中VH-IVUS成像将斑块成分与人体冠状动脉粥样斑块切片标本关联。然而，由于轴向分辨率仅为200 μm，VH-IVUS识别TCFA的能力有限，为了克服这一局限性，将VH-IVUS定义为与血管腔直接接触的至少3个图像切片的局灶性坏死核心（占斑块总面积的10％），坏死核心占>36°的管腔弧度，并且占粥样斑

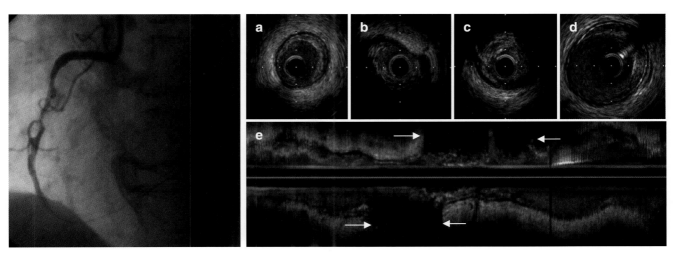

图6.2 一例75岁女性ST段抬高型心肌梗死患者。介入治疗前血管内超声显示罪犯病变的两个横断面（b和c）和纵向（e）均存在衰减斑块（白色箭头），但在病变血管近段（d）和远段（a）均未见回声衰减现象。支架置入后发生无复流现象

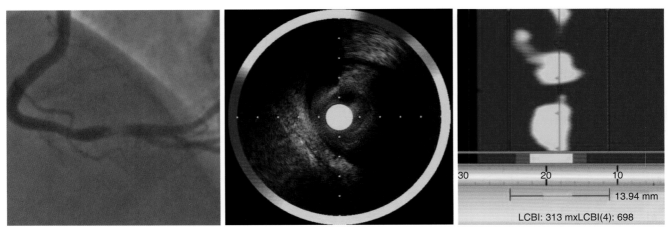

图6.3 急性冠脉综合征患者右冠状动脉远端罪犯病变血管内超声显示衰减斑块（不伴钙化的异常回声衰减）。近红外光谱显示最大LCBI 4 mm值达698

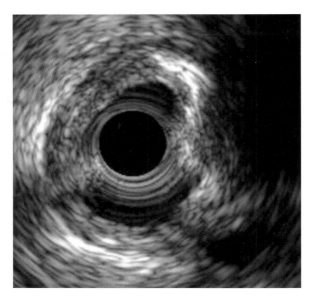

图6.4 典型钙化结节的血管内超声表现。① 管腔表面的凸面形状；② 钙化侧管腔的凸面形状；③ 不规则的管腔表面；④ 不规则的钙化边缘

块体积百分比为40%（图6.5）。

如果发现此类病变，建议PCI治疗前进行血栓抽吸或准备远端保护装置。另外，有时术者在急性冠脉综合征介入过程中可能会遇到多个无严重狭窄的临界血管造影病变。尽管不及OCT，但IVUS和组织表征技术在定位斑块破裂或TCFA的罪犯病变过程中仍可以发挥重要作用[41]。

目前，只有VH-IVUS显示可预测未来的非犯罪事件。在PROSPECT研究中，3年非罪犯事件的预测因素包括VH-TCFA、IVUS MLA<4.0 mm² 和IVUS斑块负荷>70%[42]。易损动脉粥样硬化的虚拟组织学成像研究（VIVA）和动脉粥样硬化与血管壁重塑

欧洲协作项目-血管内超声研究（ATHEROREMO-IVUS）同样支持上述结论，尤其是大量斑块负荷的重要性[37]。

PROSPECT Ⅱ研究是一项正在进行的整体前瞻性观察性研究，使用IVUS和近红外光谱（NIRS）等多模式成像检测了不稳定型冠状动脉粥样硬化的自然病程，为了识别易发生破裂和临床事件的斑块，将斑块负荷（PB）>70%作为界定易损斑块的主要截断值。目前尚无法预测哪些斑块有高并发症风险而需要预防性治疗，PROSPECT-Ⅱ研究中的一个随机化子项目正试图解决这个问题。

6.7 支架失败

PCI术后症状复发或缺血由支架内再狭窄、初次血运重建不完全或疾病进展导致。无论是金属裸支架（BMS）还是DES，早期支架内血栓形成或支架内再狭窄（ISR）的IVUS预测因素有支架膨胀不全和血流异常的病变（如夹层、显著的斑块负荷和边缘狭窄），但不包括支架膨胀良好时急性支架贴壁不良[37]。支架膨胀不全是指支架的大小，而贴壁不良是指支架与血管壁接触情况。

为了阐明和纠正潜在的机械因素冠状动脉内成像技术同样可应用于支架内再狭窄或血栓形成等支架治疗失败的患者（图6.6）。

6.8 再狭窄与新生动脉粥样硬化

如果可能，在置入支架后重复使用高压非顺应

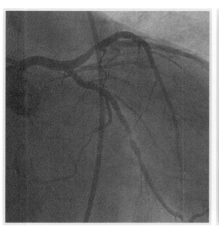
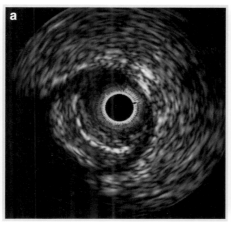
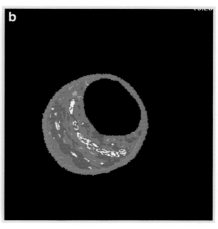

图6.5　急性冠脉综合征患者回旋支罪犯病变的虚拟组织学和血管内超声（IVUS）表现。(a) 灰阶IVUS显示76%斑块负荷主要是包含质池成像的软斑块；(b) 虚拟组织学显示了VT-TFCA的典型表现（49%坏死区与管腔接触）

性球囊扩张可纠正膨胀不充分的支架。

　　支架膨胀不全的IVUS标准取决于病变的位置或参考血管的大小。

　　如果技术上可行，对于支架膨胀不全相关的再狭窄患者，使用高压球囊反复扩张纠正潜在的、支架相关的、易发生的、机械性相关的血运重建和再次行PCI治疗（表6.6）。

　　最近研究显示，1/3的金属裸支架（BMS）内再狭窄患者临床表现为急性冠脉综合征，并且临床预后不佳。此外，DES的临床和组织学研究证实了长期随访患者存在持续内膜增生，这一现象被定义为"晚期追赶"。

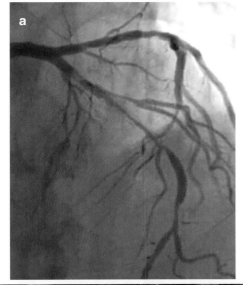
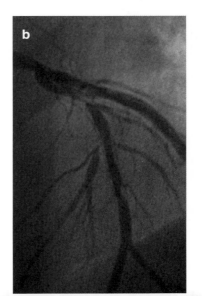
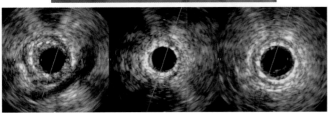
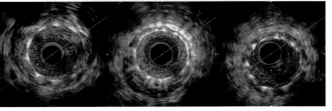

图6.6　血管内超声评估支架内再狭窄。(a) 该例为LADm原PICO涂层支架（直径3 mm）发生支架内弥漫性再狭窄，血管内超声测得支架内最小面积为2.42 mm²，为典型的支架膨胀不全表现；(b) 该例为LADm原Endeavor支架（直径3 mm）发生支架内再狭窄，血管内超声测得支架内最小面积为5.83 mm²，增生面积3.84 mm²（狭窄程度达65.9%），为典型的内膜增生表现

表6.6　支架膨胀不全和新生动脉粥样硬化的IVUS标准

支架膨胀不全的IVUS最小支架面积标准
左主干及分叉处
左主干开口和中段 <8 mm²
左主干远段 <7 mm²
前降支开口 <6 mm²
回旋支开口 <5 mm²
一般 <5.0 ～ 5.5 mm²
小血管病变
<近端和远端参考血管面积的80%
管腔
<远端参考管腔面积的90%
VH-IVUS和NIRS结果提示新生动脉粥样硬化
maxLCBI 4 mm预测OCT-TCFA的截断值 >144

注：IVUS，血管内超声；LMCA，左冠状动脉主干；LAD，前降支；LCX，左回旋支；VH-IVUS，虚拟组织学血管内超声；OCT-TCNA，光学相干断层扫描显示的薄纤维帽新生动脉粥样斑块

　　支架内新生动脉粥样硬化是BMS和DES晚期支架失败的重要基础，特别在进展期。鉴于DES的快速发展，早期检测到新生动脉粥样硬化可能有助于改善DES置入患者的长期预后[45]。

　　灰阶IVUS不能区分新生动脉粥样硬化和新生内膜增生。有几篇报道试图利用IVUS区分新内膜组织，但由于金属支架的信号干扰，IVUS难以确定新生内膜组织或对其进行分类。一篇病例报告描述了BMS置入8年后钙化新生内膜的灰阶IVUS表现[46]，其他报告显示了再狭窄支架内的斑块破裂和活瓣样夹层[47, 48]。

　　此外，最近研究报道VH-IVUS识别不稳定型新生内膜增生与自身动脉的TCFA相似。

　　应用VH-IVUS技术对117例血管造影显示支架内再狭窄和内膜增生（IH）>管腔面积50%的病变（其中DES和BMS分别为70例和47例）支架新生内膜再狭窄的组织学特征进行检测。两组中内膜增生最严重和坏死核心最大的病变处均可观察到更大比例的坏死核心和致密钙化，特别是置入支架时间较长的患者。VH-IVUS技术分析显示，经BMS和DES治疗的病变发生支架内坏死核心和致密钙化，提示支架内新生动脉粥样硬化[49]（图6.7）。

　　最近研究显示，NIRS检测发现OCT观察到的

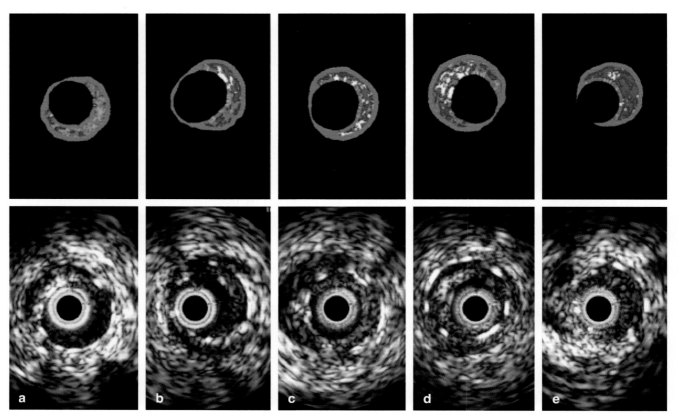

图6.7　虚拟组织学血管内超声显示最显著部位新生内膜增生的成分。紫杉醇洗脱支架置入治疗6个月（a，坏死核心10%、致密钙化灶2%）、9个月（b，坏死核心28%、致密钙化8%）、22个月（c，坏死核心39%、致密钙化20%），和金属裸支架后48个月（d，坏死核心40%、致密钙化25%）、57个月（e，坏死核心57%、致密钙化15%）（Kang et al. Am J Cardiol 2010; 106: 1561-1565）

薄纤维帽新生动脉粥样硬化（TCNA，覆盖脂质核的薄纤维帽＜65 μm）发生破裂和晚期支架失败的风险增加。该研究比较了39例发生支架内再狭窄的DES NIRS检测到的LCBI值和OCT显示的新生动脉粥样硬化病变纤维帽厚度，其中22例（49%）支架内新生内膜被NIRS和OCT均鉴定为富含脂质病变，说明OCT和NIRS在确定支架内新生内膜的脂质方面有很好的一致性。OCT显示12个（23%）支架存在TCNA，OCT测量支架内动脉粥样硬化斑块的最小纤维帽厚度与最大LCBI 4 mm（最大LCBI/4 mm）有关（$r = -0.77$，$P<0.01$）。此外，最大LCBI 4mm能够准确预测TCNA，截断值为>144。NIRS与支架置入后血管内脂质的OCT表现有关并且能够预测薄纤维帽新动脉粥样硬化的发生[50]（图6.8）。

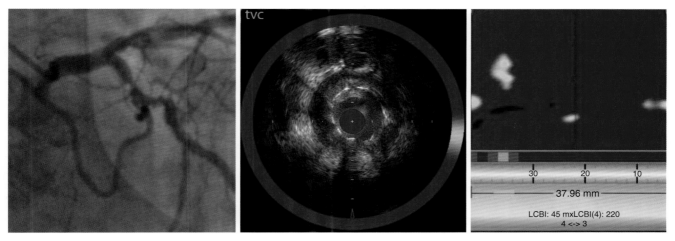

图6.8　回旋支支架内再狭窄血管内超声显示中度的内膜增生和支架断裂。近红外光谱显示最大LCBI 4 mm值为220，表明存在薄纤维帽新生动脉粥样硬化

（何晓全　姚道阔　译）

参考文献

1. Levine GN, Bates ER, Blankenship JC, Bailey SR, Bittl JA, Cercek B, Chambers CE, Ellis SG, Guyton RA, Hollenberg SM, Khot UN, Lange RA, Mauri L, Mehran R, Moussa ID, Mukherjee D, Nallamothu BK, Ting HH, American College of Cardiology Foundation, American Heart Association Task Force on Practice Guidelines, Society for Cardiovascular Angiography and Interventions. 2011 ACCF/AHA/SCAI guideline for percutaneous coronary intervention. A report of the American College of Cardiology Foundation/American Heart Association Task Force on Practice Guidelines and the Society for Cardiovascular Angiography and Interventions. J Am Coll Cardiol. 2011; 58: 44−122.

2. Authors/Task Force Members, Windecker S, Kolh P, Alfonso F, Collet JP, Cremer J, Falk V, Filippatos G, Hamm C, Head SJ, Juni P, Kappetein AP, Kastrati A, Knuuti J, Landmesser U, Laufer G, Neumann FJ, Richter DJ, Schauerte P, Sousa Uva M, Stefanini GG, Taggart DP, Torracca L, Valgimigli M, Wijns W, Witkowski A. 2014 ESC/EACTS guidelines on myocardial revascularization: the Task Force on Myocardial Revascularization of the European Society of Cardiology (ESC) and the European Association for Cardio-Thoracic Surgery (EACTS) Developed with the special contribution of the European Association of Percutaneous Cardiovascular Interventions (EAPCI). Eur Heart J. 2014; 35: 2541−619.

3. Pijls NH, Sels JW. Functional measurement of coronary stenosis. J Am Coll Cardiol. 2012; 59: 1045−57.

4. Takagi A, Tsurumi Y, Ishii Y, et al. Clinical potential of intravascular ultrasound for physiological assessment of coronary stenosis: relationship between quantitative ultrasound tomography and pressure-derived fractional flow reserve. Circulation. 1999; 100: 250−5.

5. Briguori C, Anzuini A, Airoldi F, et al. Intravascular ultrasound criteria for the assessment of the functional significance of intermediate coronary artery stenoses and comparison with fractional flow reserve. Am J Cardiol. 2001; 87: 136−41.

6. Lee CH, Tai BC, Soon CY, et al. New set of intravascular ultrasound-derived anatomic criteria for defining functionally significant stenoses in small coronary arteries (results from intravascular ultrasound diagnostic evaluation of atherosclerosis in Singapore [IDEAS] study). Am J Cardiol. 2010; 105: 1378−84.

7. Kang SJ, Lee JY, Ahn JM, et al. Validation of intravascular ultrasound-derived parameters with fractional flow reserve for assessment of coronary stenosis severity. Circ Cardiovasc Interv. 2011; 4: 65−71.

8. Kang SJ, Ahn JM, Song H, et al. Usefulness of minimal luminal coronary area determined by intravascular ultrasound to predict functional significance in stable and unstable angina pectoris. Am J Cardiol. 2012; 109: 947−53.

9. Ben-Dor I, Torguson R, Gaglia MA Jr, et al. Correlation between fractional flow reserve and intravascular ultrasound lumen area in intermediate coronary artery stenosis. Euro Intervention. 2011; 7: 225−33.

10. Ben-Dor I, Torguson R, Deksissa T, et al. Intravascular ultrasound lumen area parameters for assessment of physiological ischemia by fractional flow reserve in intermediate coronary artery stenosis. Cardiovasc Revasc Med. 2012; 13: 177−82.

11. Koo BK, Yang HM, Doh JH, et al. Optimal intravascular ultrasound criteria and their accuracy for defining the functional significance of intermediate coronary stenoses of different locations. J Am Coll Cardiol Intv. 2011; 4: 803−11.

12. Waksman R, Legutko J, Singh J, et al. FIRST: fractional flow reserve and intravascular ultrasound relationship study. J Am Coll Cardiol. 2013; 61: 917−23.

13. Stone GW. VERDICT/FIRST: prospective, multicenter study examining the correlation between IVUS and FFR parameters in intermediate lesions. Available at https://www.tctmd.com/slide/verdictfirst-prospective-multicenter-study-examining-correlation-between-ivus-and-ffr. 2013.

14. Kang SJ, Ahn JM, Han S, et al. Sex differences in the visual-functional mismatch between coronary angiography or intravascular ultrasound versus fractional flow reserve. J Am Coll Cardiol Intv. 2013; 6: 562−8.

15. Abizaid A, Mintz GS, Pichard AD, Kent KM, Satler LF, Walsh CL, Popma JJ, Leon MB. Clinical, intravascular ultrasound, and quantitative angiographic determinants of the coronary flow reserve before and after percutaneous transluminal coronary angioplasty. Am J Cardiol. 1998; 82: 423−8.

16. Nishioka T, Amanullah AM, Luo H, Berglund H, Kim CJ, et al. Clinical validation of intravascular ultrasound imaging for assessment of coronary stenosis severity: comparison with stress myocardial perfusion imaging. J Am Coll Cardiol. 1999; 33: 1870−8.

17. Abizaid AS, Mintz GS, Mehran R, Abizaid A, Lansky AJ, et al. Long-term follow-up after percutaneous transluminal coronary angioplasty was not performed based on intravascular ultrasound findings: importance of lumen dimensions. Circulation. 1999; 100: 256−61.

18. Lotfi A, Jeremias A, Fearon WF, Feldman MD, Mehran R, Messenger JC, Grines CL, Dean LS, Kern MJ, Klein LW, Society of Cardiovascular Angiography and Interventions. Expert consensus statement on the use of fractional flow reserve, intravascular ultrasound, and optical coherence tomography: a consensus statement of the Society of Cardiovascular Angiography and Interventions. Catheter Cardiovasc Interv. 2014; 83(4): 509−18.

19. Sano K, Mintz GS, Carlier SG, de Ribamar Costa J Jr, Qian J, Missel E, Shan S, Franklin-Bond T, Boland P, Weisz G, Moussa I, Dangas GD, Mehran R, Lansky AJ, Kreps EM, Collins MB, Stone GW, Leon MB, Moses JW. Assessing intermediate left main coronary lesions using intravascular ultrasound. Am Heart J. 2007; 154: 983−8.

20. Jasti V, Ivan E, Yalamanchili V, Wongpraparut N, Leesar MA. Correlations between fractional flow reserve and intravascular ultrasound in patients with an ambiguous left main coronary artery stenosis. Circulation. 2004; 110: 2831−6.

21. de la Torre Hernandez JM, Hernandez Hernandez F, Alfonso F, Rumoroso JR, Lopez-Palop R, et al. Prospective application of pre-defined intravascular ultrasound criteria for assessment of intermediate left main coronary artery lesions results from the multicenter LITRO study. J Am Coll Cardiol. 2011; 58: 351−8.

22. Park SJ, Ahn JM, Kang SJ, et al. Intravascular ultrasound-derived minimal lumen area criteria for functionally significant left main coronary artery stenosis. JACC Cardiovasc Interv. 2014; 7: 868−74.

23. Kang SJ, Lee JY, Ahn JM, Song HG, Kim WJ, et al. Intravascular ultrasound-derived predictors for fractional flow reserve in intermediate left main disease. JACC Cardiovasc Interv. 2011; 4: 1168−74.

24. Mintz GS, Popma JJ, Pichard AD, Kent KM, Satler LF, Chuang YC, Ditrano CJ, Leon MB. Patterns of calcification in coronary artery disease. A statistical analysis of intravascular ultrasound and coronary angiography in 1155 lesions. Circulation. 1995; 91: 1959−65.

25. Généreux P, Madhavan MV, Mintz GS, Maehara A, Palmerini T, Lasalle L, Xu K, McAndrew T, Kirtane A, Lansky AJ, Brener SJ, Mehran R, Stone GW. Ischemic outcomes after coronary intervention of calcified vessels in acute coronary syndromes. Pooled analysis from the HORIZONSAMI (harmonizing outcomes with revascularization and stents in acute myocardial infarction) and ACUITY (acute catheterization and urgent intervention triage strategy) TRIALS. J Am Coll Cardiol. 2014; 63: 1845−54.

26. Mintz GS. Intravascular imaging of coronary calcification and its clinical implications. JACC Cardiovasc Imaging. 2015; 8: 461−7.

27. Furukawa E, Hibi K, Kosuge M, et al. Intravascular ultrasound predictors of side branch occlusion in bifurcation lesions after percutaneous coronary intervention. Circ J. 2005; 69: 325−30.

28. Patel Y, Depta JP, Novak E, et al. Long-term outcomes with use of intravascular ultrasound for the treatment of coronary bifurcation lesions. Am J Cardiol. 2012; 109: 960−5.

29. Virmani R, Burke AP, Farb A, Kolodgie FD. Pathology of the vulnerable plaque. J Am Coll Cardiol. 2006; 47: 13−8.

30. Lee SY, Mintz GS, Kim SY, et al. Attenuated plaque detected by intravascular ultrasound: clinical, angiographic, and morphologic features and postpercutaneous coronary intervention complications in patients with acute coronary syndromes. J Am Coll Cardiol Intv. 2009; 2: 65−72.

31. Wu X, Mintz GS, Xu K, et al. The relationship between attenuated plaque identified by intravascular ultrasound and no-reflow after stenting in acute myocardial infarction: the HORIZONS-AMI (harmonizing outcomes with revascularization and stents in acute myocardial infarction) trial. J Am Coll Cardiol Intv. 2011; 4: 495−502.

32. Shiono Y, Kubo T, Tanaka A, et al. Impact of attenuated plaque as detected by intravascular ultrasound on the occurrence of microvascular obstruction after percutaneous coronary intervention in patients with ST-segment elevation myocardial infarction. J Am Coll Cardiol Intv. 2013; 6: 847−53.

33. Claessen BE, Maehara A, Fahy M, Xu K, Stone GW, Mintz GS. Plaque composition by intravascular ultrasound and distal embolization after percutaneous coronary intervention. J Am Coll Cardiol Img. 2012; 5: S111−8.

34. Goldstein JA, Maini B, Dixon SR, et al. Detection of lipid-core plaques by intracoronary near-infrared spectroscopy identifies high risk of periprocedural myocardial infarction. Circ Cardiovasc Interv. 2011; 4: 429−37.

35. Raghunathan D, Abdel-Karim AR, Papayannis AC, et al. Relation between the presence and extent of coronary lipid core plaques detected by near-infrared spectroscopy with postpercutaneous coronary intervention myocardial infarction. Am J Cardiol. 2011; 107: 1613−8.

36. Brilakis ES, Abdel-Karim AR, Papayannis AC, et al. Embolic protection device utilization during stenting of native coronary artery lesions with large lipid core plaques as detected by nearinfrared spectroscopy. Catheter Cardiovasc Interv. 2012; 80: 1157−62.

37. Mintz GS. Clinical utility of intravascular imaging and physiology in coronary artery disease. J Am Coll Cardiol. 2014; 64: 207−22.

38. Lee JB, Mintz GS, Lisauskas JB, et al. Histopathologic validation of the intravascular ultrasound diagnosis of calcified coronary artery nodules. Am J Cardiol. 2011; 108: 1547−51.

39. Alsheikh-Ali AA, Kitsios GD, Balk EM, Lau J, Ip S. The vulnerable atherosclerotic plaque: scope of the literature. Ann Intern Med. 2010; 153: 387−95.

40. Rodriguez-Granillo GA, Garcia-Garcia HM, McFadden EP, Valgimigli M, Aoki J, de Feyter P, Serruys PW. In vivo intravascular ultrasound-derived thin-cap fibroatheroma detection using ultrasound radiofrequency data analysis. J Am Coll Cardiol. 2005; 46: 2038−42.

41. Wu X, Maehara A, Mintz GS, et al. Virtual histology intravascular ultrasound analysis of non-culprit attenuated plaques detected by grayscale intravascular ultrasound in patients with acute coronary syndromes. Am J Cardiol. 2010; 105: 48−53.

42. Stone GW, Maehara A, Lansky AJ, et al. A prospective natural-history study of coronary atherosclerosis. N Engl J Med. 2011; 364: 226−35.

43. Calvert PA, Obaid DR, O'Sullivan M, et al. Association between IVUS findings and adverse outcomes in patients with coronary artery disease: the VIVA (VH-IVUS in vulnerable atherosclerosis) study. JACC Cardiovasc Imaging. 2011; 4: 894−901.

44. Cheng JM, Garcia-Garcia HM, de Boer SP, et al. In vivo detection of high-risk coronary plaques by radiofrequency intravascular ultrasound and cardiovascular outcome: results of the ATHEROREMO-IVUS study. Eur Heart J. 2014; 35: 639−47.

45. Park SJ, Kang SJ, Virmani R, Nakano M, Ueda Y. In-stent neoatherosclerosis: a final common pathway of late stent failure. J Am Coll Cardiol. 2012; 59: 2051−7.

46. Appleby CE, Bui S, Dzavı'k V. A calcified neointima- "stent" within a stent. J Invasive Cardiol. 2009; 21: 141−3.

47. Fineschi M, Carrera A, Gori T. Atheromatous degeneration of the neointima in a bare metal stent: intravascular ultrasound evidence. J Cardiovasc Med. 2009; 10: 572−3.

48. Hoole SP, Starovoytov A, Hamburger JN. In-stent restenotic lesions can rupture: a case against plaque sealing. Catheter Cardiovasc Interv. 2010; 77: 841−2.

49. Kang SJ, Mintz GS, Park DW, Lee SW, Kim YH, Lee CW, Han KH, Kim JJ, Park SW, Park SJ. Tissue characterization of in-stent neointima using intravascular ultrasound radiofrequency data analysis. Am J Cardiol. 2010; 106: 1561−5.

50. Roleder T, Karimi Galougahi K, Chin CY, Bhatti NK, Brilakis E, Nazif TM, Kirtane AJ, Karmpaliotis D, Wojakowski W, Leon MB, Mintz GS, Maehara A, Stone GW, Ali ZA. Utility of near-infrared spectroscopy for detection of thin-cap neoatherosclerosis. Eur Heart J Cardiovasc Imaging. 2017; 18: 663. doi: 10.1093/ehjci/jew198.

7 血管内超声：支架置入术后评估

Yun-Kyeong Cho and Seung-Ho Hur

7.1 前言

尽管冠状动脉造影可以显示置入支架后冠状动脉粥样硬化病变处管腔狭窄得以改善，但这只是通过造影剂提供间接的信息，因为我们在支架置入及邻近部位看到的是血管腔轮廓的投照影像。血管内超声（IVUS）能显示与组织学图像一致的血管壁横断面解剖图像，从而提供更多的关于冠状动脉粥样硬化斑块的定性和定量信息。另一方面，支架支柱由于超声波的强反射，会显示为横断面和纵切面的局部高回声，所以IVUS可以提供支架扩张情况、支架内管腔状况及邻近参考血管节段的斑块特征等详细信息[1]。虽然在目前应用药物洗脱支架的时代是否常规应用IVUS还存在争议，但是已有研究证实支架置入后立即进行IVUS评估优化支架置入有临床获益，尤其是复杂PCI[2, 3]。本章介绍在支架置入后IVUS的重要发现及其临床相关性。

7.2 IVUS评价支架的对称性和偏心性

对称指数（SI）定义为支架最小面积与支架最大面积的比值（图7.1）[4]。非对称指数（AI）也可用于评价支架的对称性：（1−支架最小面积/支架最大面积）[5]。因为支架最大和最小面积是对整个支架内情况的评估，所以各面积要从支架内不同的横截面获得。支架AI值大于0.3（相应的SI值小于0.7，MUSIC研究），而这种非对称性与不良临床事件相关[6]。

偏心指数（EI）通过支架内最小直径/支架内最大直径计算，反映了横截面的圆形度。所以这两个数值在同一横截面获得，并逐一横截面求比后获得平均值。EI值≥0.7定义为支架向心，<0.7定义为偏心[7, 8]。药物洗脱支架的偏心性目前被认为是支架内再狭窄的原因之一，因为这很可能会引起支架上的药物不均匀地释放到血管壁[9]。但是之后的研究显示药物洗脱支架的偏心性与患者预后无关，因为药物洗脱支架有很强抑制内皮增生的作用[8, 10]。

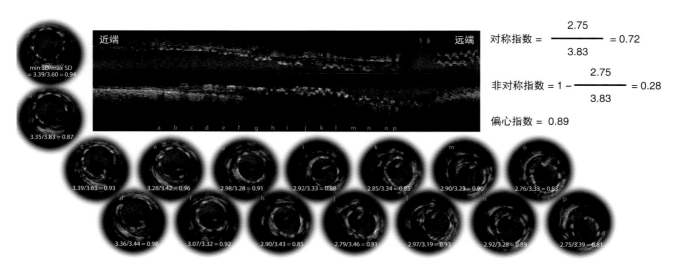

图7.1　一例典型的显示支架对称性和偏心性的超声影像，图中列出了整个支架每隔1 mm的支架最小直径和最大直径。支架（Xinence alpine，3.5 mm×15 mm）表现出很好的对称性和向心性扩张

7.3 测量最小支架面积

为保证远期通畅率，金属裸支架的最小支架面积（MSA）应为 $6.4 \sim 6.5$ mm²[11, 12]，药物洗脱支架的 MSA 为 $5.0 \sim 5.7$ mm²（图 7.2）[13-15]。左冠状动脉主干病变，无保护左主干的血管重建：药物洗脱支架与冠脉搭桥比较研究（MAIN-COMPARE）显示合适的 MSA 为 8.7 mm²[2]。考虑到左主干冠状动脉分叉的 4 个部位，预示介入术后再狭窄的 MSA 分别为 5.0 mm²（回旋支开口）、6.3 mm²（前降支开口）、7.2 mm²（POC，左主干末端分叉处）、8.2 mm²（左主干近段，POC 以上）（图 7.3）[16]。

7.4 评价支架扩张情况（扩张充分与膨胀不全）

在 BMS 时代，冠状动脉超声支架多中心（MUSIC）研究定义扩张充分为 MSA 大于平均参考血管横截面（CSA）的 90% 或大于最小参考 CSA 的 100%，并且支架完全贴壁和向心性扩张[4]。常规超声能否支架扩张研究 CRUSE 研究显示 IVUS 引导下的 PCI 比造影有更好的支架扩张，可以显著降低靶血管再次血运重建（TVR）发生率，但死亡率和心肌梗死发生率没有明显差别[17]。与 BMS 应用时代相比，IVUS 引导 DES 置入的早期研究显示，在 TVR 及临床事件方面没有明显获益。血管造影与 IVUS 优化对比（AVIO）研究定义支架扩张充分为最小 CSA 在预期 CSA 的 70% 以上，并且用于后扩张的同等大小的球囊完全膨胀，但两者相比患者临床结局没有差异[18]。但是，还需注意应避免支架膨胀不全。一些研究证实支架膨胀不全是支架置入失败，如支架内再狭窄和支架内血栓形成的主要原因（表 7.1）[14, 19-21]。双重抗血小板联合药物洗脱支架治疗评估研究（ADAPT-DES 研究）显示应用 IVUS 引导可以通过优化支架置入后的扩张和贴壁，从而减少支架内血栓形成、心肌梗死及主要心血管不良事件的发生率[22]。图 7.4 为典型的支架膨胀不全和支架完全扩张 IVUS 图像。

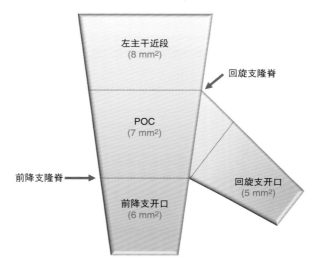

图 7.3 左主干冠状动脉分叉病变的最小支架面积（MSA）。左主干冠状动脉分叉处的 4 个部位的 MSA 最佳截断值为：回旋支开口 5.0 mm²、前降支开口 6.3 mm²、左主干末端分叉处（POC）7.2 mm²、左主干近段分叉之上 8.2 mm²

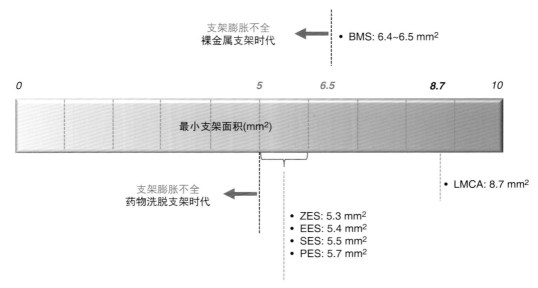

图 7.2 防止再狭窄和靶血管失败的最小支架面积（MSA），裸金属支架的 MSA 最佳截断值为 $6.4 \sim 6.5$ mm²，药物洗脱支架的 MSA 为 $5.0 \sim 5.7$ mm²，左冠状动脉主干（LMCA）为 8.7 mm²

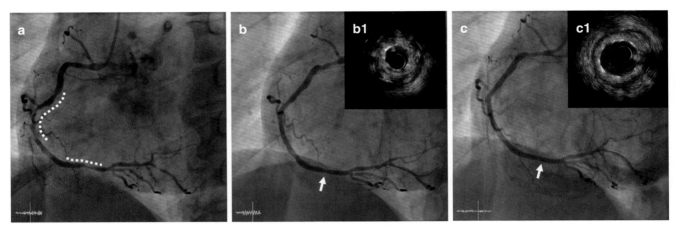

图7.4 一例支架膨胀不全和膨胀充分的典型血管内超声图像。53岁男性患者，因稳定型心绞痛入院，冠状动脉造影显示右冠状动脉中段和远段重度狭窄（圆点虚线部分），分别置入两个药物洗脱支架（右冠状动脉中段：Ultimaster 3.0 mm×33 mm；右冠状动脉远段：Ultimaster 2.75 mm×18 mm），复查造影显示右冠状动脉远段支架膨胀不全（b，箭头所示），血管内超声显示最小支架面积为 2.57 mm²（b1），使用非顺应性球囊后扩张后造影显示支架膨胀充分（c，箭头所示），IVUS检查最小支架面积为5.06 mm²（c1）

表7.1 支架膨胀不全是 DES 血栓形成和再狭窄的预测因素

研 究	支架类型	病变例数	最小支架面积
Fujii K, et al.[19]	西罗莫司洗脱支架（Cypher）	15（ST组）vs. 45（对照组）	(4.3±1.6) mm²（ST组）vs. (6.2±1.9) mm²（对照组）
Okabe T, et al.[20]	西罗莫司洗脱支架（Cypher）、紫杉醇洗脱支架（Taxus）	14（ST组）vs. 30（对照组）	(4.6±1.1) mm²（ST组）vs. (5.6±1.7) mm²（对照组）
Liu X, et al.[21]	西罗莫司洗脱支架（Cypher）、紫杉醇洗脱支架（Taxus）	20（ST组）vs. 50（ISR组）vs. 50（对照组）	(3.9±1.0) mm²（ST组）vs. (5.0±1.7) mm²（ISR组）vs. (6.0±1.6) mm²（对照组）
Hong MK, et al.[14]	西罗莫司洗脱支架（Cypher）	21（ISR组）vs. 522（对照组）	(5.1±1.5) mm²（ISR组）vs. (6.5±1.9) mm²（对照组）

注：DES，药物洗脱支架；ST，支架内血栓形成；ISR，支架内再狭窄

7.5 观察支架边缘夹层

支架边缘夹层是因斑块与血管壁平行撕裂，表现为支架边缘 < 5 mm 的假腔内可见血流。通过 IVUS 检查支架边缘分离的发生率为10%～20%，而其中40%的夹层造影不能发现[23-25]。应用 IVUS 将明显的支架边缘夹层定义为管腔面积 < 4 mm² 或夹层角度≥60°，而这与早期支架内血栓形成有关[26]。然而，支架边缘较小的无血流限制的夹层可能不增加临床事件的发生率，但对此还没有一致的最佳处理策略。图7.5是一例支架边缘夹层。

7.6 观察早期的支架贴壁不良

支架不完全贴壁（ISA）也称为支架贴壁不良，定义为至少一个支架支柱与无分支发出的血管壁处不接触，表现为支架支柱后可见血流影像，这可能在支架置入后立即发生，也可能在晚期出现。早期的 ISA 主要是因为支架置入时不合适。据研究早期 ISA 的发生率接近10%，但这与心血管事件的风险增加无关[27, 28]。

7.7 观察组织脱垂（斑块脱出和支架内血栓形成）

组织脱垂（TP）定义为IVUS发现的组织通过支架支柱结构向管腔突出（图7.6）[29, 30]。尽管血栓具有特征性的超声波表现，即不均匀的闪烁的组织回声[31]，但是由于IVUS分辨率有限，精确分辨动脉粥样硬化斑块和支架内血栓通常困难[32]。因此，

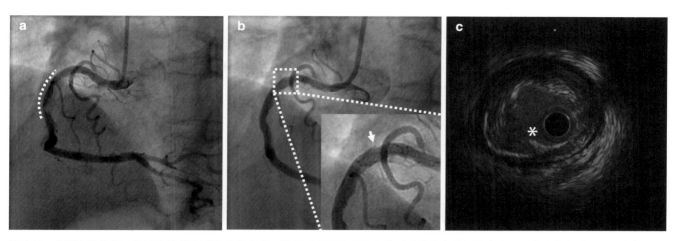

图7.5 支架边缘夹层。60岁女性稳定型心绞痛患者，造影示右冠状动脉中段严重的狭窄并钙化病变（圆点虚线部分，a），支架置入后冠状动脉造影显示支架近端轻度夹层（b），IVUS可见夹层内膜片（星号所示，c）

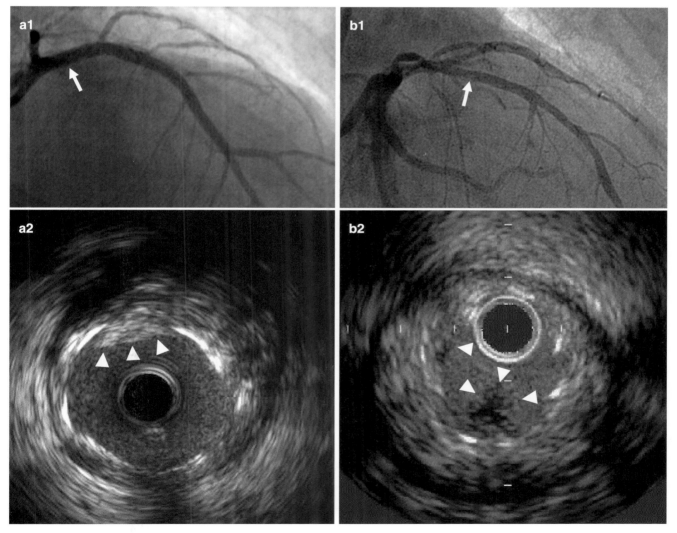

图7.6 组织脱垂支架典型病例。65岁男性患者，因ST段抬高型心肌梗死入院（a），药物洗脱支架（DES）置入后冠状动脉造影显示支架内无残余狭窄（a1，箭头所示），但IVUS发现支架内组织（斑块或血栓）脱出（a2，箭头所示）；55岁女性患者，因ST段抬高型心肌梗死入院（b），DES置入后造影显示支架内管腔轻度狭窄（b1，箭头所示），IVUS显示支架支柱间有组织（可能是血栓）向管腔脱出（b2，箭头所示）

TP就包括了组织和（或）血栓向支架内脱出。其他几项研究因纳入患者不同TP发生率也不尽相同，为20%～73%（表7.2）[29, 30, 32-36]。实际上，TP好发于急性冠脉综合征的患者，尤其是ST段抬高型心肌梗死的患者，这是因为与稳定型冠心病患者比较，前者有更高的血栓负荷和易损斑块概率[32, 35]，也好发于置入长支架的患者，这可能与支架释放时压力分布不均有关[30, 34]。其他的TP预测因素还有参考管腔面积过大、斑块负荷高、斑块破裂、斑块缩小、血管正性重塑，以及IVUS显示的组织学上纤维帽薄斑块[30, 32]。TP对临床的影响还存在争议，较早的研究显示支架置入术后TP可能会增加支架内血栓形成的风险[26, 37]。但是其他的一些研究未能显示两者有关[29, 32, 38]。

表7.2　支架置入后组织脱垂

文献	病例数 / 病变数	组织脱垂比例	ACS 比例（STEMI 比例）	心肌酶升高	围术期心梗发生率	支架内血栓形成率	临床结局（TP 与无 TP 比较）
Sohn J, et al.[29]	38/40	45%	65.8%（18.4%）	是	5.3%	0%	2年MACE：无差异
Choi SY, et al.[26]（HORIZON-AMIIVUS亚组研究）	401/401	73.6%	100%（100%）	否	NA	早期：3.4%	1年的临床事件：无差异
Hong YJ, et al.[37]	418/418	34%	100%（37.1%）	是	NA	急性：3.5% 亚急性：4.2%	1年的心脏死亡、心肌梗死、TVR：无差异
Maehara A, et al.[48]	286/286	27.3%	39.1%（0%）	否	NA	NA	NA
Qiu F, et al.[32]（ADAPT-DES）	2 072/2 446	34.3%	58.5%（17.9%）	是	1.8%	0.6%	2年心脏死亡、心肌梗死、ST：无差异
Shimohama T, et al.[36]	183/199	19.1%	12.7%（NA）	否	NA	NA	9个月TLR：3.3%

注：TP，组织脱垂；ACS，急性冠脉综合征；STEMI，ST段抬高型心肌梗死；MACE，主要心脏不良事件；TVR，靶血管重建；ST，支架内血栓形成；TLR，靶病变重建；NA，无此值

尽管一些研究显示支架置入后TP患者有更明显的心肌酶升高，但这与支架内血栓或围术前的心肌梗死无关[30, 32]。ADAPT-DES研究的IVUS亚组分析报道了支架置入术TP患者2年的随访结果，显示TP或非TP患者的主要心血管事件无明显差异。有趣的是，TP患者2年内临床驱动的靶病变血管重建率减少（1.9% vs. 4.0%，$P = 0.008$），这可能与支架术MSA增大有关[32]。总体而言，TP可能对早期而非晚期的临床事件有影响，尽管其临床意义还不确定。

7.8　评估支架对病变完全覆盖

IVUS可以评估冠状动脉病变部位粥样硬化斑块的面积，由此决定支架置入的参考节段。根据IVUS，参考节段定义为病变邻近的血管横截面上斑块负荷 < 40%的部位[39]。早期关于IVUS的研究证明，造影显示正常的节段，也就是参考节段，IVUS发现横截面影像也有30%～50%斑块负荷[40]。几项研究显示参考血管节段横截面斑块负荷 > 50%可能会增加药物洗脱支架置入后的靶血管血运重建或再狭窄的发生率（图7.7，表7.3）[41-43]。目前也有研究显示距支架近端1 mm内横截面斑块负荷54.7%以上是依维莫司支架置入后支架边缘再狭窄的预测因素[43]。所以，在支架置入过程中或置入后应用IVUS评估斑块体积和判定支架的置入部位，可以评估术后的临床结局。

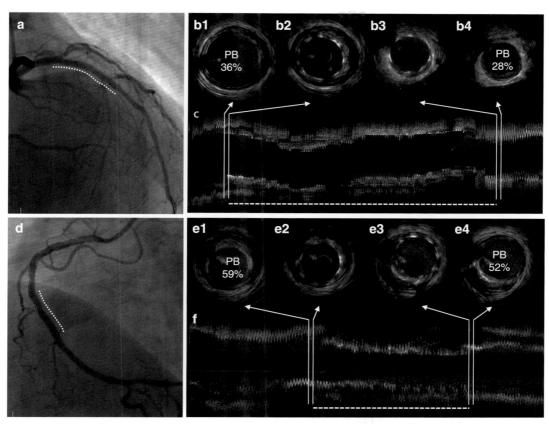

图7.7　支架置入后血管内超声（IVUS）检查发现的药物洗脱支架（DES）置入位置合适的（a～c）和不合适（d～f）的两例典型病例。49岁男性患者（a），因急性心肌梗死行介入治疗，在前降支近中段置入二代DES（3.0 mm×30 mm，圆点虚线部位），IVUS发现支架近段（b2）和远段（b3）扩张充分，此外在支架近端（b1）和远端（b4）参考节段内斑块负荷均＜50％，提示支架置入位置合适。68岁男性稳定型心绞痛患者（d），在右冠状动脉中段置入第二代DES（圆点虚线部位），IVUS发现支架近段（e2）和远段（e3）扩张充分，然而在支架近端（e1）和远端（e4）参考节段内斑块负荷均＞50％，提示支架置入位置不合适

表7.3　支架优化置入的 IVUS 标准的建议

完全的支架贴壁

　　支架支柱与血管壁接触，没有悬在管腔

支架扩张充分

　　至少应该达到的最小支架面积（MSA）

　　　　DES的MAS为5.0～5.5 mm²（非LM），8.7 mm²（LM）

　　　　BMS的MAS为6.5～7.5 mm²（非小血管）

　　　　＞90％的远端参考节段血管LA或＞80％的平均参考节段血管LA

没有支架边缘夹层

　　支架置入后IVUS评估有无边缘夹层

完全的病变覆盖

　　参考节段斑块负荷＜50％

注：IVUS，血管内超声；LM，左主干；DES，药物洗脱支架；BMS，裸金属支架；LA，管腔面积

7.9　评估支架置入部位或参考节段内斑块的特征

通过连续的IVUS检查可以定性和定量地提供支架节段内和参考节段内斑块的变化信息。由于支架邻近节段组织超声影像学特征不同，通过IVUS分析出射频反散射信号，有助于我们判断支架是否在置入参考节段的脂质坏死核部位[44]。一项观察性研究显示通过VH-IVUS与BMS比较，DES置入后支架和参考节段内易损斑块检出率更高[44]。长期的VH-IVUS研究显示置入DES和BMS后3年，新生内膜组织有相似的变化[45]。另外，目前一项观察性研究显示BMS置入后，斑块部位的支架面积减少可能与新生内膜增生有关[46]。

7.10　对支架置入最后步骤的影响

IVUS最重要的用途在于其能在支架置入后提

供是否需要额外处理措施的信息。一项ADAPT-DES的IVUS亚组研究显示，入组3 349例患者，根据IVUS检查结果，术者对3/4的患者改变治疗策略，包括使用更大的支架或球囊（38%）、更长的支架（22%）、增加后扩张压力（23%）、由于支架膨胀不全（13%）或贴壁不良（7%）需要额外的后扩张，以及需要额外置入支架（8%）[22]。这其中93%的患者在支架置入后进行了IVUS检查（图7.8）。Kim等[47]的研究也显示支架后IVUS检查会增加进行额外的球囊扩张或支架置入。

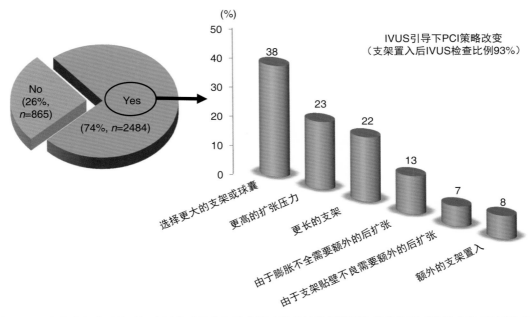

图7.8 支架置入后血管内超声引导下经皮冠状动脉介入治疗策略改变的详细情况和患者比例（数据来自ADAPT-DES研究）。术者改变了74%（2 484/3 349）患者的PCI策略：① 使用更大的支架或球囊［38%（943/2 484）］；② 需要更高的后扩张压力［23%（564/2 484）］；③ 使用更长的支架［22%（546/2 484）］；④ 需要额外的后扩张［因为支架膨胀不全13%（329/2 484）、支架贴壁不良7%（166/2 484）］；⑤ 置入支架［8%（197/2 484）］[22]

7.11　小结

研究报道支架优化置入与临床事件有关，所以从临床角度来看，支架置入后应用IVUS检查评估可能非常重要。尽管支架偏心性、早期支架贴壁不良及组织脱垂是否与临床事件有关还存在争议，但是大多数研究证实过小的MSA、支架膨胀不全、明显的支架边缘夹层是不良临床结局的独立预测因素。即使在当前生物可降解支架时代，IVUS引导可以改善手术结果，而这可以避免早期支架置入失败。总体而言，支架置入后进行IVUS评估可以定性、定量地提供支架内和支架邻近参考节段的信息，使我们对支架置入结果有更全面、详细的了解。重要的是，置入支架后进行IVUS检查的重要作用是通过IVUS发现不满意的支架置入结果，从而为术者提供关于是否需增加额外介入支架的信息，以获得更好的早期及远期临床预后。

（许丁　赵慧强　译）

参考文献

1. Yoon HJ, Hur SH. Optimization of stent deployment by intravascular ultrasound. Korean J Intern Med. 2012; 27(1): 30–8.

2. Park SJ, Kim YH, Park DW, Lee SW, Kim WJ, Suh J, et al. Impact of intravascular ultrasound guidance on long-term mortality in stenting for unprotected left main coronary artery stenosis. Circ Cardiovasc Interv. 2009; 2(3): 167–77.

3. Hong SJ, Kim BK, Shin DH, Nam CM, Kim JS, Ko YG, et al. Effect of intravascular ultrasound-guided vs angiography-guided everolimus-eluting stent implantation: the IVUS-XPL randomized clinical trial. JAMA. 2015; 314(20): 2155–63.

4. de Jaegere P, Mudra H, Figulla H, Almagor Y, Doucet S, Penn I, et al. Intravascular ultrasound-guided optimized stent deployment. Immediate and 6 months clinical and angiographic results from the multicenter ultrasound stenting in coronaries study (MUSIC study). Eur Heart J. 1998; 19(8):

1214−23.

5. Brugaletta S, Gomez-Lara J, Diletti R, Farooq V, van Geuns RJ, de Bruyne B, et al. Comparison of in vivo eccentricity and symmetry indices between metallic stents and bioresorbable vascular scaffolds: insights from the ABSORB and SPIRIT trials. Catheter Cardiovasc Interv. 2012; 79(2): 219−28.

6. Suwannasom P, Sotomi Y, Ishibashi Y, Cavalcante R, Albuquerque FN, Macaya C, et al. The impact of post-procedural asymmetry, expansion, and eccentricity of bioresorbable everolimus-eluting scaffold and metallic everolimus-eluting stent on clinical outcomes in the ABSORB II trial. JACC Cardiovasc Interv. 2016; 9(12): 1231−42.

7. von Birgelen C, Gil R, Ruygrok P, Prati F, Di Mario C, van der Giessen WJ, et al. Optimized expansion of the Wallstent compared with the Palmaz-Schatz stent: on-line observations with two- and three-dimensional intracoronary ultrasound after angiographic guidance. Am Heart J. 1996; 131(6): 1067−75.

8. Nakano M, Wagatsuma K, Iga A, Nii H, Amano H, Toda M, et al. Impact of highly asymmetric stent expansion after sirolimus-eluting stent implantation on twelve-month clinical outcomes. J Cardiol. 2007; 49(6): 313−21.

9. Hwang CW, Wu D, Edelman ER. Physiological transport forces govern drug distribution for stent-based delivery. Circulation. 2001; 104(5): 600−5.

10. Mintz GS, Weissman NJ. Intravascular ultrasound in the drug-eluting stent era. J Am Coll Cardiol. 2006; 48(3): 421−9.

11. Morino Y, Honda Y, Okura H, Oshima A, Hayase M, Bonneau HN, et al. An optimal diagnostic threshold for minimal stent area to predict target lesion revascularization following stent implantation in native coronary lesions. Am J Cardiol. 2001; 88(3): 301−3.

12. Doi H, Maehara A, Mintz GS, Yu A, Wang H, Mandinov L, et al. Impact of post-intervention minimal stent area on 9-month follow-up patency of paclitaxel-eluting stents: an integrated intravascular ultrasound analysis from the TAXUS IV, V, and VI and TAXUS ATLAS workhorse, long lesion, and direct stent trials. JACC Cardiovasc Interv. 2009; 2(12): 1269−75.

13. Sonoda S, Morino Y, Ako J, Terashima M, Hassan AH, Bonneau HN, et al. Impact of final stent dimensions on long-term results following sirolimus-eluting stent implantation: serial intravascular ultrasound analysis from the sirius trial. J Am Coll Cardiol. 2004; 43(11): 1959−63.

14. Hong MK, Mintz GS, Lee CW, Park DW, Choi BR, Park KH, et al. Intravascular ultrasound predictors of angiographic restenosis after sirolimus-eluting stent implantation. Eur Heart J. 2006; 27(11): 1305−10.

15. Song HG, Kang SJ, Ahn JM, Kim WJ, Lee JY, Park DW, et al. Intravascular ultrasound assessment of optimal stent area to prevent in-stent restenosis after zotarolimus-, everolimus-, and sirolimus-eluting stent implantation. Catheter Cardiovasc Interv. 2014; 83(6): 873−8.

16. Kang SJ, Ahn JM, Song H, Kim WJ, Lee JY, Park DW, et al. Comprehensive intravascular ultrasound assessment of stent area and its impact on restenosis and adverse cardiac events in 403 patients with unprotected left main disease. Circ Cardiovasc Interv. 2011; 4(6): 562−9.

17. Fitzgerald PJ, Oshima A, Hayase M, Metz JA, Bailey SR, Baim DS, et al. Final results of the can routine ultrasound influence stent expansion (CRUISE) study. Circulation. 2000; 102(5): 523−30.

18. Chieffo A, Latib A, Caussin C, Presbitero P, Galli S, Menozzi A, et al. A prospective, randomized trial of intravascular-ultrasound guided compared to angiography guided stent implantation in complex coronary lesions: the AVIO trial. Am Heart J. 2013; 165(1): 65−72.

19. Fujii K, Carlier SG, Mintz GS, Yang YM, Moussa I, Weisz G, et al. Stent underexpansion and residual reference segment stenosis are related to stent thrombosis after sirolimus-eluting stent implantation: an intravascular ultrasound study. J Am Coll Cardiol. 2005; 45(7): 995−8.

20. Okabe T, Mintz GS, Buch AN, Roy P, Hong YJ, Smith KA, et al. Intravascular ultrasound parameters associated with stent thrombosis after drug-eluting stent deployment. Am J Cardiol. 2007; 100(4): 615−20.

21. Liu X, Doi H, Maehara A, Mintz GS, Costa Jde R Jr, Sano K, et al. A volumetric intravascular ultrasound comparison of early drug-eluting stent thrombosis versus restenosis. JACC Cardiovasc Interv. 2009; 2(5): 428−34.

22. Witzenbichler B, Maehara A, Weisz G, Neumann FJ, Rinaldi MJ, Metzger DC, et al. Relationship between intravascular ultrasound guidance and clinical outcomes after drug-eluting stents: the assessment of dual antiplatelet therapy with drug-eluting stents (ADAPT-DES) study. Circulation. 2014; 129(4): 463−70.

23. Liu X, Tsujita K, Maehara A, Mintz GS, Weisz G, Dangas GD, et al. Intravascular ultrasound assessment of the incidence and predictors of edge dissections after drug-eluting stent implantation. JACC Cardiovasc Interv. 2009; 2(10): 997−1004.

24. Hong MK, Park SW, Lee NH, Nah DY, Lee CW, Kang DH, et al. Long-term outcomes of minor dissection at the edge of stents detected with intravascular ultrasound. Am J Cardiol. 2000; 86(7): 791−5. A9

25. Sheris SJ, Canos MR, Weissman NJ. Natural history of intravascular ultrasound-detected edge dissections from coronary stent deployment. Am Heart J. 2000; 139(1 Pt 1): 59−63.

26. Choi SY, Witzenbichler B, Maehara A, Lansky AJ, Guagliumi G, Brodie B, et al. Intravascular ultrasound findings of early stent thrombosis after primary percutaneous intervention in acute myocardial infarction: a harmonizing outcomes with revascularization and stents in acute myocardial infarction (HORIZONS-AMI) substudy. Circ Cardiovasc Interv. 2011; 4(3): 239−47.

27. Steinberg DH, Mintz GS, Mandinov L, Yu A, Ellis SG, Grube E, et al. Long-term impact of routinely detected early and late incomplete stent apposition: an integrated intravascular ultrasound analysis of the TAXUS IV, V, and VI and TAXUS ATLAS workhorse, long lesion, and direct stent studies. JACC Cardiovasc Interv. 2010; 3(5): 486−94.

28. Kimura M, Mintz GS, Carlier S, Takebayashi H, Fujii K, Sano K, et al. Outcome after acute incomplete sirolimus-eluting stent apposition as assessed by serial intravascular ultrasound. Am J Cardiol. 2006; 98(4): 436−42.

29. Sohn J, Hur SH, Kim IC, Cho YK, Park HS, Yoon HJ, et al. A comparison of tissue prolapse with optical coherence tomography and intravascular ultrasound after drug-eluting stent implantation. Int J Cardiovasc Imaging. 2015; 31(1): 21−9.

30. Hong YJ, Jeong MH, Ahn Y, Sim DS, Chung JW, Cho JS, et al. Plaque prolapse after stent implantation in patients with acute myocardial infarction: an intravascular ultrasound analysis. JACC Cardiovasc Imaging. 2008; 1(4): 489−97.

31. Mintz GS, Nissen SE, Anderson WD, Bailey SR, Erbel R, Fitzgerald PJ, et al. American College of Cardiology clinical expert consensus document

on standards for acquisition, measurement and reporting of intravascular ultrasound studies (IVUS). A report of the American College of Cardiology Task Force on clinical expert consensus documents. J Am Coll Cardiol. 2001; 37(5): 1478−92.

32. Qiu F, Mintz GS, Witzenbichler B, Metzger DC, Rinaldi MJ, Duffy PL, et al. Prevalence and clinical impact of tissue protrusion after stent implantation: an ADAPT-DES intravascular ultrasound substudy. JACC Cardiovasc Interv. 2016; 9(14): 1499−507.

33. Hong MK, Park SW, Lee CW, Kang DH, Song JK, Kim JJ, et al. Long-term outcomes of minor plaque prolapsed within stents documented with intravascular ultrasound. Catheter Cardiovasc Interv. 2000; 51(1): 22−6.

34. Kim SW, Mintz GS, Ohlmann P, Hassani SE, Fernandez S, Lu L, et al. Frequency and severity of plaque prolapse within Cypher and Taxus stents as determined by sequential intravascular ultrasound analysis. Am J Cardiol. 2006; 98(9): 1206−11.

35. Maehara A, Mintz GS, Lansky AJ, Witzenbichler B, Guagliumi G, Brodie B, et al. Volumetric intravascular ultrasound analysis of paclitaxel-eluting and bare metal stents in acute myocardial infarction: the harmonizing outcomes with revascularization and stents in acute myocardial infarction intravascular ultrasound substudy. Circulation. 2009; 120(19): 1875−82.

36. Shimohama T, Ako J, Yamasaki M, Otake H, Tsujino I, Hasegawa T, et al. SPIRIT III JAPAN versus SPIRIT III USA: a comparative intravascular ultrasound analysis of the everolimus-eluting stent. Am J Cardiol. 2010; 106(1): 13−7.

37. Hong YJ, Jeong MH, Choi YH, Song JA, Kim DH, Lee KH, et al. Impact of tissue prolapse after stent implantation on short- and long-term clinical outcomes in patients with acute myocardial infarction: an intravascular ultrasound analysis. Int J Cardiol. 2013; 166(3): 646−51.

38. Jin QH, Chen YD, Jing J, Tian F, Guo J, Liu CF, et al. Incidence, predictors, and clinical impact of tissue prolapse after coronary intervention: an intravascular optical coherence tomography study. Cardiology. 2011; 119(4): 197−203.

39. Weissman NJ, Palacios IF, Nidorf SM, Dinsmore RE, Weyman AE. Three-dimensional intravascular ultrasound assessment of plaque volume after successful atherectomy. Am Heart J. 1995; 130(3 Pt 1): 413−9.

40. Mintz GS, Painter JA, Pichard AD, Kent KM, Satler LF, Popma JJ, et al. Atherosclerosis in angiographically "normal" coronary artery reference segments: an intravascular ultrasound study with clinical correlations. J Am Coll Cardiol. 1995; 25(7): 1479−85.

41. Morino Y, Tamiya S, Masuda N, Kawamura Y, Nagaoka M, Matsukage T, et al. Intravascular ultrasound criteria for determination of optimal longitudinal positioning of sirolimus-eluting stents. Circ J. 2010; 74(8): 1609−16.

42. Kang SJ, Cho YR, Park GM, Ahn JM, Kim WJ, Lee JY, et al. Intravascular ultrasound predictors for edge restenosis after newer generation drug-eluting stent implantation. Am J Cardiol. 2013; 111(10): 1408−14.

43. Takahashi M, Miyazaki S, Myojo M, Sawaki D, Iwata H, Kiyosue A, et al. Impact of the distance from the stent edge to the residual plaque on edge restenosis following everolimus-eluting stent implantation. PLoS One. 2015; 10(3): e0121079.

44. Kubo T, Maehara A, Mintz GS, Garcia-Garcia HM, Serruys PW, Suzuki T, et al. Analysis of the long-term effects of drug-eluting stents on coronary arterial wall morphology as assessed by virtual histology intravascular ultrasound. Am Heart J. 2010; 159(2): 271−7.

45. Kitabata H, Loh JP, Pendyala LK, Omar A, Ota H, Minha S, et al. Intra-stent tissue evaluation within bare metal and drug-eluting stents > 3 years since implantation in patients with mild to moderate neointimal proliferation using optical coherence tomography and virtual histology intravascular ultrasound. Cardiovasc Revasc Med. 2014; 15(3): 149−55.

46. Andreou I, Takahashi S, Tsuda M, Shishido K, Antoniadis AP, Papafaklis MI, et al. Atherosclerotic plaque behind the stent changes after bare-metal and drug-eluting stent implantation in humans: implications for late stent failure? Atherosclerosis. 2016; 252: 9−14.

47. Kim IC, Yoon HJ, Shin ES, Kim MS, Park J, Cho YK, et al. Usefulness of frequency domain optical coherence tomography compared with intravascular ultrasound as a guidance for percutaneous coronary intervention. J Interv Cardiol. 2016; 29(2): 216−24.

48. Maehara A, Ben-Yehuda O, Ali Z, Wijns W, Bezerra HG, Shite J, et al. Comparison of stent expansion guided by optical coherence tomography versus intravascular ultrasound: the ILUMIEN II study (observational study of optical coherence tomography [OCT] in patients undergoing fractional flow reserve [FFR] and percutaneous coronary intervention). JACC Cardiovasc Interv. 2015; 8(13): 1704−14.

8 远期并发症和生物可吸收血管支架评价

Kyeong Ho Yun

药物洗脱支架置入失败定义为支架置入后没有短期或长期的安全性和有效性。血管内超声检查可以提供支架失败的重要信息，主要包括支架内再狭窄和血栓形成。这一章节将会描述与支架置入失败相关的血管内超声表现。

生物可吸收支架因为其在很短几年内会被完全吸收，而越来越受到青睐。但是，当前的可吸收支架需要优化的置入方式预防此类支架内血栓形成。这一章节简单讨论应用血管内超声优化支架置入技术。

8.1 远期并发症导致支架置入失败

8.1.1 支架膨胀不全

最小支架面积是药物洗脱支架置入后支架内再狭窄的重要预测因素。Hong 等[1] 指出最小支架面积 < 5.5 mm² 是西罗莫司药物支架置入后 6 个月复查造影支架内再狭窄的独立预测因素。之后，有研究对各种一代和二代药物洗脱支架能预测支架内再狭窄的最小支架面积作出评估（图 8.1）[2, 3]。但是，最小支架面积截断值的灵敏度和特异度都很低，并不能反映各种临床情况和血管大小，如长病变。血管内超声引导对于 Xience Prime 支架在长病变中的应用效果研究（IVUS-XPL）是目前第一项对第二代药物洗脱支架的血管内超声随机研究，该研究提出了最佳的血管内超声最小支架面积标准[4]。在这项研究中，最小支架面积和最小支架面积与远端血管管腔面积的比值预测患者出现不良事件的最小值分别为 5.0 mm² 和 1（图 8.2）[5]。所以，最小支架面积至少要大于远端参考血管的管腔面积。

支架膨胀不全与支架内血栓形成和支架内再狭窄密切相关。Liu 等[6] 的研究中指出与再狭窄发生

相比，与支架内血栓形成相关的支架膨胀不全往往发生在更严重、弥漫和近端的病变中。

8.1.2 支架断裂

支架断裂定义为冠状动脉造影可见的支架支柱的中断或应用血管内超声发现在支架应覆盖的区域无可见的支架支柱。支架断裂的分类见表 8.1[7]。血管内超声可以明确是支架完全断裂（支架支柱完全缺失）还是支架部分断裂（支架支柱缺失 > 血管壁的 1/3）（图 8.3）[8]。大部分支架断裂发生在西罗莫司洗脱支架，但也有部分支架断裂发生于其他类型的支架。尤其是二代药物洗脱支架，可能与其支撑力差造成支架纵向变形有关（图 8.4）。晚期支架断裂偶尔会在无症状患者中被发现，但是也会表现为反复心绞痛发作、急性心肌梗死甚至猝死。血管内超声的应用提高了支架断裂的检出率，并提供与新生内膜形成、血管重塑、支架扩张和动脉瘤形成等有关的信息（图 8.5）。

表 8.1 支架断裂分类

类型	表现
I	单个支架支柱断裂
II	2 个或 2 个以上的支架支柱断裂，但支架无变形
III	2 个或 2 个以上的支架支柱断裂，支架变形
IV	横断面上多处支架支柱断裂，但支架无缝隙
V	横断面上多处支架支柱断裂，支架断裂处有缝隙

8.1.3 晚期支架贴壁不良

支架贴壁不良定义为至少 1 个支架支柱未与无分支发出的血管壁内膜表面接触，这不会在支架置

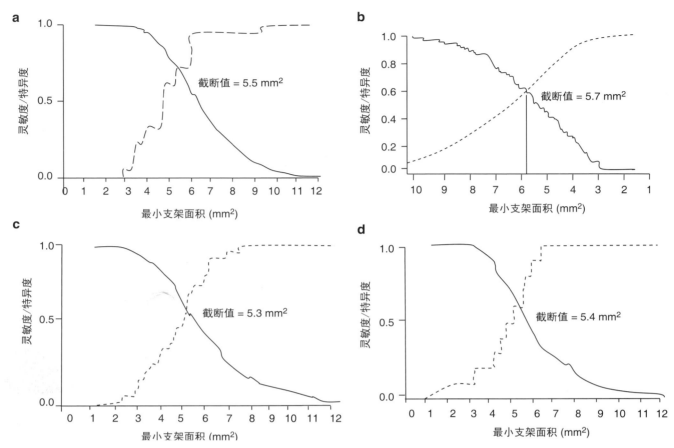

图8.1 可预测西罗莫司洗脱支架（a）、紫杉醇洗脱支架（b）、佐他莫司洗脱支架（c）、依维莫司洗脱支架（d）内再狭窄的最佳最小支架面积（Song, et al. 2014；Doi, et al. 2009）

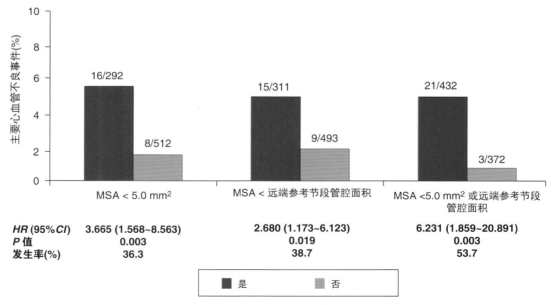

图8.2 RESET试验和IVUS–XPL试验中，最小支架面积（MSA）<5.0 mm² 或远端参考节段管腔面积患者主要心血管不良事件的发生率（Lee, et al. 2016）

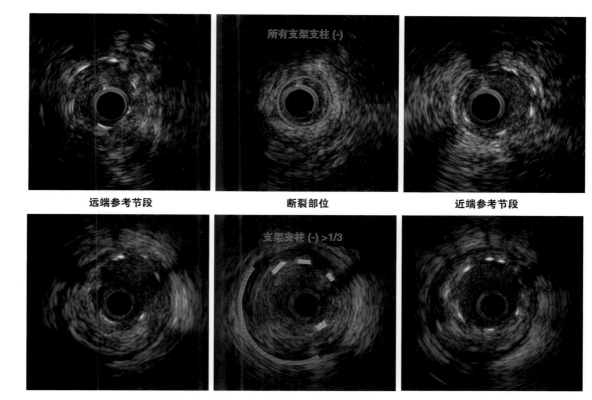

图8.3 支架断裂的血管内超声表现

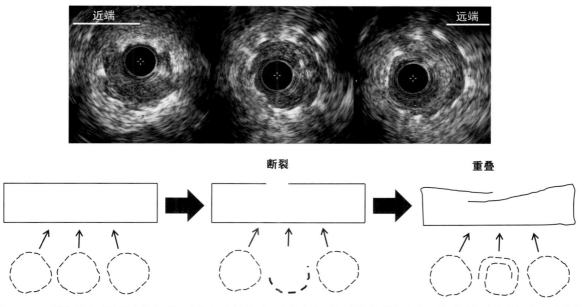

图8.4 一例依维莫司洗脱支架断裂。支架部分断裂后导致径向变形和支架断裂处重叠，进而引起过度的新生内膜增生

入后立刻出现，其证据是在支架支柱后发现血流信号。晚期支架贴壁不良定义为支架置入后30天～1年内贴壁不良，但大多数在6个月血管内超声随访时被发现[9]。极晚期支架贴壁不良定义为1年后出现的支架贴壁不良（图8.6）。一项meta分析指出药物洗脱支架比金属裸支架有更高的晚期支架贴壁不良风险，也有其他研究指出急性心肌梗死时置入支架无论是药物洗脱支架还是金属裸支架，都是晚期贴壁不良的独立预测因素[10, 11]。药物洗脱支架晚期贴壁不良与正性血管重塑有关，而血管重塑可以不断进展[9]。所以，支架贴壁不良可能会继续进展，在支架置入后晚期会出现新发部位的贴壁不良。

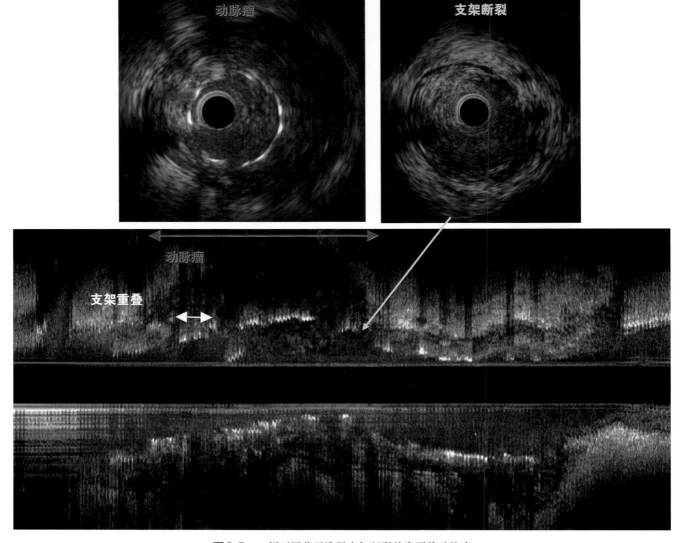

图8.5　一例西罗莫司洗脱支架断裂并发冠状动脉瘤

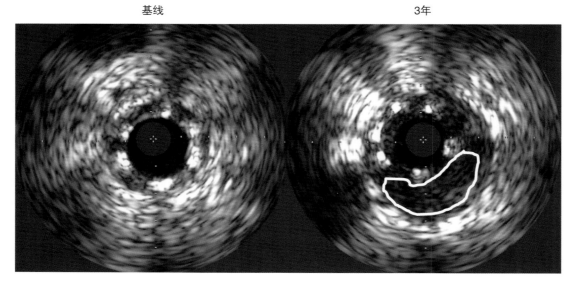

图8.6　西罗莫司洗脱支架置入后3年发生晚期支架贴壁不良一例

支架贴壁不良对临床的影响备受关注并引起争议。HORIZONS-AMI研究指出，支架贴壁不良与支架内血栓无关（图8.7）[12]。Hong等[13]研究也指出，经6个月血管内超声评估发现的药物洗脱支架晚期贴壁不良不是3年内主要心血管不良事件和支架内血栓的预测因素[13]。但是，Cook等[14]研究指出，晚期支架贴壁不良合并支架内血栓的患者支架贴壁不良的面积更大，贴壁不良的长度更长，深度也更深（图8.8）。晚期支架贴壁不良对于远期临床的影响还需进一步研究。

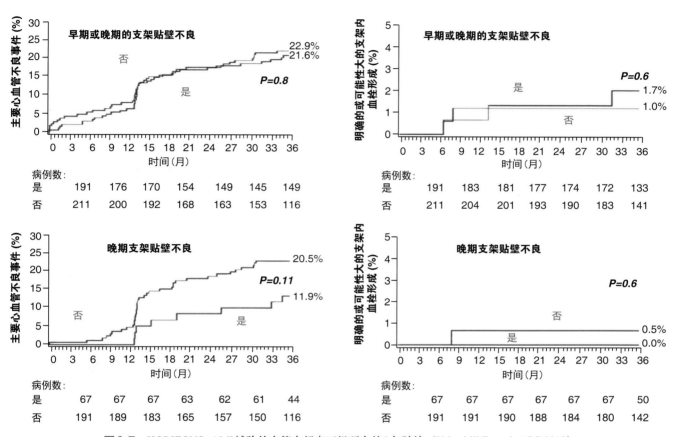

图8.7　HORIZONS-AMI试验的血管内超声亚组研究的3年随访（Yakushiji T, et al. ACC 2012）

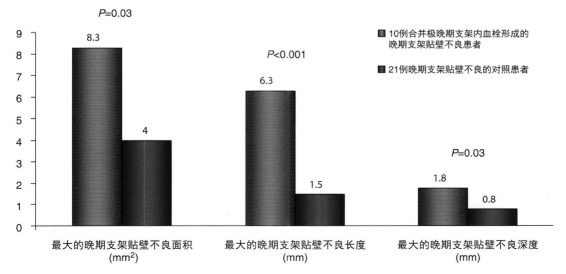

图8.8　合并极晚期支架内血栓形成的晚期支架贴壁不良的定量检查结果（Cook S, et al. 2007，有修改）

8.1.4 支架内新生动脉粥样硬化

支架内新生动脉粥样硬化是极晚期支架内血栓形成和晚期支架内再狭窄等血管并发症的一个重要促发因素。动脉粥样硬化的组织学特点是新生内膜中富含脂质泡沫的巨噬细胞堆积，伴或不伴核坏死及钙质沉着。新生动脉粥样硬化的形成可能发生于支架置入后数月至数年。病理和影像学研究已经证实，与金属裸支架相比，药物洗脱支架置入后发生新动脉粥样硬化的概率更高，且发生更早[15、16]。应用血管内超声检查证实支架内斑块破裂解释了绝大多数与新生动脉粥样硬化斑块有关的血栓事件（图8.9）。但是血管内超声分辨率低（150～250 μm），所以，血管内光学相干断层显像是发现新生动脉粥样硬化斑块的最佳影像工具。更详细的讨论会在光学相干断层扫描章节进行描述。

8.2 血管内引导置入生物可吸收支架

生物可吸收支架因其可完全被吸收已成为PCI领域一个具有吸引力的选择，目前已有随机试验证实生物可吸收支架与目前的药物洗脱支架相比没有劣势[17、18]。但是，近来引起大家关心的问题是潜在的高支架内血栓发生率。这可能与置入策略有关，在之前大部分的研究中并没有应用公认的优化支架置入策略，包括后扩张和血管内超声检查的应用率都较低[17-20]。而且，最新的一项研究证实通过优化的置入策略可以降低支架内血栓形成的发生率[21]。

几种新型的生物可吸收支架正在研发中，目前生物可吸收的血管内支架（BVS）仅在韩国应用。这一类支架与金属支架的置入策略不同（表8.2）。置入BVS需要仔细选择支架的型号，避免过大或过小。支架过小会引起贴壁不良，而这又是支架内血栓形成的主要原因[22]。而这种因支架过小造成的贴壁不良释放后很难纠正，主要是因为其有限的扩张性。另一方面，与目前金属支架相比，BVS过大增加了血管内支架覆盖的面积和血管腔内支架支柱

表 8.2　雅培可降解支架优化策略

优化策略 5P 原则
1. 评估病变
2. 测量病变血管直径
3. 应用非顺应性球囊行后扩张
4. 警惕支架膨胀不全
5. 制定双联抗血小板疗程

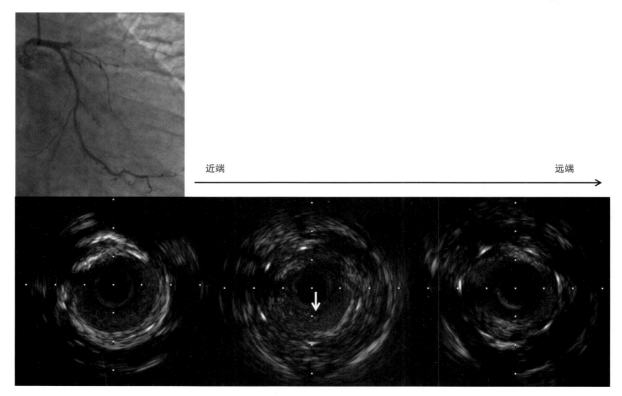

近端　　　　　　　　　　　　　　　　　　远端

图8.9　一例极晚期支架内血栓形成，血栓抽吸后血管内超声检查发现明显的新生内膜组织增生和内膜片脱垂（白色箭头）

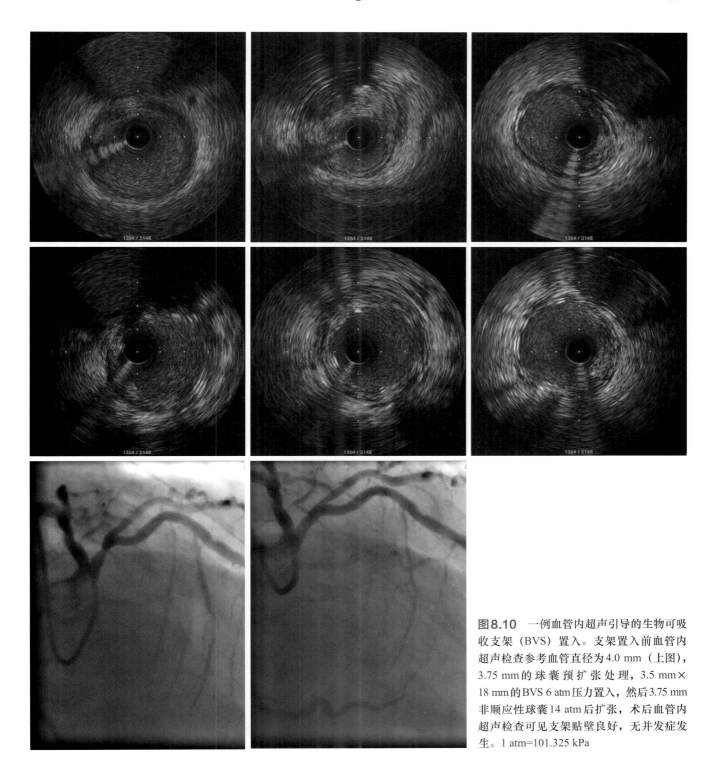

图8.10 一例血管内超声引导的生物可吸收支架（BVS）置入。支架置入前血管内超声检查参考血管直径为4.0 mm（上图），3.75 mm的球囊预扩张处理，3.5 mm×18 mm的BVS 6 atm压力置入，然后3.75 mm非顺应性球囊14 atm后扩张，术后血管内超声检查可见支架贴壁良好，无并发症发生。1 atm=101.325 kPa

的体积，但这也会增加血栓形成和分支闭塞的发生率[23, 24]。血管内超声可以在BVS置入前提供准确的血管腔大小和置入后的扩张不全、血管壁未完全覆盖以及支架贴壁不良等信息（图8.10）。所以，术者应掌握基本的血管内超声技术，尤其是还处于早期积累经验的术者和医院。

术中应用血管内超声还是光学相干断层显像取决于下面几个因素。光学相干断层扫描比超声分辨率高，但组织穿透力差，而且需要注射造影剂，这增加了造影剂的使用总剂量，延长了操作时间。血管内超声对评价血管支架尤其是直径大的血管或血流受限的远端血管有优势，且可以广泛地或反复多次地应用于任何情况，尤其是慢性肾功能不全的患者。尽管血管内超声可发现BVS置入后的大部分潜在问题，如支架贴壁不良、扩张不全、夹层，但光学相干断层扫描能更清晰地显示这些问题。并且，血管内超声很难发现BVS支架断裂。所以，光学相干断层扫描在详细观察BVS结构方面有优势，不过光学相干断层扫描虽能发现一些血管内超声不能检测到的这一情况，但是否有临床获益尚不清楚[25, 26]。

（许丁　赵慧强　译）

参考文献

1. Hong MK, Mintz GS, Lee CW, Park DW, Choi BR, Park KH, Kim YH, Cheong SS, Song JK, Kim JJ, Park SW, Park SJ. Intravascular ultrasound predictors of angiographic restenosis after sirolimus-eluting stent implantation. Eur Heart J. 2006; 27: 1305−10.

2. Doi H, Maehara A, Mintz GS, Yu A, Wang H, Mandinov L, Popma JJ, Ellis SG, Grube E, Dawkins KD, Weissman NJ, Turco MA, Ormiston JA, Stone GW. Impact of post-intervention minimal stent area on 9-month follow-up patency of paclitaxel-eluting stents: an integrated intravascular ultrasound analysis from the TAXUS IV, V, and VI and TAXUS ATLAS workhorse, long lesion, and direct stent trials. JACC Cardiovasc Interv. 2009; 2: 1269−75.

3. Song HG, Kang SJ, Ahn JM, Kim WJ, Lee JY, Park DW, Lee SW, Kim YH, Lee CW, Park SW, Park SJ. Intravascular ultrasound assessment of optimal stent area to prevent in-stent restenosis after zotarolimus-, everolimus-, and sirolimus-eluting stent implantation. Catheter Cardiovasc Interv. 2014; 83: 873−8.

4. Hong SJ, Kim BK, Shin DH, Nam CM, Kim JS, Ko YG, Choi D, Kang TS, Kang WC, Her AY, Kim YH, Hur SH, Hong BK, Kwon H, Jang Y, Hong MK, Investigators IVUS-XPL. Effect of intravascular ultrasound-guided vs angiography-guided everolimus-eluting stent implantation: the IVUS-XPL randomized clinical trial. JAMA. 2015; 314: 2155−63.

5. Lee SY, Shin DH, Kim JS, Kim BK, Ko YG, Choi D, Jang Y, Hong MK. Intravascular ultrasound predictors of major adverse cardiovascular events after implantation of everolimus-eluting stents for long coronary lesions. Rev Esp Cardiol (Engl Ed). 2016; doi: 10.1016/j.rec.2016.06.019. [Epub ahead of print].

6. Liu X, Doi H, Maehara A, Mintz GS, Costa Jde R Jr, Sano K, Weisz G, Dangas GD, Lansky AJ, Kreps EM, Collins M, Fahy M, Stone GW, Moses JW, Leon MB, Mehran R. A volumetric intravascular ultrasound comparison of early drug-eluting stent thrombosis versus restenosis. JACC Cardiovasc Interv. 2009; 2: 428−34.

7. Nakazawa G, Finn AV, Vorpahl M, Ladich E, Kutys R, Balazs I, Kolodgie FD, Virmani R. Incidence and predictors of drugeluting stent fracture in human coronary artery a pathologic analysis. J Am Coll Cardiol. 2009; 54: 1924−31.

8. Lee SH, Park JS, Shin DG, Kim YJ, Hong GR, Kim W, Shim BS. Frequency of stent fracture as a cause of coronary restenosis after sirolimus-eluting stent implantation. Am J Cardiol. 2007; 100: 627−30.

9. Kang SJ, Mintz GS, Park DW, Lee SW, Kim YH, Lee CW, Han KH, Kim JJ, Park SW, Park SJ. Late and very late drug-eluting stent malapposition: serial 2-year quantitative IVUS analysis. Circ Cardiovasc Interv. 2010; 3: 335−40.

10. Hassan AK, Bergheanu SC, Stijnen T, van der Hoeven BL, Snoep JD, Plevier JW, Schalij MJ, Jukema JW. Late stent malapposition risk is higher after drug-eluting stent compared with bare-metal stent implantation and associates with late stent thrombosis. Eur Heart J. 2010; 31: 1172−80.

11. Hong MK, Mintz GS, Lee CW, Park DW, Park KM, Lee BK, Kim YH, Song JM, Han KH, Kang DH, Cheong SS, Song JK, Kim JJ, Park SW, Park SJ. Late stent malapposition after drug-eluting stent implantation: an intravascular ultrasound analysis with long-term follow-up. Circulation. 2006; 113: 414−9.

12. Guo N, Maehara A, Mintz GS, He Y, Xu K, Wu X, Lansky AJ, Witzenbichler B, Guagliumi G, Brodie B, Kellett MA Jr, Dressler O, Parise H, Mehran R, Stone GW. Incidence, mechanisms, predictors, and clinical impact of acute and late stent malapposition after primary intervention in patients with acute myocardial infarction: an intravascular ultrasound substudy of the harmonizing outcomes with revascularization and stents in acute myocardial infarction (HORIZONS-AMI) trial. Circulation. 2010; 122: 1077−84.

13. Hong MK, Mintz GS, Lee CW, Park DW, Lee SW, Kim YH, Kang DH, Cheong SS, Song JK, Kim JJ, Park SW, Park SJ. Impact of late drug-eluting stent malapposition on 3-year clinical events. J Am Coll Cardiol. 2007; 50: 1515−6.

14. Cook S, Wenaweser P, Togni M, Billinger M, Morger C, Seiler C, Vogel R, Hess O, Meier B, Windecker S. Incomplete stent apposition and very late stent thrombosis after drug-eluting stent implantation. Circulation. 2007; 115: 2426−34.

15. Kang SJ, Mintz GS, Park DW LSW, Kim YH, Lee CW, Han KH, Kim JJ, Park SW, Park SJ. Tissue characterization of in-stent neointimal using intravascular ultrasound radiofrequency data analysis. Am J Cardiol. 2010; 106: 1561−5.

16. Otsuka F, Vorpahl M, Nakano M, Foerst J, Newell JB, Sakakura K, Kutys R, Ladich E, Finn AV, Kolodgie FD, Virmani R. Pathology of second-generation everolimus-eluting stents versus first-generation sirolimus- and paclitaxel-eluting stents in humans. Circulation. 2014; 129: 211−23.

17. Ellis SG, Kereiakes DJ, Metzger DC, Caputo RP, Rizik DG, Teirstein PS, Litt MR, Kini A, Kabour A, Marx SO, et al. Everolimus-eluting bioresorbable scaffolds for coronary artery disease. N Engl J Med. 2015; 373: 1905−15.

18. Serruys PW, Chevalier B, Dudek D, Cequier A, Carrie D, Iniguez A, Dominici M, van der Schaaf RJ, Haude M, Wasungu L, et al. A bioresorbable everolimus-eluting scaffold versus a metallic everolimus-eluting stent for ischaemic heart disease caused by de-novo native coronary artery lesions (ABSORB Ⅱ): an interim 1-year analysis of clinical and procedural secondary outcomes from a randomised controlled trial. Lancet. 2015; 385: 43−54.

19. Capodanno D, Gori T, Nef H, Latib A, Mehilli J, Lesiak M, Caramanno G, Naber C, Di Mario C, Colombo A, et al. Percutaneous coronary intervention with everolimus-eluting bioresorbable vascular scaffolds in routine clinical practice: early and midterm outcomes from the European multicentre GHOST-EU registry. EuroIntervention. 2014; 10: 1144−53.

20. Gori T, Schulz E, Hink U, Kress M, Weiers N, Weissner M, Jabs A, Wenzel P, Capodanno D, Munzel T. Clinical, angiographic, functional, and

imaging outcomes 12 months after implantation of drug-eluting bioresorbable vascular scaffolds in acute coronary syndromes. JACC Cardiovasc Interv. 2015; 8: 770−7.

21. Puricel S, Cuculi F, Weissner M, Schmermund A, Jamshidi P, Nyffenegger T, Binder H, Eggebrecht H, Munzel T, Cook S, et al. Bioresorbable coronary scaffold thrombosis: multicenter comprehensive analysis of clinical presentation, mechanisms, and predictors. J Am Coll Cardiol. 2016; 67: 921−31.

22. Raber L, Brugaletta S, Yamaji K, O'Sullivan CJ, Otsuki S, Koppara T, Taniwaki M, Onuma Y, Freixa X, Eberli FR, et al. Very late scaffold thrombosis: intracoronary imaging and histopathological and spectroscopic findings. J Am Coll Cardiol. 2015; 66: 1901−14.

23. Kawamoto H, Jabbour RJ, Tanaka A, Latib A, Colombo A. The bioresorbable scaffold: will oversizing affect outcomes? JACC Cardiovasc Interv. 2016; 9: 299−300.

24. Kolandaivelu K, Swaminathan R, Gibson WJ, Kolachalama VB, Nguyen-Ehrenreich KL, Giddings VL, Coleman L, Wong GK, Edelman ER. Stent thrombogenicity early in high-risk interventional settings is driven by stent design and deployment and protected by polymer-drug coatings. Circulation. 2011; 123: 1400−9.

25. Lotfi A, Jeremias A, Fearon WF, Feldman MD, Mehran R, Messenger JC, Grines CL, Dean LS, Kern MJ, Klein LW, et al. Expert consensus statement on the use of fractional flow reserve, intravascular ultrasound, and optical coherence tomography: a consensus statement of the Society of Cardiovascular Angiography and Interventions. Catheter Cardiovasc Interv. 2014; 83: 509−18.

26. Waksman R, Kitabata H, Prati F, Albertucci M, Mintz GS. Intravascular ultrasound versus optical coherence tomography guidance. J Am Coll Cardiol. 2013; 62: S32−40.

9 近红外光谱

Byoung-joo Choi

目前，各种新研发的冠状动脉内成像技术提供了关于冠状动脉斑块的独特信息，并且广泛应用于临床决策或研究（表9.1），但是仍不能满足对动脉粥样硬化斑块进行特征性检测的需求，尤其是对冠状动脉壁内脂质负荷的体内测量。近红外光谱（NIRS）利用每种特定化学成分的光反射和吸收特性，为我们提供关于冠状动脉壁中脂质核心斑块的信息。本章回顾NIRS的基本机制、验证和技术，以及早期临床研究的结果。

9.1 基本机制

光谱学是各种工业和科学研究中被广泛接受的、公认的鉴定未知化学物质的方法。光谱学的机制是不同化学成分或物质的波长不同，其光反射（散射）和吸收随之变化[1, 2]。当近红外光线（波长为 $780 \sim 2\,500$ nm）照射在动脉粥样硬化斑块中的有机成分（胶原蛋白、胆固醇等）上时，可以提供独特的光谱特征（根据每种化学物质均有特定的峰值和谷值），类似于"化学指纹"[3]。这些信息都与灰阶血管内超声（IVUS）图像集成在一起，并显示在一张图片上（图9.1）。

9.2 验证

用尸体解剖84位人心脏对NIRS系统进行了严格的前瞻性和双盲验证，以评估其检测脂质核心斑块（LCP）的准确性[4]。为了建立验证的定量指标，将有意义的LCP定义为>60°的血管周径范围、厚度 > 200 μm、平均纤维帽厚度 < 450 μm的脂质核心。NIRS系统算法前瞻性识别LCP的受试者工作特征面积为0.8［95％置信区间（CI）：0.76 ~ 0.85］。脂质核心负荷指数检测是否存在纤维性粥样斑块，其受试者工作特征曲线下面积为0.86（95％ CI：0.81 ~ 0.91）。这项研究成功地证明了NIRS系统与尸体解剖标本的冠状动脉组织病理学存在良好的一致性。NIRS系统的临床验证是通过冠状动脉脂质的光谱评价（SPECTACL）研究进行的，该研究表明NIRS系统获得的光谱数据和尸体解剖标本相似[5]。此外，Garcia等[6]证明NIRS系统用于检测LCP的高度可重复性。

9.3 NIRS系统和测量

NIRS系统（TVC®，InfraReDx，Burlington，MA，

表9.1 不同血管内成像方式的比较

成像方式	分辨率	纤维帽厚度	脂质核心	钙化	血栓	巨噬细胞	新生血管
IVUS	100 μm	+	+	++	+	−	−
OCT	10 μm	+++	++	++	++	+	++
VH	100 μm	+	+	++	+	−	−
NIRS	−	+	+++	−	−	−	−
血管镜	−	+	+	−	+++	−	−

注：IVUS，血管内超声；OCT，光学相干断层扫描；VH，虚拟组织学；NIRS，近红外光谱

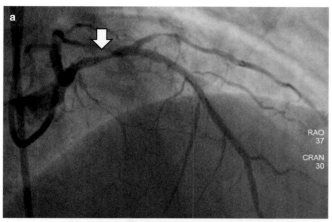

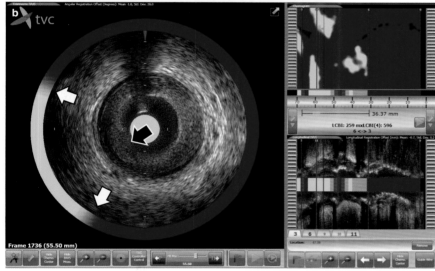

图9.1　急性冠脉综合征患者中的近红外光谱（NIRS）典型表现。冠状动脉造影显示左前降支近端明显狭窄（白色箭头）。(a) NIRS显示冠状动脉壁内大量的脂质负荷；(b) NIRS横断面图像清楚地显示了从7点钟至10点钟方向存在脂质沉着（白色箭头），同时血管内超声（IVUS）图像显示同一位置斑块破裂（黑色箭头）。这种情况下，通过IVUS图像鉴定脂质是不可行的

USA）由3.2 F导管组成，该导管使用0.014英寸冠状动脉导丝系统和回撤装置（图9.2），机械回撤和旋转以0.5 cm/s和240转/米的速度进行。NIRS系统每12.5 cm获取约1 000次NIRS的动脉扫描测量，并使用预测算法确定动脉中每个测量位置处脂质核心斑块（LCP）的存在。计算的数据显示在血管的二维图（"化学图"）中（图9.3a）。化学图的x轴表示以mm为单位的回撤位置，而y轴以°（0～360°）表示圆周位置；从红到黄的色阶表示LCP存在的概率增加。

　　区块化学图是一个对2 mm回撤间隔的LCP测量概率汇总并进行分析后显示在一张彩色图片中（图9.3b）。区块化学图使用与化学图相同的色标，但最终显示结果被归类为4种独立的颜色以便于视觉分辨（红色，在2-mm区块中存在LCP的概率$P<0.57$；橙色，$0.57 \leqslant P \leqslant 0.84$；黄褐色，$0.84 \leqslant P \leqslant 0.98$；黄色，$P>0.98$）。脂质核心负荷指数（LCBI）定义为超过LCP概率为0.6的化学图中有效像素的分数乘以1 000（图9.4）。LCBI提供了整个扫描段中存在LCP

的概率结果，max LCBI 4 mm被定义为扫描区域中任何4 mm段的LCBI最大值，并作为代表LCP大小的指数（图9.5）。

9.4　临床研究

9.4.1　围手术期心肌梗死的预测价值

　　NIRS能够预测围手术期发生心肌梗死的风险。Goldstein等[7]观察了62例支架置入并且心脏生物标志物稳定的患者，max LCBI 4 mm ≥ 500的患者中一半以上发生了围手术期心肌梗死，而max LCBI 4 mm<500组围手术期心肌梗死发生率仅为4.2%（$P = 0.000\ 2$）。以max LCBI 4 mm ≥ 500测量的LCP定量与围手术期心肌梗死的风险增加相关，这完全符合传统的IVUS或虚拟组织学研究（图9.6）。NIRS检测黄色信号冠状动脉粥样硬化易损斑块研究（CANARY）是一项纳入85例稳定型心绞痛患

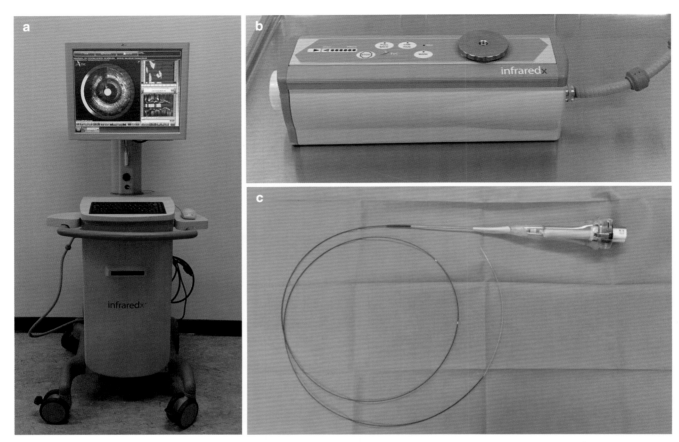

图9.2　近红外光谱（NIRS）系统，该系统包含控制台机械旋转回撤装置（a）、3.2 F成像导管（b）、一次性成像导管使用传统的0.014英寸单轨系统（c），并包含一个光纤以提供控制台以及血管内超声（IVUS）成像系统的近红外光。控制台使用预测算法将NIRS信息与IVUS图像集成在一起

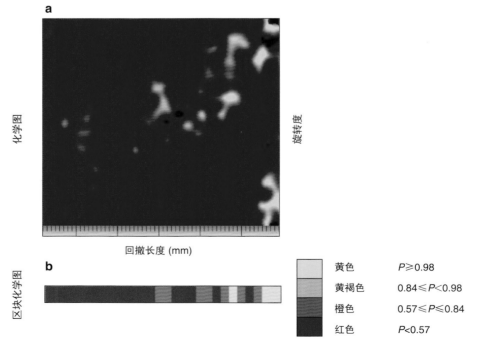

图9.3　化学图和区块化学图的示例。（a）化学图的颜色从红色到黄色依次表示在该位置存在脂质核心斑块（LCP）的可能性增加；（b）区块化学图的每种颜色由2 mm段内化学图的第90百分位数确定。区块化学图的4种颜色代表LCP在该位置的可能性（红色，$P<0.57$；橙色，$0.57 \leqslant P \leqslant 0.84$；黄褐色，$0.84 \leqslant P < 0.98$；黄色，$P \geqslant 0.98$）

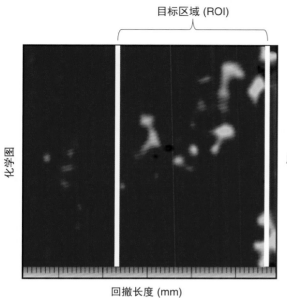

目标区域 (ROI)

化学图

回撤长度 (mm)

$$\text{脂质核心负荷指数 (LCBI)} = \frac{\text{目标区域内胆固醇信号像素 }(P>0.6)}{\text{目标区域内的有效信号总像素}} \times 1\,000$$

图9.4 脂质核心负荷指数（LCBI）。LCBI定义为目标区域内超过脂质核心斑块概率为0.6的胆固醇阳性信号除以总有效信号乘以1 000（‰）

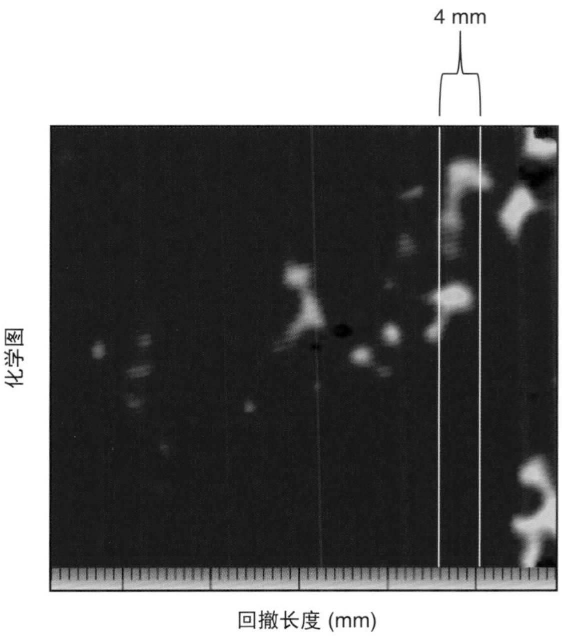

4 mm

化学图

回撤长度 (mm)

图9.5 max LCBI 4 mm。max LCBI 4 mm定义为任何4 mm节段内脂质核心负荷指数的最大值，其反映了LCP的角度大小

者的前瞻性多中心研究，在PCI治疗之前进行的NIRS显示maxLCBI 4 mm偏高（481.5 vs. 371.5，$P = 0.05$）[8]。然而，在max LCBI 4 mm ≥ 600的随机病变中，围手术期心肌梗死在是否使用远端保护装置分组间差异无统计学意义（分别为35.7%和23.5%，相对危险度为1.52，95% CI 为0.50～4.60，$P = 0.69$）。目前还不清楚这种结果是由于NIRS预测围手术期心肌梗死局限性或远端保护装置预防围手术期心肌梗死所致，需要进一步的研究明确。

9.4.2 PCI引导

冠状动脉造影的视觉评估结果通常被用来确定支架长度。然而对于覆盖整个病灶而言，视觉评估结果通常并不准确。IVUS可以通过血管内斑块的形态为我们提供关于病变长度等更精确的信息。此外，NIRS系统可以通过显示冠状动脉壁内脂质的程度给我们提供额外的信息。Dixon等[9]观察到16%的PCI病变LCP延伸超过血管造影显示的病变边缘。LCP延伸到支架边缘是否产生不良后果尚不清楚，仍需进一步研究，但是不难判断的是病变覆盖不完全可能增加支架边缘相关并发症的风险，包括需要再次PCI治疗的再狭窄或心肌梗死，目前采用NIRS的PCI优化策略可能是有意义的。

9.4.3 临床结果预测

对易损斑块和高危患者的前瞻性识别一直是一个重要的问题。然而，只有少数应用血管内成像方式评估非罪犯病变的前瞻性研究显示能够识别易损斑块（表9.2）。这些研究中大多数应用IVUS或VH–IVUS并且已经确定了易损斑块的几个特征（表9.2）。目前积累的数据表明，NIRS可以识别易损或破裂倾向的斑块，并预测患者预后。Madder等[15]报道STEMI罪犯血管的罪犯病变节段的max LCBI 4 mm值比非罪犯病变高5.8倍［中位数（下四分位数，上四分位数）分别为523（445，821）和90（6，265）；$P<0.001$］。max LCBI 4 mm ≥ 400的截断值确定STEMI罪犯病变的灵敏度和特异度分别为85%和98%。Oemrawsingh等[14]观察了203例冠状动

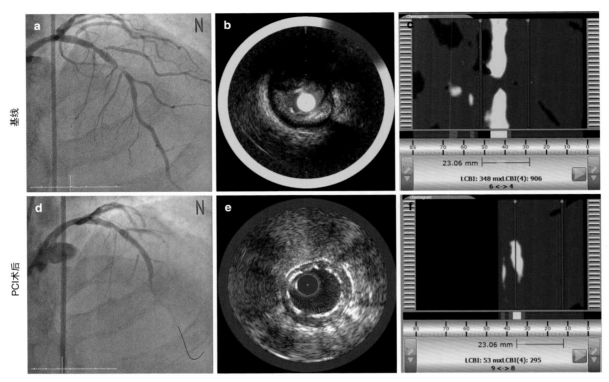

图9.6   近红外光谱预测围手术期心肌梗死（MI）的典型病例。(a) 基线血管造影显示左前降支中段的弥漫性狭窄；(b) 基线血管内超声 (IVUS) 显示明显狭窄的管腔，由于一个大的偏心回声衰减斑块造成最小管腔面积为 1.75 mm²，斑块负荷为 86.9%；(c) 基线化学图显示"黄色"富含脂质斑块，在血管周径延伸 330°，Max LCBI 4 mm 为 906（两条蓝线之间），这预示发生围手术期心肌梗死或无复流现象的风险极高；(d) 经皮冠状动脉介入 (PCI) 术后血管造影显示无复流现象，术后心脏生物标志物显著升高；(e) PCI 术后 IVUS 显示多个支架扩张充分并贴壁良好，最终最小支架面积为 5.8 mm²；(f) PCI 术后化学图显示支架置入后脂质核心区域显著减少并发生部分移位（黄色），max LCBI 4 mm 为 295（两条蓝线之间）

表 9.2   非罪犯病灶的影像学预测指标

文献	患者例数	影像学方法	结果	结论
Ohtani et al. [10]	552	血管镜	在 (57.3±22.1) 个月 FU 中 7.1% ACS 事件	黄色斑块数 [校正 HR 1.23 (1.03～1.45)，P = 0.02]
Stone et al. [11]	697 ACS	三支血管 VH−IVUS	在 3.4 年 FU 中 11.6% MACE（心源性死亡、心源性休克、心肌梗死或再住院）	PB ≥ 70% [HR 5.03 (2.51～10.11)，P < 0.001]；MLA ≤ 4 mm² [HR 3.21 (1.61～6.42)，VH−TCFA；P = 0.001] [HR 3.35 (1.77～6.36)，P < 0.001]
Calvert et al. [12]	170 (41% ACS) 共 931 个非罪犯病灶	三支血管 VH−IVUS	在 625 天 FU 中 1.4% MACE（死亡、心肌梗死或非计划性血运重建）	VH−TCFA (HR 7.53，P = 0.038)；PB>70 % (HR 8.13，P = 0.011)；重塑指数 (HR 2 686 [1.94×10～3.72×10]，P = 0.032)
动脉粥样硬化−IVUS Cheng et al. [13]	581 (54%ACS)	VH−IVUS	在 1 年 FU 中 7.8% MACE（死亡、ACS 或非计划性血运重建）	VH−TCFA [校正 HR 1.98 (1.09～3.60)，P = 0.026]；PB ≥ 70 % [校正 HR 2.90 (1.15～5.49)，P = 0.021]
动脉粥样硬化−NIRS Oemrawsingh et al. [14]	203 (47% ACS)	一支血管 NIRS	在 1 年 FU 中 13.7 % MACE（全因死亡、非致死性 ACS、卒中和非计划性血运重建）	LCBI ≥ 43（中位数）[校正 HR 4.04 (1.33～12.29)，P = 0.01]

注：ACS，急性冠脉综合征；FU，随访；HR，危险比；VH−IVUS，虚拟组织学血管内超声；MACE，主要不良心血管事件；MI，心肌梗死；PB，板块符合；MLA，最小管腔面积；VH−TCFA，虚拟组织学薄纤维帽动脉粥样硬化；NIRS，近红外光谱；LCBI，脂质核心负荷指数

造影患者的非罪犯血管，其中约一半（46%）的患者曾发生急性冠脉综合征。在LCBI高于中位数的患者中，1年随访期间主要不良心脑血管事件的发生率增加4倍（分别为16.7%和4.0%，校正后危险比为4.04，95% CI 1.33 ～ 12.29，P = 0.01）。此外，该研究中的大部分事件发生在非计划性血运重建，这表明NIRS

能够识别"活动期"或"快速生长"的斑块以及易发生破裂的斑块。同样，Madder等[16]报道，在121例注册研究的患者中，基线时无支架段的max LCBI 4 mm ≥ 400与随访期间不良心脏事件显著相关（危险比为10.2，95% CI 3.4 ～ 30.6，P<0.001）。NIRS能够预测冠心病患者的预后（图9.7）。

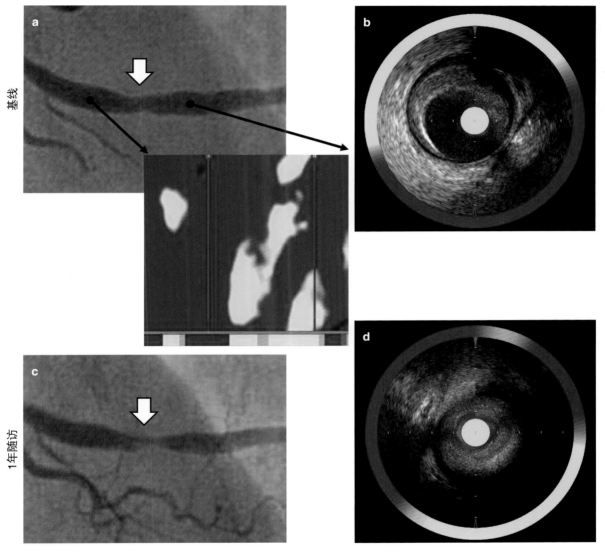

图9.7 通过近红外光谱（NIRS）预测斑块进展的典型病例。(a) 基线血管造影显示右冠状动脉中段不严重的狭窄（箭头），相应的NIRS显示冠状动脉壁存在大的脂质核心（max LCBI 4 mm为483），预示未来发生心脏事件风险增高；(b) 基线血管内超声（IVUS）显示最小管腔面积（MLA）为8.2 mm² 的偏心斑块，斑块负荷为58%；(c) 1年随访冠状动脉造影显示存在明确的"斑块进展"，管腔明显变窄（箭头）；(d) 与基线图像相比，随访IVUS显示MLA缩小（2.1 mm）和斑块负荷增加（88%）

9.4.4 内皮功能不全

体外实验和动物实验研究均证实内皮功能不会加剧动脉粥样硬化的机制，但体内应用血管内成像技术如IVUS等尚未能证实两者的相关性。

Choi等[17]研究显示LCBI与冠状动脉内皮功能有关（r = −0.460，P = 0.008），其中LCBI分为病变长度（r = −0.453，P = 0.009）和max LCBI 4 mm（r = −0.431，P = 0.014）。NIRS系统可十分灵敏地根据内皮功能障碍程度检测动脉粥样硬化的早期变化，提示它可作为动脉粥样硬化及其发病机制的重要研究工具。

9.5　局限性

NIRS系统仅提供胆固醇积聚的二维信息，并不提供冠状动脉壁内粥样硬化病变深度，因此IVUS可用于斑块结构的额外评估。NIRS假阳性结果可能因为纤维粥样瘤太小或纤维帽太厚而不符合LCP标准，或因斑块内包含明显脂质但没有坏死核心（内膜黄瘤和病理性内膜增厚）的病变引起。

小结

新的脂质鉴定方法NIRS可能对研究和临床决策都有价值，初步的研究已经证实了其作用和潜力。几项正在开展的临床试验可能证实其临床效果和未来的应用空间。

（何晓全　景彩　姚道阔　译）

参考文献

1. Moreno PR, Muller JE. Identification of high-risk atherosclerotic plaques: a survey of spectroscopic methods. Curr Opin Cardiol. 2002; 17: 638−47.

2. Hall JW, Pollard A. Near-infrared spectrophotometry: a new dimension in clinical chemistry. Clin Chem. 1992; 38: 1623−31.

3. Caplan JD, Waxman S, Nesto RW, Muller JE. Near-infrared spectroscopy for the detection of vulnerable coronary artery plaques. J Am Coll Cardiol. 2006; 47: C92−6.

4. Gardner CM, Tan H, Hull EL, Lisauskas JB, Sum ST, Meese TM, Jiang C, Madden SP, Caplan JD, Burke AP, Virmani R, Goldstein J, Muller JE. Detection of lipid core coronary plaques in autopsy specimens with a novel catheter-based near-infrared spectroscopy system. JACC Cardiovasc Imaging. 2008; 1: 638−48.

5. Waxman S, Dixon SR, L'Allier P, Moses JW, Petersen JL, Cutlip D, Tardif JC, Nesto RW, Muller JE, Hendricks MJ, Sum ST, Gardner CM, Goldstein JA, Stone GW, Krucoff MW. In vivo validation of a catheter-based near-infrared spectroscopy system for detection of lipid core coronary plaques: initial results of the SPECTACL study. JACC Cardiovasc Imaging. 2009; 2: 858−68.

6. Garcia BA, Wood F, Cipher D, Banerjee S, Brilakis ES. Reproducibility of near-infrared spectroscopy for the detection of lipid core coronary plaques and observed changes after coronary stent implantation. Catheter Cardiovasc Interv. 2010; 76: 359−65.

7. Goldstein JA, Maini B, Dixon SR, Brilakis ES, Grines CL, Rizik DG, Powers ER, Steinberg DH, Shunk KA, Weisz G, Moreno PR, Kini A, Sharma SK, Hendricks MJ, Sum ST, Madden SP, Muller JE, Stone GW, Kern MJ. Detection of lipid-core plaques by intracoronary near-infrared spectroscopy identifies high risk of periprocedural myocardial infarction. Circ Cardiovasc Interv. 2011; 4: 429−37.

8. Stone GW, Maehara A, Muller JE, Rizik DG, Shunk KA, Ben-Yehuda O, Genereux P, Dressler O, Parvataneni R, Madden S, Shah P, Brilakis ES, Kini AS, Investigators C. Plaque characterization to inform the prediction and prevention of periprocedural myocardial infarction during percutaneous coronary intervention: the CANARY trial (coronary assessment by near-infrared of atherosclerotic rupture-prone yellow). JACC Cardiovasc Interv. 2015; 8: 927−36.

9. Dixon SR, Grines CL, Munir A, Madder RD, Safian RD, Hanzel GS, Pica MC, Goldstein JA. Analysis of target lesion length before coronary artery stenting using angiography and near-infrared spectroscopy versus angiography alone. Am J Cardiol. 2012; 109: 60−6.

10. Ohtani T, Ueda Y, Mizote I, Oyabu J, Okada K, Hirayama A, Kodama K. Number of yellow plaques detected in a coronary artery is associated with future risk of acute coronary syndrome: detection of vulnerable patients by angioscopy. J Am Coll Cardiol. 2006; 47: 2194−200.

11. Stone GW, Maehara A, Lansky AJ, de Bruyne B, Cristea E, Mintz GS, Mehran R, McPherson J, Farhat N, Marso SP, Parise H, Templin B, White R, Zhang Z, Serruys PW, Investigators P. A prospective natural-history study of coronary atherosclerosis. N Engl J Med. 2011; 364: 226−35.

12. Calvert PA, Obaid DR, O'Sullivan M, Shapiro LM, McNab D, Densem CG, Schofield PM, Braganza D, Clarke SC, Ray KK, West NE, Bennett MR. Association between IVUS findings and adverse outcomes in patients with coronary artery disease: the VIVA (VH-IVUS in vulnerable atherosclerosis) study. JACC Cardiovasc Imaging. 2011; 4: 894−901.

13. Cheng JM, Garcia-Garcia HM, de Boer SP, Kardys I, Heo JH, Akkerhuis KM, Oemrawsingh RM, van Domburg RT, Ligthart J, Witberg KT, Regar E, Serruys PW, van Geuns RJ, Boersma E. In vivo detection of high-risk coronary plaques by radiofrequency intravascular ultrasound and cardiovascular outcome: results of the ATHEROREMO-IVUS study. Eur Heart J. 2014; 35: 639−47.

14. Oemrawsingh RM, Cheng JM, Garcia-Garcia HM, van Geuns RJ, de Boer SP, Simsek C, Kardys I, Lenzen MJ, van Domburg RT, Regar E, Serruys PW, Akkerhuis KM, Boersma E, Investigators A-N. Near-infrared spectroscopy predicts cardiovascular outcome in patients with coronary artery disease. J Am Coll Cardiol. 2014; 64: 2510−8.

15. Madder RD, Goldstein JA, Madden SP, Puri R, Wolski K, Hendricks M, Sum ST, Kini A, Sharma S, Rizik D, Brilakis ES, Shunk KA, Petersen J, Weisz G, Virmani R, Nicholls SJ, Maehara A, Mintz GS, Stone GW, Muller JE. Detection by near-infrared spectroscopy of large lipid core plaques at culprit sites in patients with acute ST-segment elevation myocardial infarction. JACC Cardiovasc Interv. 2013; 6: 838−46.

16. Madder RD, Husaini M, Davis AT, VanOosterhout S, Khan M, Wohns D, McNamara RF, Wolschleger K, Gribar J, Collins JS, Jacoby M, Decker JM, Hendricks M, Sum ST, Madden S, Ware JH, Muller JE. Large lipid-rich coronary plaques detected by near-infrared spectroscopy at non-stented sites in the target artery identify patients likely to experience future major adverse cardiovascular events. Eur Heart J Cardiovasc Imaging. 2016; 17: 393−9.

17. Choi BJ, Prasad A, Gulati R, Best PJ, Lennon RJ, Barsness GW, Lerman LO, Lerman A. Coronary endothelial dysfunction in patients with early coronary artery disease is associated with the increase in intravascular lipid core plaque. Eur Heart J. 2013; 34: 2047−54.

第二篇
光学相干断层扫描

10 血管内光学相干断层扫描的物理原理及设备

Jinyong Ha

光学相干断层扫描（OCT）原理类似于血管内超声，是利用光源代替超声波的一种新兴成像方式。光纤探头与频域OCT集成使视频、图像能够显示患者冠状动脉斑块和支架置入位置和变化。本章详细地介绍了血管内光学相干断层扫描（IV-OCT）在临床应用中的基本原理，讨论了其系统结构及由光学探针和保护套组成的导管结构，并简单介绍了IV-OCT的最新技术进展。

10.1 OCT简介

OCT是一种利用近红外光实时提供组织微结构横断面图像的高分辨率成像方式[1]。在医学应用中，OCT与超声成像及显微镜有共同的特征，现已被广泛应用于眼科、皮肤科及心脏科[2-4]。如图10.1所示，在多数组织中，OCT在分辨率及成像深度方面填补了显微镜及超声成像的空白[5]。显微镜对于组织平面具有高分辨率（~1 μm），但是由于大量的光散射导致信号衰减，其生物组织的成像深度有限，仅几百微米。医学超声成像的分辨率随超声波频率的变化而变化在0.1～1 mm。然而，即使在高频超声波下成像深度仅限于毫米范围，但也可能看到内脏[6]。

OCT与超声成像具有相同的工作原理，但其是利用红外光代替声波进行回波信号检测。通常，OCT是通过测量来自内部生物组织的后向散射或反射信号的大小和时间延迟实现的。声波在空气中的传播速度为340 m/s，回波信号的时间分辨率可达100 ns，这在电子探测范围内。光在空气中的传播速度为3×10^8 m/s，无法对背散射光的回波进行电测量，因此提出了光学干涉测量技术[7-9]。光学干涉仪被广泛应用于科学和工程领域，通过测量干涉图测量微小位移及空间不规则性。为了获得光学切片能力的微尺度分辨率，需要利用宽带光源的短相干长度进行低相干干涉测量。OCT中的低相干干涉测量是一种独特的测量背光回波信号的方法，具有很高的信噪比，被称为系统灵敏度[10]。

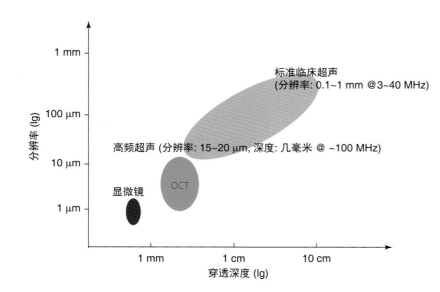

图10.1 光学相干断层扫描（OCT）、显微镜和超声成像的图像分辨率和穿透深度。OCT在医学成像中填补了显微镜和超声成像的空白。OCT图像分辨率约为1～15 μm，成像深度限制在2～3 mm。显微镜对浅表组织平面进行了非常高分辨率（~1 μm）的成像，但由于大量光散射信号的衰减生物组织中的成像深度仅限于几百微米。医学超声成像的分辨率随声波频率的变化而波动在0.1～1 mm，但即使成像深度仅限于只有毫米范围的高频超声波，也可能看到内脏

10.1.1 时域光学相干断层扫描（TD-OCT）和频域光学相干断层扫描（FD-OCT）

OCT系统主要由光源、耦合器或循环干涉仪及光电探测器组成。如图10.2所示，OCT分为TD-OCT和FD-OCT[11, 12]。TD-OCT是采用宽带光源，如超发光二极管和扫描参考臂，通过扫描参考路径长度调制干涉仪样品与参考臂之间的路径长度差，然后提取干涉条纹的包络作为时间的函数，这意味着图像数据最终是在时域中生成的。参考镜的一次行程会产生深度轮廓或A扫描。参考臂高速扫描延迟线的研制可使OCT成像速度达到每秒几千个轴向轮廓和视频帧速率[13, 14]。另外，FD-OCT还需要光谱仪作为光电探测器或波长扫描激光作为光源，

而不需要扫描参考长度。前者被称为光谱域OCT（SD-OCT），后者被称为扫描源OCT（SS-OCT）或交替光频域成像（OFDI）[15-19]。与SD-OCT相比，SS-OCT具有易实现偏振检测、探测深度范围大等优点。以SS-OCT为例，宽光谱范围内的窄瞬时线宽随时间在波长上调谐，并同时测量来自不同深度的所有回波信号。因此，系统灵敏度和成像速度可以显著改善[11, 19]。

10.2 IV-OCT系统

IV-OCT是一种基于导管的利用光纤探头的成像方式（表10.3）。一般来说，其在冠状动脉内成像具有挑战性，因为需要开发合适的OCT导管和造影剂冲

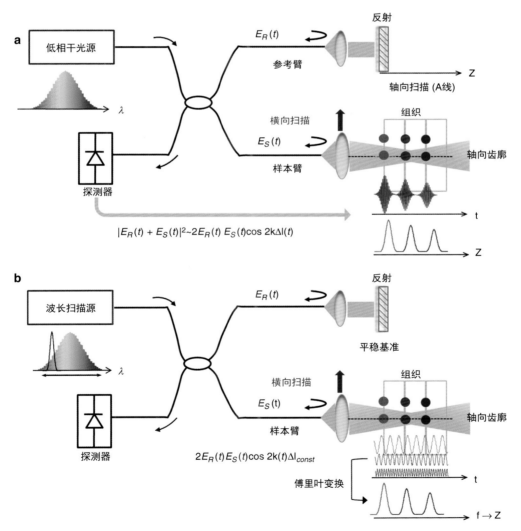

图10.2 时域光学相干断层扫描（TD-OCT）与频域光学相干断层扫描（FD-OCT）的比较。（a）TD-OCT系统由低相干光源、干涉仪和光电探测器组成，为了产生轴向轮廓，参考臂作为时间函数被扫描；（b）FD-OCT系统配置，采用波长扫描源，参考臂固定。干涉图的测量是波长和时间的函数，而不单是时间的函数。组织中不同位置回波信号的延迟导致了不同的频率调制，这是用傅里叶变换测量的

洗方案去除冠状动脉内血液。IV-OCT还需要一个由旋转接头和导管组成的导管系统（图10.4）[20, 21]。旋转接头在导管回撤和旋转时光学连接OCT系统控制台与导管中起着重要作用。导管由光学探针及保护套组成。光学探针由单模光纤、小透镜和空心扭矩电缆组成。扭矩电缆有多个螺纹和层，可以在弯曲的环境中精确地将近端旋转传送到光纤探头的远端。旋转光纤易脆，故其插入扭矩电缆内固定。为了能

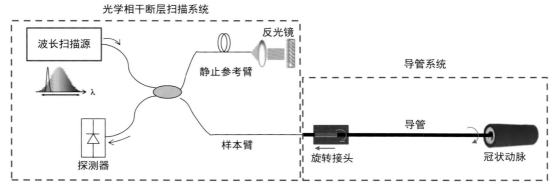

图10.3 血管内光学相干断层扫描（IV-OCT）的组成。IV-OCT还需要一个导管系统，其中包括一个旋转接头和一个导管。旋转接头连接IV-OCT平台和导管

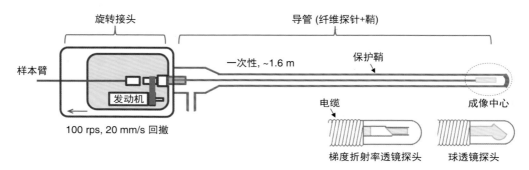

图10.4 旋转接头和导管结构。创建横截面光学相干断层扫描（OCT）图像需要将导管旋转并通过旋转接头将其撤回。旋转接头还将血管内OCT系统中的OCT光束耦合到保护鞘中的光纤探针上。使用绿光透镜或抛光球透镜聚焦光束。将光纤探针插入空心扭矩电缆并固定，以提供从光纤探头近端到远端的稳定扭矩传递

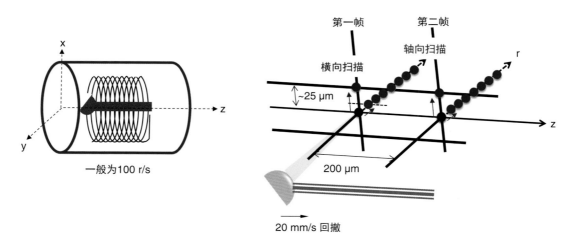

图10.5 螺旋扫描图像数据采集。血管内光学相干断层扫描数据是通过对导管的螺旋扫描获得的。这种螺旋扫描包括横向扫描和回撤运动

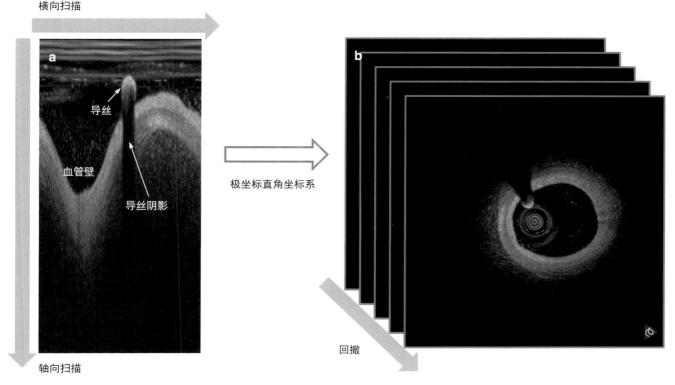

图10.6 将极坐标转换为笛卡尔域图像。血管内光学相干断层扫描（IV-OCT）是由轴向、横向扫描和回撤运动产生的。将原始的极坐标OCT图像转换为笛卡尔域OCT图像。(a) 由IV-OCT自然生成的极域中的矩形OCT图像；(b) 将横截面OCT图像转换为笛卡尔域OCT图像，以实现冠状动脉的可视化

将光线聚焦到容器上，就需要角抛光球透镜或梯度折射率透镜（GRIN）。旋转导管可以产生二维冠状动脉横断面图像，在回撤导管过程中可以产生多个框架（表10.5）。IV-OCT创建原始矩形OCT图像，这些图像从极坐标转换为笛卡尔坐标从而显示图像（表10.6）。应用IV-OCT检查冠状动脉，必须清除冠状动脉内的血液以避免红细胞导致的大量光散射和衰减。Tearney等[22, 23]首次在体内对人体动脉进行了导管成像。该研究报道了OCT图像能够区分出动脉的内膜、中膜和外膜。Jang等[24]首次对人体进行IV-OCT成像，并与支架内斑块组织突入管腔的IVUS图像进行了比较。

第一个商业IV-OCT产品是2004年欧洲和日本监管机构批准的M2 OCT系统（LightLab Imaging, Inc., Westford, 美国；现在是St. Jude Medical, Inc.的子公司），M3系统于3年后在日本推出。M2和M3系统都基于TD-OCT技术，在成像速度方面受到限制（帧速率：M2系统为15.6帧/s，M3系统为20帧/s；后退速度：M2系统为3.0 mm/s，M3系统为2.0 mm/s）[25, 26]。在OCT显像时，用含乳酸林格溶液或正常冲洗液的球囊闭塞病变近端。FD-OCT中

波长扫描源的显著进步确保了更快的帧速率（100帧/s）和后退速度（5～20 mm/s），从而产生非闭塞黏性造影剂冲洗OCT成像[4, 27]。由蜻蜓成像导管和C7-XR OCT系统（St. Jude Medical/LightLab Image, Westford, USA）组成的商业版FD-OCT于2010年获得世界首个监管机构的批准而推出[26]。2011年在人体内对Terumo OFDI系统允许的160帧/s的可行性和安全性进行了评估[28]，2013年LUNAWAVEOFDI系统（日本东京Terumo公司）的第一个产品在欧洲30多个国家上市。表10.1总结了TD-OCT和FD-OCT系统的主要规格[4, 26, 28]。

10.3 OCT的图像质量

由于成像方式的分辨率决定了图像质量，研制高分辨率光学成像系统已成为涉及高速和穿透深度成像方式的主要研究课题之一。OCT图像分辨率分为轴向分辨率和横向分辨率。轴向分辨率是沿入射光束轴线可分辨的2个物体之间的最小距离。它与透镜设计无关，与光源中心波长成正比，与光源带宽成反比[29]。OCT成像的横向分辨率是两个垂直

表 10.1 时域光学相干断层扫描（TD-OCT）与频域光学相干断层扫描（FD-OCT）的比较

成像方法	TD-OCT	FD-OCT
轴向分辨率	15 μm	10～15 μm
横向分辨率	90 μm	20～40 μm
导管剖面	最大外径为 0.019″	2.4F 至 3.2F
帧速率	16～20 帧/s（typ. 15.4 帧/s）	100～160 帧/s
回撤速度	阻塞部位 0.5～2 mm/s 非阻塞部位 2～4 mm/s	10～40 mm/s（typ. 20 mm/s）
球囊闭塞	高度推荐	不要求

于 OCT 光束的物体在同一深度位置上的最小可分辨距离。它主要依赖于成像核心的聚焦透镜[30]。决定图像质量的另一个重要参数是聚焦深度（DOF）。DOF 定义为从最小光斑尺寸（d）到 $\sqrt{2}\,d$ 位置的轴向距离，为瑞利范围的 2 倍。横向分辨率与景深之间存在矛盾。因此，增加横向分辨率可获得更好的图像质量，但会降低 DOF。在 IV-OCT 成像过程中，由于导管与血管壁的相对位置发生了很大的变化，横向分辨率的变化会导致图像畸变。在中心波长（～1 300 nm）处，IV-OCT 的轴向分辨率一般为 10 μm，横向分辨率为 20～40 μm，DOF 为～1.3 mm[31, 32]。

10.3.1　IV-OCT 的图像失真

IV-OCT 图像伪影主要由导管运动和心脏动力学引起。为了创建血管的 OCT 横断面图像，将导管插入冠状动脉并旋转以自动回缩。在导管的近端施加的扭矩不均匀地传递到远端成像核心，因此，由于导管是通过弯曲的血管、卷曲的成像鞘或紧密的止血阀放置的，所以导管是不均匀地旋转的。这种失真被称为非均匀旋转失真，在 IVUS 成像中也会发生[32]。如图 10.7 所示心脏动力学同样可以导致图像失真。在心动周期中，心脏运动直接影响导管的径向和纵向运动[33.34]。因此，冠状动脉横断面图像中的轴向不连续性可能出现在第一次和最后一次 A 扫描之间的过渡区，并且导管前进后退产生的纵向运动可以产生重复影像。另外，由于很高的光学背向散射影像饱和度、导管或支架内的血液引起的阴影效应以及次优冲洗也可以导致图像失真[32]。

10.4　IV-OCT 技术的进展

在评价成像方式的性能时，最重要的是考虑成像速度、分辨率和穿透深度。高速成像可以提供无运动伪影的图像，减少造影剂冲洗量。最近，一个由心电图触发的高速 OCT 系统以 500 帧/s 的帧速率和 100 mm/s 的回缩速度实现了心脏无运动成像，并在一个跳动的猪心脏上进行了体内成像实验[35]。同样有报道指出，微 OCT（μOCT）的横向分辨率提高了 1 μm，虽然需要开发 μOCT 导管，但它能够原位观察细胞、细胞外成分和内皮细胞原位覆盖[36]。但是，如果不增加光源的中心波长，则很难提高穿透深度，从而降低轴向分辨率。

通过组织成分的特征识别高风险斑块已经引起了极大的兴趣。偏振敏感 OCT（PS-OCT）是一种功能扩展，它提供了组织双折射的特性，这种双折射可能与胶原蛋白和平滑肌细胞含量有关[37, 38]。最近，一项活体试验研究通过改善斑块破裂等组织特征，证明了血管内 PS-OCT 的可行性和稳健性[39, 40]。多模 OCT 结合近红外荧光（NIRF）或近红外自荧光（NIRAF）的方法已经被证明可以用于检测高危斑块。应用 FDA 批准的吲哚青绿（ICG），多模 IV-OCT 和 NIRF 成像系统可以准确地识别兔模型中脂肪丰富的炎症斑块[41]。采用 2.6 F 的冠状动脉导管首次进行了人体 IV-OCT 和 NIRAF 研究。研究显示，NIRAF 信号的升高与 IV-OCT 确定的高风险形态表型有关[42]。最近，先进的 IVUS-OCT 系统以 72 帧/s 的速度被成功应用在兔动脉。IVUS 和 OCT 数据集之间准确注册显示出了临床应用中对于准确识别易损斑块方面的巨大潜力[43]。

10.5　小结

IV-OCT 采用超薄导管进行光成像。基于 FD-OCT 的高速成像技术的发展使得实时非闭塞性冠状动脉成像成为可能。由于 IV-OCT 在进一步认识和治疗冠状动脉粥样硬化性疾病方面有很大的潜力，新技术将通过多学科不断的发展和变革。

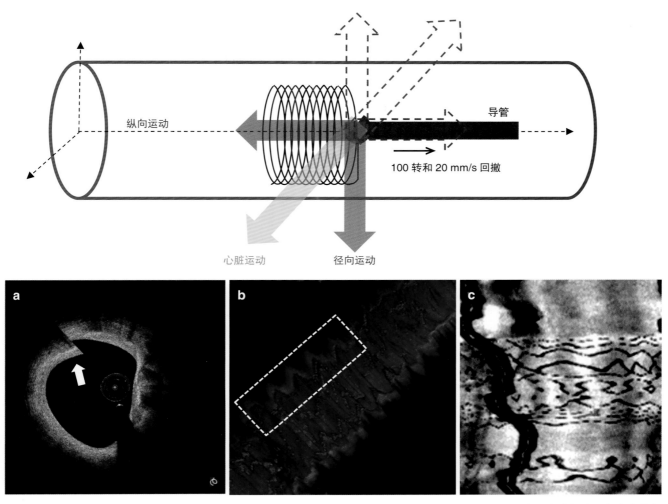

图10.7 心脏运动引起的典型运动伪影。由于心脏动力学，导管在冠状动脉内有明显的波动。心脏运动主要产生探头的径向和纵向运动。心脏运动主要产生探头在径向和纵向的运动。在心脏周期中，探头向2个方向摆动。(a) 冠状动脉横断面图像；(b) 由径向运动伪影引起的置入支架的血管纵向切面图；(c) 由纵向运动伪影而引起的置入支架的血管纵向图

（刘磊 陈晖 译）

参考文献

1. Huang D, Swanson EA, Lin CP, Schuman JS, Stinson WG, Chang W, et al. Optical coherence tomography. Science. 1991; 254(5035): 1178−81.

2. Fercher AF, Hitzenberger CK, Drexler W, Kamp G, Sattmann H. *In-vivo* optical coherence tomography. Am J Ophthalmol. 1993; 116(1): 113−5.

3. Gladkova ND, Petrova GA, Nikulin NK, Radenska-Lopovok SG, Snopova LB, Chumakov YP, et al. *In vivo* optical coherence tomography imaging of human skin: norm and pathology. Skin Res Technol. 2000; 6(1): 6−16.

4. Tearney GJ, Waxman S, Shishkov M, Vakoc BJ, Suter MJ, Freilich MI, et al. Three-dimensional coronary artery microscopy by intracoronary optical frequency domain imaging. JACC Cardiovasc Imaging. 2008; 1(6): 752−61.

5. Drexler W, Fujimoto JG. Optical coherence tomography: technology and applications. Berlin: Springer; 2008. xxix, 1346 p.

6. Szabo TL. Diagnostic ultrasound imaging: inside out. Burlington: Elsevier; 2004.

7. Beaud P, Schutz J, Hodel W, Weber HP, Gilgen HH, Salathe RP. Optical reflectometry with micrometer resolution for the investigation of integrated optical-devices. IEEE J Quantum Electron. 1989; 25(4): 755−9.

8. Takada K, Yokohama I, Chida K, Noda J. New measurement system for fault location in optical wave-guide devices based on an interferometric-technique. Appl Opt. 1987; 26(9): 1603−6.

9. Youngquist RC, Carr S, Davies DEN. Optical coherence-domain Reflectometry — a new optical evaluation technique. Opt Lett. 1987; 12(3): 158−60.

10. Huang D, Wang J, Lin CP, Puliafito CA, Fujimoto JG. Micron-resolution ranging of cornea anterior chamber by optical reflectometry. Lasers Surg

Med. 1991; 11(5): 419−25.

11. Choma MA, Sarunic MV, Yang CH, Izatt JA. Sensitivity advantage of swept source and Fourier domain optical coherence tomography. Opt Express. 2003; 11(18): 2183−9.

12. Leitgeb R, Hitzenberger C, Fercher A. Performance of fourier domain vs. time domain optical coherence tomography. Opt Express. 2003; 11(8): 889−94.

13. Rollins AM, Kulkarni MD, Yazdanfar S, Ung-arunyawee R, Izatt JA. *In vivo* video rate optical coherence tomography. Opt Express. 1998; 3(6): 219−29.

14. Tearney GJ, Bouma BE, Fujimoto JG. High-speed phase- and group-delay scanning with a grating-based phase control delay line. Opt Lett. 1997; 22(23): 1811−3.

15. Chinn SR, Swanson EA, Fujimoto JG. Optical coherence tomography using a frequency-tunable optical source. Opt Lett. 1997; 22(5): 340−2.

16. Fercher AF, Hitzenberger CK, Kamp G, Elzaiat SY. Measurement of intraocular distances by backscattering spectral interferometry. Opt Commun. 1995; 117(1−2): 43−8.

17. Golubovic B, Bouma BE, Tearney GJ, Fujimoto JG. Optical frequency-domain reflectometry using rapid wavelength tuning of a Cr4+: forsterite laser. Opt Lett. 1997; 22(22): 1704−6.

18. Yun SH, Tearney GJ, Bouma BE, Park BH, de Boer JF. High-speed spectral-domain optical coherence tomography at 1.3 mu m wavelength. Opt Express. 2003; 11(26): 3598−604.

19. Yun SH, Tearney GJ, de Boer JF, Iftimia N, Bouma BE. High-speed optical frequency-domain imaging. Opt Express. 2003; 11(22): 2953−63.

20. Tearney GJ, Boppart SA, Bouma BE, Brezinski ME, Weissman NJ, Southern JF, et al. Scanning single-mode fiber optic catheter-endoscope for optical coherence tomography. Opt Lett. 1996; 21(7): 543−5.

21. Yaqoob Z, Wu JG, McDowell EJ, Heng X, Yang CH. Methods and application areas of endoscopic optical coherence tomography. J Biomed Opt. 2006; 11(6): 063001.

22. Tearney GJ, Brezinski ME, Boppart SA, Bouma BE, Weissman N, Southern JF, et al. Catheter-based optical imaging of a human coronary artery. Circulation. 1996; 94(11): 3013.

23. Tearney GJ, Jang IK, Kang DH, Aretz HT, Houser SL, Brady TJ, et al. Optical coherence tomography of human coronary arteries: a new imaging modality to visualize different components of plaques. J Am Coll Cardiol. 2000; 35(2): 52a−3a.

24. Jang IK, Tearney G, Bouma B. Visualization of tissue prolapse between coronary stent struts by optical coherence tomography — comparison with intravascular ultrasound. Circulation. 2001; 104(22): 2754.

25. Inami S, Wang Z, Ming-Juan Z, Takano M, Mizuno K. Current status of optical coherence tomography. Cardiovasc Interv Ther. 2011; 26(3): 177−85.

26. Terashima M, Kaneda H, Suzuki T. The role of optical coherence tomography in coronary intervention. Korean J Intern Med. 2012; 27(1): 1−12.

27. Yun SH, Tearney GJ, Vakoc BJ, Shishkov M, Oh WY, Desjardins AE, et al. Comprehensive volumetric optical microscopy in vivo. Nat Med. 2006; 12(12): 1429−33.

28. Okamura T, Onuma Y, Garcia-Garcia HM, van Geuns RJ, Wykrzykowska JJ, Schultz C, et al. First-in-man evaluation of intravascular optical frequency domain imaging (OFDI) of Terumo: a comparison with intravascular ultrasound and quantitative coronary angiography. EuroIntervention. 2011; 6(9): 1037−45.

29. Swanson EA, Huang D, Hee MR, Fujimoto JG, Lin CP, Puliafito CA. High-speed optical coherence domain reflectometry. Opt Lett. 1992; 17(2): 151−3.

30. Saleh BEA, Teich MC. Fundamentals of photonics. 2nd ed. Hoboken: Wiley; 2007. xix, 1175 p.

31. Lowe HC, Narula J, Fujimoto JG, Jang IK. Intracoronary optical diagnostics current status, limitations, and potential. JACC Cardiovasc Interv. 2011; 4(12): 1257−70.

32. Tearney GJ, Regar E, Akasaka T, Adriaenssens T, Barlis P, Bezerra HG, et al. Consensus standards for acquisition, measurement, and reporting of intravascular optical coherence tomography studies: a report from the international working group for intravascular optical coherence tomography standardization and validation. J Am Coll Cardiol. 2012; 59(12): 1058−72.

33. Ha JY, Shishkov M, Colice M, Oh WY, Yoo H, Liu L, et al. Compensation of motion artifacts in catheter-based optical frequency domain imaging. Opt Express. 2010; 18(11): 11418−27.

34. Ha J, Yoo H, Tearney GJ, Bouma BE. Compensation of motion artifacts in intracoronary optical frequency domain imaging and optical coherence tomography. Int J Cardiovasc Imaging. 2012; 28(6): 1299−304.

35. Jang SJ, Park HS, Song JW, Kim TS, Cho HS, Kim S, et al. ECG-triggered, single cardiac cycle, high-speed, 3D, intracoronary OCT. JACC Cardiovasc Imaging. 2016; 9(5): 623−5.

36. Liu LB, Gardecki JA, Nadkarni SK, Toussaint JD, Yagi Y, Bouma BE, et al. Imaging the subcellular structure of human coronary atherosclerosis using micro-optical coherence tomography. Nat Med. 2011; 17(8): 1010-U132.

37. Kuo WC, Chou NK, Chou C, Lai CM, Huang HJ, Wang SS, et al. Polarization-sensitive optical coherence tomography for imaging human atherosclerosis. Appl Opt. 2007; 46(13): 2520−7.

38. Nadkarni SK, Pierce MC, Park BH, de Boer JF, Whittaker P, Bouma BE, et al. Measurement of collagen and smooth muscle cell content in atherosclerotic plaques using polarization-sensitive optical coherence tomography. J Am Coll Cardiol. 2007; 49(13): 1474−81.

39. van der Sijde JN, Karanasos A, Villiger M, Bouma BE, Regar E. First-in-man assessment of plaque rupture by polarization-sensitive optical frequency domain imaging in vivo. Eur Heart J. 2016; 37(24): 1932.

40. Villiger M, Karanasos A, Ren J, Lippok N, Shishkov M, van Soest G, et al., editors. Intravascular polarization sensitive optical coherence

tomography in human patients. Conference on Lasers and Electro-Optics. San Jose: Optical Society of America; 2016.

41. Lee S, Lee MW, Cho HS, Song JW, Nam HS, Oh DJ, et al. Fully integrated high-speed intravascular optical coherence tomography/near-infrared fluorescence structural/molecular imaging in vivo using a clinically available near-infrared fluorescence-emitting indocyanine green to detect inflamed lipid-rich atheromata in coronary-sized vessels. Circ Cardiovasc Interv. 2014; 7(4): 560−9.

42. Ughi GJ, Wang H, Gerbaud E, Gardecki JA, Fard AM, Hamidi E, et al. Clinical characterization of coronary atherosclerosis with dual-modality OCT and near-infrared autofluorescence imaging. JACC Cardiovasc Imaging. 2016; 9(11): 1304−14.

43. Li J, Ma T, Mohar D, Steward E, Yu M, Piao Z, et al. Ultrafast optical-ultrasonic system and miniaturized catheter for imaging and characterizing atherosclerotic plaques in vivo. Sci Rep. 2015; 5: 18406.

11 图像采集技术

Ki-Seok Kim

在当今，光学相干断层扫描（OCT）技术的临床效用在腔内影像学领域表现出越来越大的潜力。在本章，我们将探讨在频域 OCT（FD-OCT）检查时涉及的基本特征及图像采集技术。

11.1 简介

OCT 是一个基于导管的侵入性冠状动脉成像系统。运用光源代替超声波，OCT 能提供高分辨率的冠状动脉斑块影像并能了解置入支架的状态。Naohiro Tanno 与 James G. Fujimoto[1] 于 1991 年发明于 OCT，他们首次在人视网膜上完成 OCT 检查。血管内 OCT 于 2002 年首次被实施（图 11.1）[2, 3]。血管内 OCT 需要一个能够发射光源并记录在沿冠状动脉旋转与回撤时的反射信号的单光纤钢丝[4]。与血管内超声（IVUS）相比，OCT 能提供高于其10 倍的分辨率（10 ~ 15 μm vs. 100 μm）。OCT 不能透过血液成像，与 IVUS 相比组织穿透性更低（2 cm vs. 1 cm）[2, 5]。然而，OCT 能提供冠状动脉斑块的高分辨率图像与冠状动脉粥样硬化的详细信息（表 11.1），这将为未来冠状动脉疾病的诊断和治疗提供帮助。

11.2 OCT 发展史

冠状动脉内 OCT 导管连接于一个旋转的连接器，它有一个马达用于旋转导管内的光纤并结合来源于旋转光纤的光源与参考臂的光源[6]。这个旋转连接器安装在一个自动回撤装置上（图 11.2）。OCT 系统有 2 种类型：时域 OCT（TD-OCT）与频域 OCT（FD-OCT）。第一代 OCT 是 TD-OCT，它需要在近端血管形成球囊闭塞，从而使产生图像时不受到血流的干扰。TD-OCT 的问题是检查时间延长、成像段长度较短及图像质量中等[7]。首个第二代商业化的 FD-OCT 于 2007 年被采用，它克服了 TD-OCT 的局限性（表 11.2 与表 11.3）[8]。

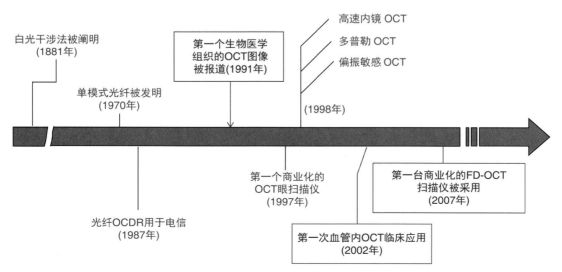

图 11.1 OCT 发展史。Naohiro Tanno 与 James G. Fujimoto 于 1991 年发明光学相干断层扫描（OCT）技术并首次在人视网膜上完成 OCT 检查。血管内 OCT 于 2002 年首次被实施。首个第二代商业化的 FD-OCT 于 2007 年被采用，克服了 TD-OCT 的局限性

表 11.1 血管内超声（IVUS）与频域光学相干断层扫描（FD-OCT）性能的比较

项目	IVUS	FD-OCT
轴向分辨率（μm）	100 ~ 200	12 ~ 15
波束宽度	200 ~ 300	20 ~ 40
帧频（帧/s）	30	100
回撤速度（mm/s）	0.5 ~ 1	20
扫描直径（mm）	15	10
组织穿透力（mm）	10	1.0 ~ 2.0
每帧行数	256	500
横向采样（μm）	225	19
帧频（帧/s）	不需要	需要

表 11.2 TD-OCT 与 FD-OCT 的差异

项目	TD-OCT	FD-OCT
扫描方法	机械扫描一个参考面镜	电子扫描激光波长
成像速度	慢	快
成像质量	中等	优异

注：TD-OCT，时域光学相干断层扫描；FD-OCT，频域光学相干断层扫描

表 11.3 TD-OCT 与 FD-OCT 性能的比较

项目	TD-OCT	FD-OCT
轴向分辨率（μm）	12 ~ 15	15 ~ 20
帧频（帧/s）	100	15 ~ 20
回撤速度（mm/s）	20	2 ~ 3
扫描直径（mm）	10	6.8
组织穿透力（mm）	1.0 ~ 2.0	1.0 ~ 2.0
每帧行数	500	200
横向采样（μm）	19	39

注：TD-OCT，时域光学相干断层扫描；FD-OCT，频域光学相干断层扫描

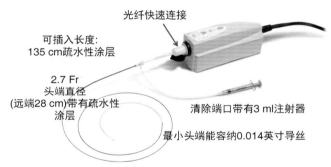

图 11.2 飞龙光学相干断层扫描（OCT）导管与 DOC 系统。冠状动脉内 OCT 导管连接在一个旋转的连接器上，它有一个马达用于旋转导管内的光纤并结合来源于旋转光纤的光源与参考臂的光源。这个旋转连接器安装在一个自动回撤装置上

11.3 FD-OCT 图像采集原理

应用 FD-OCT 系统，OCT 探头首先被置于一个常规导丝上，送达检测目标段以远的位置。由于有特定标志物能够指示 OCT 光束的确切位置，标志物近端 20 mm 处从而使识别回撤起始点成为一个容易的步骤。当 OCT 导管到位，通过注射造影剂可见远端血流清除时，一个 OCT 图像序列随着导管快速回撤被迅速采集，回撤在向引导导管内快速注射造影剂时自动开始，回撤速率为 20 mm/s（图 11.3）。造影剂的注射速率通常被设置为左冠状动脉 3 ~ 4 ml/s，右冠状动脉 2 ~ 3 ml/s，也能根据管径流量与大小进行调整。通常推荐选用低致心律失常风险及高黏度的造影剂，进而延长成像时间[9]。多数专

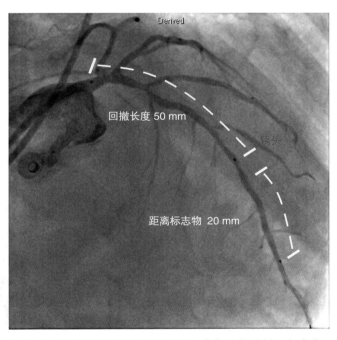

图 11.3 光学相干断层扫描（OCT）成像导管的插入与定位。应用频域 OCT 系统，OCT 探头首先被置于一个常规导丝上，送达检测目标段以远的位置。由于有特定标志物能够指示 OCT 光束的确切位置，使得识别回撤起始点成为一个容易的步骤，它位于标志物近端 20 mm 处

家、术者主张应用造影剂自动注射以获得最佳的图像质量。回撤能够在识别远端血流清除时自动开始或被手动激活。采集速率为20 mm/s能够2.5 s内在一段长5 cm的动脉上用总注射量为14 ml的造影剂得到200个横截面的图像序列[4]。这可能体现了在PCI过程中应用FD-OCT的实际优势，能够快速评估支架及植入区域并能避免位置错认。FD-OCT的回撤速度过快以至于在图像采集时不能分析图像，但记录下的图像已被数码储存并能在慢速循环播放时回看[10]。

11.4　FD-OCT图像采集方案

圣犹大医疗OCT系统与飞龙血管内成像导管被用于血管内OCT成像，在注射200 μg硝酸甘油后，通过无边孔的传统6 Fr引导导管送入。将一条直径为0.014英寸的导丝定位于检测目标段以远的位置。飞龙导管的近端至轴部需被擦拭以激活疏水性涂层，并向导管内轻推100%造影剂直至导管头端流出3滴造影剂。然后由飞龙导管的末端置入导丝并通过蓝色头端，从导丝出口端送出。推荐将导管轻微弯曲以便更容易地将导丝从出口端送出（图11.4）。飞龙导管被向前送至近段不透射线的标志物到达靶病变远端。试验性注射1～2 ml 100%造影剂用于确定引导导管到位。在回撤过程开始前，必须推注造影剂以移除管腔内的残余血液（图11.5a，b）。在回撤扫描过程中，通过快速推注造影剂以保证图像清晰（图11.5c，d）。一旦系统上回撤过程开始，冠状动脉血流将通过一个快速推注的注射器或手动注射持续灌注100%造影剂。这个系统的说明标签推荐将快速推注的注射器速率设置为4 ml/s，压力为300 psi及增压为0，总液量为14 ml。我们推荐将这个设置用于左前降支（LAD）与左回旋支（LCX），将总液量为12 ml、速率4 ml/s、压力300 psi（1 psi=6.895 kPa）及增压0的设置用于右冠状动脉（RCA）。我们发现这些设置能够提供始终如一的、高品质的图像。在通过适当的Z-相差校准设置后，这个系统能被用于检测。

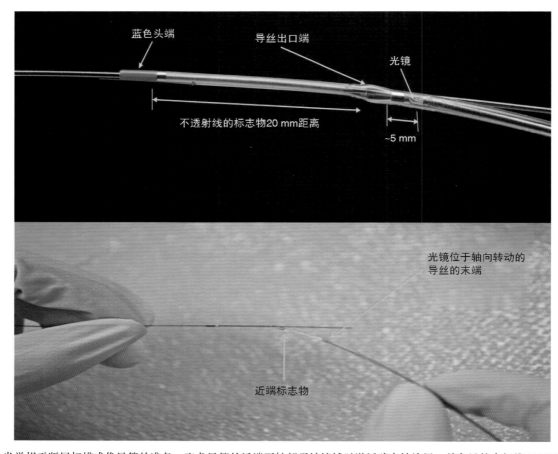

图11.4　光学相干断层扫描成像导管的准备。飞龙导管的近端至轴部需被擦拭以激活疏水性涂层，并向导管内轻推100%造影剂直至导管头端流出3滴造影剂。然后由飞龙导管的末端置入导丝并通过蓝色头端，从导丝出口端送出。推荐将导管轻微弯曲以便更容易地将导丝从出口端送出

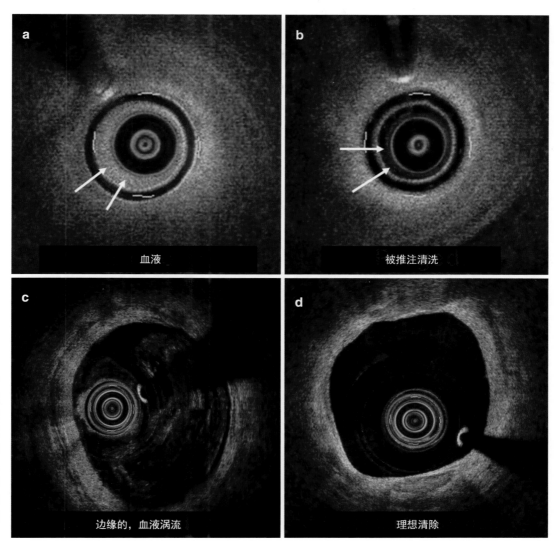

图11.5 光学相干断层扫描导管在回撤过程前的准备。在回撤过程开始前，必须推注造影剂以移除管腔内的残余血液（a，b）；在回撤扫描过程中，通过快速推注造影剂以保证图像清晰（c，d）

（图中标注：a 血液；b 被推注清洗；c 边缘的，血液涡流；d 理想清除）

11.5　FD-OCT图像采集：贴示与窍门

根据我们的经验，光纤OCT导管比IVUS导管更柔软，推送顺应性更低，甚至直径（2.7 Fr）也更小。在术者向前推送光纤OCT导管之前，弥漫的、长的、相对钙化的成角病变需要被较好地处理以避免损坏光纤OCT导管。而且，术者应该仔细地将OCT导管与引导导管同轴定位并固定导管开口以避免残余血流衰减。血管直径范围为2.50～3.75 mm是OCT成像的理想条件。因此，术者应该意识到血管以"出屏幕"的形式丢失图像，这是由于血管直径大于OCT的扫描直径（可视区域）所产生的结果，以及折叠的伪影。迄今为止，主干的开口病变由于较差的血流冲洗与导管固定仍然是OCT的局限性之一（表11.4）。

表11.4　光学相干断层扫描图像采集的总结

不要应用小于6 Fr的指引导管及带侧孔的指引导管
应用柔软的标准0.014″冠脉导丝
弥漫的、长的、钙化的成角病变应该被较好地处理
理想大小的血管直径是2.50～3.75 mm
确保固定导管开口并较好地同轴能避免血流衰减
注射非稀释的碘对比剂速率为3～5 ml/s，4～5 s内

11.6　OCT的伪影

残余血液　残余血液能衰减OCT光束且当红细胞密度较高时可能造成光束散焦。这会使血管壁的明亮度降低，特别是在距离成像导丝的径向距离较

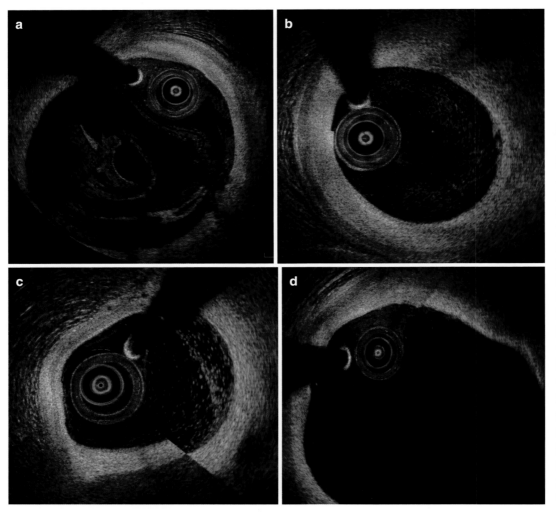

图11.6　回撤过程中的图像伪影。血液涡流是由灌注造影剂时与血液之间的湍流形成的。管腔内冲洗不彻底或弹丸式注射对比剂时间过短时（a）；血液散斑发生于红细胞（RBC）混合入灌注流体时或经盐水稀释后造成低流速时，这使成像时不能移除所有的RBC（b）；缝合伪影是在单帧成像时因动脉或成像导丝快速移动，导致管腔边缘的单个点不能准确重合或对准而造成的伪影（c）；折叠伪影对于新一代FD-OCT较为特异，典型的示例是边支与大血管（d）

大时。血液涡流是由灌注造影剂时与血液之间的湍流形成的。管腔内冲洗不彻底或弹丸式注射造影剂时间过短时（图11.6a）。当红细胞（RBC）混合入灌注液体或经盐水稀释后造成低流速时发生血液散斑，从而使成像时不能移除所有的RBC（图11.6b）。

　　缝合伪影　是在单帧成像时因动脉血流或成像导丝快速移动，导致管腔边缘的单个点不能准确重合或对准而造成伪影（图11.6c）。

　　折叠伪影　对于新一代FD-OCT较为特异。折叠伪影是当结构信号反射至系统的可视区域以外时伴随傅里叶变换产生的"相位缠绕"或"伪信号"

的结果。典型示例是边支与大血管（图11.6d）。

11.7　小结

　　先进的FD-OCT系统能提供更详细的冠状动脉斑块信息以便于准备恰当的PCI手术。近期的一项临床试验（ILUMIEN Ⅲ）已经表明OCT引导的PCI不劣于IVUS引导的PCI。精确的FD-OCT导管操作与图像采集技术将提供冠状动脉血管信息并能改善PCI患者预后。

（化冰　李东宝　译）

参考文献

1. Huang D, Swanson EA, Lin CP, Schuman JS, Stinson WG, Chang W, et al. Optical coherence tomography. Science. 1991; 25: 1178-81.

2. Jang IK, Bouma BE, Kang DH, Park SJ, Park SW, Seung KB, et al. Comparison with intravascular ultrasound. J Am Coll Cardiol. 2002; 39: 604-9.

3. Kawase Y, Hoshino K, Yoneyama R, McGregor J, Hajjar RJ, Jang IK, et al. In vivo volumetric analysis of coronary stent using optical coherence tomography with a novel balloon occlusion-flushing catheter: a comparison with intravascular ultrasound. Ultrasound Med Biol. 2005; 31: 1343-9.

4. Prati F, Jenkins MW, Di Giorgio A, Rollins AM. Intracoronary optical coherence tomography, basic theory and image acquisition techniques. Int J Cardiovasc Imaging. 2011; 27: 251-8.

5. Bezerra HG, Costa MA, Guagliumi G, Rollins AM, Simon DI. Intracoronary optical coherence tomography: a comprehensive review clinical and research applications. JACC Cardiovasc Interv. 2009; 2: 1035−46.

6. Brezinski ME, Tearney GJ, Bouma BE, Izatt JA, Hee MR, Swanson EA, et al. Optical coherence tomography for optical biopsy. Properties and demonstration of vascular pathology. Circulation. 1996; 93: 1206−13.

7. Prati F, Cera M, Ramazzotti V, Imola F, Giudice R, Albertucci M. Safety and feasibility of a new nonocclusive technique for facilitated intracoronary optical coherence tomography (OCT) acquisition in various clinical and anatomical scenarios. EuroIntervention. 2007; 3: 365−70.

8. Choma M, Sarunic M, Yang C, Izatt J. Sensitivity advantage of swept source and Fourier domain optical coherence tomography. Opt Express. 2003; 11: 2183−9.

9. Prati F, Cera M, Ramazzotti V, Imola F, Giudice R, Giudice M, et al. From bench to bedside: a novel technique of acquiring OCT images. Circ J. 2008; 72: 839−43.

10. Barlis P, Gonzalo N, Di Mario C, Prati F, Buellesfeld L, Rieber J, et al. A multicentre evaluation of the safety of intracoronary optical coherence tomography. EuroIntervention. 2009; 5: 90−5.

11. Prati F, Regar E, Mintz GS, Arbustini E, Di Mario C, Jang IK, et al. Expert review document on methodology, terminology, and clinical applications of optical coherence tomography: physical principles, methodology of image acquisition, and clinical application for assessment of coronary arteries and atherosclerosis. Eur Heart J. 2010; 31: 401−15.

12 光学相干断层扫描技术说明：定量测量

So-Yeon Choi

获得优质的图像对于精确测量是必需的。在测量前，系统的z-偏移与零点设定被用于准确校正图像。引自美国心脏病学会杂志血管内超声（IVUS）共识文件中的病变、参照及支架段的定义也被采用于光学相干断层扫描（OCT）技术[1]。为进行标准化的OCT测量，目前已发表了专家评议文件与共识标准[2-4]。有关定性与定量OCT测量的准确性与可重复性的研究目前也已有文献发表[5-7]。

12.1 边界的识别

管腔、外弹力膜（EEM）、内弹力膜（IEM）、斑块与支架的边界能在OCT的横断面图像上被区分，与IVUS相似。在没有任何斑块的正常血管上，OCT能区分IEM与EEM，IEM被定义为内膜与中膜的边界，EEM被定义为中膜与外膜的边界。根据EEM的测量值更接近于那些在IVUS上得到的测量值，然而涉及IEM的测量值则更符合将动脉粥样硬化作为一个内膜疾病的病理学定义。然而，由于较浅的穿透深度与其信号的快速衰减，在大多数病变段中OCT不能显示出IEM或EEM的边界。在包含伪影即一大块区域（>90°）模糊的图像上或跨区域即包含边支的图像上，不应该在横断面图像识别边界。OCT与IVUS测量值的差异见表12.1与图12.1。

12.2 病变评估

12.2.1 参考段

参考段评估 近段参考段或远段参考段被定义为自管腔近段或远段至一处狭窄且在同一节段内无主要分支的拥有最大管腔的部位（通常距离狭窄处10 mm以内）。

表12.1 在OCT与IVUS上主要定量测量值的比较

项目	OCT	IVUS
病变		
管腔面积	+	+
血管面积	–/+	+
斑块负荷	–/+	+
狭窄面积	+	+
支架		
支架区域	+	+
血管重塑	–/+	+

注：OCT，光学相干断层扫描；IVUS，血管内超声

参考管腔与EEM评估 近段或远段平均参考管腔直径是通过近段参考段或远段参考段管腔质量中心测得的最小或最大管腔直径的平均值。近段或远段平均参考EEM直径是通过近段参考段或远段参考段管腔质量中心测得的最小或最大EEM直径的平均值。

平均参考管腔直径是近段参考段平均管腔直径与远段参考段平均管腔直径的平均值。平均参考EEM直径是近段参考段平均EEM直径与远段参考段平均EEM直径的平均值。平均参考管腔直径与平均参考EEM直径均是PCI过程中选择支架尺寸的重要参数。

平均参考EEM的CSA，是一个用于评估狭窄严重程度的重要参数，它是近段参考段EEM的CSA与远段参考段EEM的CSA的平均值。

近期一项比较OCT引导的PCI与IVUS引导的PCI获益的随机对照（OPINION）研究中，OCT参考段被定义为在一个与目标病变相邻的横截面上不含脂质斑块（定义为边界模糊的低信号区）的最正

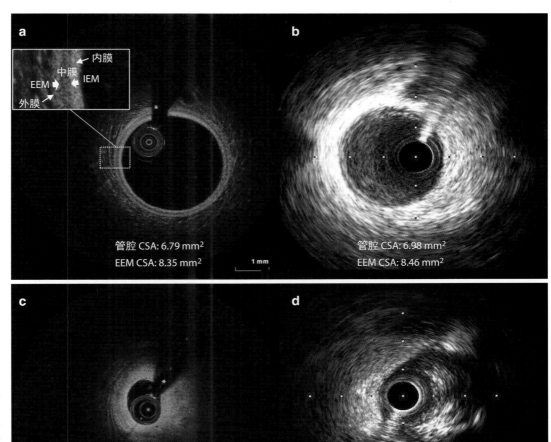

图12.1 在光学相干断层扫描（OCT）与血管内超声（IVUS）上边界检测结果的比较。正常动脉壁的3层结构在OCT（a）与血管内超声（b）均表现为由一个高反向散射的内膜、一个低反向散射的中膜与一个不均质的和（或）高反向散射的外膜组成。OCT能显示内弹力膜（IEM）与外弹力膜（EEM，粗箭头所示，插图，×3）。在包含病变血管中（c）OCT不能在横断面图像中获得EEM或IEM的测量结果，然而IVUS能较好地显示EEM边界（d）。CSA，横截面积；PB，斑块负荷

常节段[8]。在另一项随机对照研究（ILUMIEN Ⅲ：OPTIMIZE PCI）比较了OCT引导、IVUS引导与造影引导的支架置入，如果EEM不能被观察到时，近段与远段参考平均EEM直径与这些直径中的较小值被用于决定支架直径或近段与远段管腔直径。

12.2.2 病变节段

管腔测量 管腔CSA是以管腔边界为界限的面积。最小管腔直径是通过导管中心处最小的管腔直径。最大管腔直径是通过导管中心处最大的管腔直径。管腔离心率的计算公式为（最大管腔直径－最小管腔直径）/最大管腔直径。

OCT测量的管腔CSA与IVUS测量的管腔CSA有较好的相关性。在体外模型与在体研究中比较基于造影的定量冠状动脉（QCA）分析与IVUS和OCT均发现，OCT的测量值最精确，接近于真实值；IVUS测量值较OCT测量值大8%[6]。在QCA上平均最小管腔直径（MLD）测量值较OCT测量值小5%，在IVUS上最小管腔直径的测量值较FD-OCT的测量值大9%[6]。

既往许多研究根据IVUS定义功能性价值标准评估血流储备分数（FFR），并表明MLD与FFR测量值有较好的相关性，但将IVUS测得的MLA用于替代FFR，在临界病变中指导介入的效能可能受到准确性与血管条件的限制[10-13]。由OCT得到的冠状动脉狭窄的解剖学测量值表现出与FFR有较好的相关性。OCT获得的参数小于既往IVUS研究中报道的参数（表12.2）[14, 15]。近期研究评价了临界狭窄中由OCT计算的FFR，结果表明这是一个有前景的方法，其不仅能通过解剖学信息而且能通过功能学意义评价临界狭窄[16]。

EEM测量 EEM CSA是以EEM边界为界限

表12.2　OCT获得的最小管腔面积预测FFR评估的生理学价值

文献	患者	FFR值	OCT	IVUS
Gonzalo, et al[14]	56例患者61处临界病变	FFR<0.8	1.95 mm² (AUC 0.74；95% CI 0.61~0.84；灵敏度82%；特异度63%)	2.36 mm² (AUC 0.63；95% CI 0.47~0.77；灵敏度67%；特异度65%)
Shiono, et al[15]	59例患者62处临界病变	FFR<0.75	1.91 mm² (灵敏度94%；特异度77%)	无

注：AUC，曲线下面积；CI，置信区间；FFR，血流储备分数；IVUS，血管内超声；OCT，光学相干断层扫描

的面积，它是管腔面积的一个替代参数。在中膜与外膜边界处的一个不连续的交界面几乎总是出现在OCT图像中并与EEM的位置密切对应。由于OCT信号在斑块内穿透深度较浅与快速衰减，EEM圆周与面积几乎不能被可靠测量，特别是在病变段。如果包含低信号的区域仅是一个相对较小的弧（<90°），圆周的面积测量可被推演成根据最靠近的可识别的EEM边界进行测定，但这样做会降低测量值准确性和可重复性。

斑块（或动脉粥样硬化）测量　斑块（或动脉粥样硬化）CSA是指EEM的CSA减去管腔CSA。最大斑块（或动脉粥样硬化）厚度指在沿着穿过导管中心的任意线上内膜前缘与EEM的最大距离。最小斑块（或动脉粥样硬化）厚度指在沿着穿过导管中心的任意线上内膜前缘与EEM的最小距离。斑块（或动脉粥样硬化）离心率计算公式为（最大斑块厚度-最小斑块厚度）/最大斑块厚度。如果不能获得EEM面积，斑块测量值将不能使用。

斑块负荷　斑块（或动脉粥样硬化）负荷计算公式为斑块CSA/EEM CSA。这个参数仅在EEM能被检测到的情况下才有意义。斑块负荷与管腔面积狭窄不同。前者表示在不考虑管腔形变的情况下，EEM面积中动脉粥样硬化所占的比例。后者是一个与参考管腔有关的管腔形变的测量值，类似于血管造影直径狭窄。如果不能获得EEM面积，斑块负荷则不能被评估。

管腔面积狭窄　管腔面积狭窄计算公式为（参考管腔CSA-最小管腔CSA）/参考管腔CSA。

斑块成分与其他测量　在斑块内或斑块上存在的特定成分如钙化、脂质或血栓，能被定量测量值如角度、深度、厚度或面积评估。角度或弧能以导管中心为圆心测量。深度是指管腔与斑块成分前缘的距离。厚度通常被表示为斑块成分内表面与外表面之间的最厚距离（仅在较深的边界能被识别的情

况下才能计算）。一些组成成分的面积能用斑块成分的CSA（仅在较深的边界能被识别的情况下才能计算）描述。

纤维帽厚度能根据出现在OCT判定的脂质或坏死核心上的帽厚度被测量，既可以是在纤维帽厚度被认为最小的单一横截面上测量，也可以在多个样本（3个或更多）中测量。尽管已有研究对OCT测量的纤维帽厚度与组织学的帽厚度进行比较，但由于帽与坏死核心的边界不是直向的以至于不能被精确测量，目前普遍认为这个指标需经过长期的验证。

重塑　如果EEM CSA能在OCT图像上被识别，重塑指数计算公式为病变EEM CSA/参考EEM CSA。

由于OCT组织穿透性的局限性，其似乎并不能被用于研究血管重塑。

12.3　支架测量

OCT已被认为是一种有效的腔内影像技术，在PCI术中进行病变形态的评估、支架尺寸的选择及支架置入的优化（图12.2和图12.3）。OCT引导下PCI术的临床实用性将在下一章（第13章）探讨。

OCT能将在支架小梁与血管壁之间的血管反应可视化显示，并能识别支架小梁周围的组织。绝大多数金属药物洗脱支架小梁对光信号有较强的反射从而在支架小梁表面产生明亮的高信号（高光表现），且伴有一个阴影使血管内的深层结构显示不清。由于生物可吸收血管支架的多聚物使支架小梁对光信号透明，OCT能够清晰地显示在支架小梁周围的血管壁结构，且不伴阴影（图12.4）。

支架小梁的评估受到OCT系统轴向分辨率的影响，OCT不能清晰地显示单层内皮细胞。此外，目前尚不明确OCT在支架节段内获取的一些支架测量值的生物学与临床意义。近期一项通过OCT测量值预测极晚期支架内血栓的回顾性研究表明，贴壁不

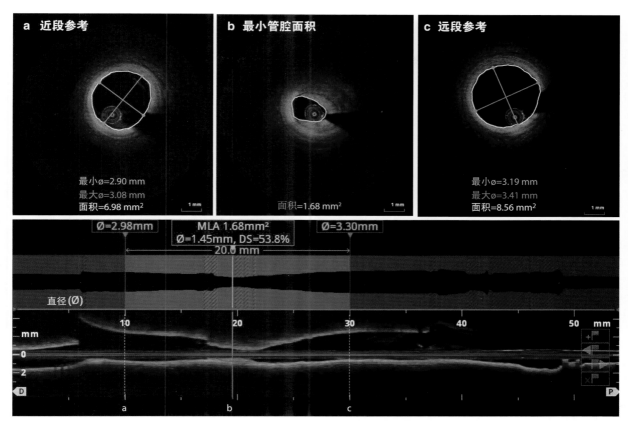

图12.2 经皮冠状动脉介入术前的光学相干断层扫描技术测量。在正常血管段的纵向与横截面图像上，近段与远段参考段已被测量。平均参考管腔直径（Φ）根据每个横截面图像计算（a与c），病变长度是近段与远段参考段之间的距离。最小管腔面积（MLA）是在最狭窄部位的管腔边界测量的

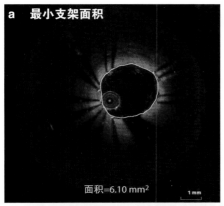

图12.3 经皮冠状动脉介入术后的光学相干断层扫描技术测量。最小支架面积是在最狭窄横截面的支架边界测量获得的（a）。MLA，最小管腔面积

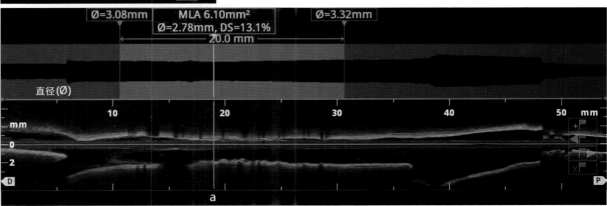

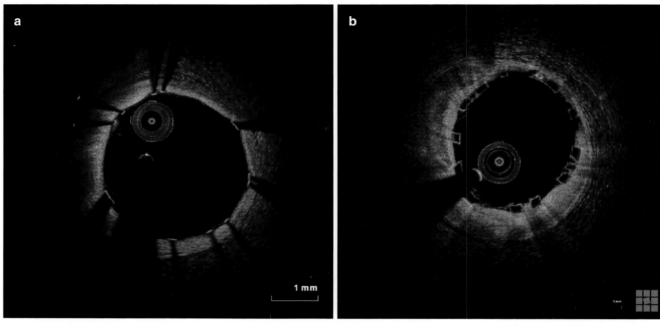

图12.4　光学相干断层扫描（OCT）技术评估金属支架与生物可吸收血管支架（BVS）小梁检测的比较。（a）金属药物洗脱支架小梁对光信号有强反射并在支架小梁表面产生明亮的高信号（高光表现），并伴有一个阴影而使血管内的深层结构显示不清；（b）由于BVS对光信号透明，OCT能够清晰地显示在支架小梁周围的血管壁结构，且不伴阴影

良、新生动脉粥样硬化、未覆盖的支架小梁以及支架膨胀不全均能导致OCT发现的极晚期支架内血栓形成，且发生率呈下降趋势，但在接受早期的药物洗脱支架与新一代药物洗脱支架治疗的患者中无明显差异。

12.3.1　支架节段

支架面积测量　支架CSA是以支架边界为界限的面积。最小支架直径指通过支架中心点的最小直径。最大支架直径指通过支架中心点的最大直径。支架离心率（对称度）计算公式为（最大支架直径－最小支架直径）/最大支架直径。支架膨胀是最小支架CSA与预先定义的参考面积比较计算的，如有可能，预先定义的参考面积可以是平均参考管腔面积或EEL面积。膨胀不全的支架指支架内最小管腔面积小于平均参考管腔面积的90%。CLI-THRO研究比较了发生亚急性支架内血栓与未发生血栓的患者的OCT参数，结果显示支架内血栓组患者较对照组相比有更小的OCT支架CSA［（5.6±2.6）mm² vs.（6.8±1.7）mm²，$P = 0.03$］与更高的支架膨胀不全发生率（42.8% vs. 16.7%，$P = 0.05$）[18]。

12.3.2　支架小梁检测

OCT被认为是最有效的腔内影像学技术用于评估支架置入后短期与长期的血管情况。支架小梁检测能在横截面获得或通过支架小梁层面进行评估（图12.5）。支架小梁评估需严密地在每0.5～1 mm的范围间距内进行以获得较高的可重复性。以x轴表示支架长度（mm）、y轴表示周长（0～360°）获得支架小梁图。

用于评估支架小梁的OCT轮廓图分析可能提供更多实用的信息以了解支架覆盖过程中的连续变化[19]。

支架贴壁　支架小梁与血管壁有分隔时发生支架不完全贴壁或贴壁不良。贴壁不良定义为测量的距离大于支架材料（金属或金属加多聚物）支架小梁的厚度。贴壁不良距离为覆盖组织管腔表面与支架小梁管腔表面的距离。支架小梁腔内的中点与血管壁之间的面积被称为贴壁不良面积。

通过OCT评估的急性、晚期持续与晚期获得的贴壁不良有较高的发生率，但它们的临床重要性与机制存在差异。急性支架贴壁不良患者的临床预后良好，但晚期支架贴壁不良是支架内血栓形成的预测因素[20]。

支架小梁覆盖与新生内膜检测　支架小梁覆盖厚度指覆盖组织的管腔表面与支架小梁管腔表面之间的距离。未覆盖支架小梁百分比为无明显覆盖组织的支架小梁数量除以可分析的支架小梁总数。在未明显覆盖的支架小梁中，支架小梁面的管腔反射

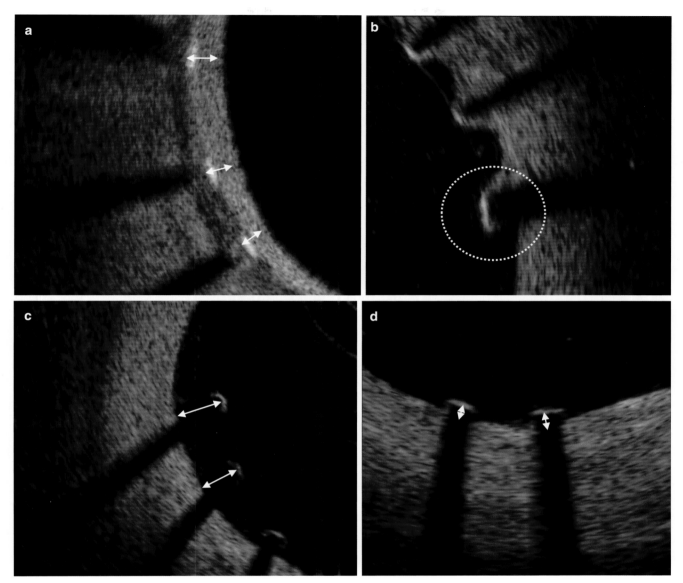

图12.5 支架小梁覆盖与贴壁评价的实例。(a) 3个已覆盖的支架小梁；(b) 未覆盖的支架小梁；(c)、(d) 分别显示支架小梁相对贴壁不良与贴壁良好

直接通过组织与管腔连接。

由金属和多聚物构成支架小梁的可变厚度是支架小梁"覆盖"或"未覆盖"的重要因素。OCT不能显示支架小梁上的单层内皮细胞，或者说它不能明确组织的性质。一项病例对照研究应用OCT评估发现未覆盖支架小梁与DES置入后晚期支架内血栓形成的发生率明显相关[21]。Won等[22]表明未覆盖支架小梁百分比预测主要安全事件（心血管死亡、心肌梗死与支架内血栓的复合事件）的最佳截断值是5.9%，运用最大χ^2法计算（受试者工作特征曲线下面积为0.779；95%置信区间为0.648～0.910；$P = 0.019$，灵敏度为83.3%，特异度为70.3%）[22]。

新生内膜面积为支架CSA-管腔CSA。新生内膜面积百分比为（新生内膜面积/支架CSA）×100。新生内膜形态的定性评价应在支架内最大新生内膜面积的横截面进行。OCT是评价新生内膜组织特征的最佳工具，通过OCT的定性检测还可以区分新生动脉粥样硬化与内膜增生。

通过OCT检查获得的支架小梁覆盖率或新生内膜特征根据支架类型存在差异。这些差异的临床意义需要进一步研究证实，但意味着在临床试验中观察到的不同支架类型的支架内血栓发生率可能存在差异[23-26]。

12.4 长度与容量测量

OCT图像获取由电动换能器以回撤实现的，通常设帧频为100帧/s，回撤速度为20 mm/s。自动获取纵向视图，通过纵向视图评估长度测量或者以单位回撤速度的秒数计算。这种方法可以用来确定病变、狭窄、支架的长度或许多其他的纵向特征（钙化、脂质、血栓等）。OCT能提供比IVUS更准确的冠状动脉纵向几何学测量。

病变长度为通过OCT自动管腔检测功能获得的远段参考位置与近段参考位置的距离。支架长度为通过OCT自动管腔检测功能获得的远端支架边缘至近端支架边缘的距离。其他许多纵向特征的长度均能通过电动换能器回撤测量（秒数 × 回撤速度）。

容量测量是每一帧通常在0.5 ～ 1 mm时通过Simpson法则与面积测量计算获得。

（化冰 姚道阔 译）

参考文献

1. Mintz GS, Nissen SE, Anderson WD, Rosenfield K, Bailey SR, Siegel RJ, et al. American College of Cardiology clinical expert consensus document on standards for acquisition, measurement and reporting of intravascular ultrasound studies (IVUS): a report of the American College of Cardiology task force on clinical expert consensus documents developed in collaboration with the European Society of Cardiology endorsed by the Society of Cardiac Angiography and Interventions. J Am Coll Cardiol. 2001; 37: 1478−92.

2. Prati F, Regar E, Mintz GS, Arbustini E, Di Mario C, Jang IK, et al. Expert review document on methodology, terminology, and clinical applications of optical coherence tomography: physical principles, methodology of image acquisition, and clinical application for assessment of coronary arteries and atherosclerosis. Eur Heart J. 2010; 31: 401−15.

3. Prati F, Guagliumi G, Mintz GS, Costa M, Regar E, Akasaka T, et al. Expert review document part 2: methodology, terminology and clinical applications of optical coherence tomography for the assessment of interventional procedures. Eur Heart J. 2012; 33: 2513−20.

4. Tearney GJ, Regar E, Akasaka T, Adroaemssems T, Barlis P, Bezerra HG, et al. Consensus standards for acquisition, measurement, and reporting of intravascular optical coherence tomography studies: a report from the international working group for intravascular optical coherence tomography standardization and validation. J Am Coll Cardiol. 2012; 59: 1058−72.

5. Gerbaud E, Weisz G, Tanaka A, Kashiwagi M, Shimizu T, Wang L, et al. Multi-laboratory inter-institute reproducibility study of IVOCT and IVUS assessments using published consensus document definitions. Eur Heart J Cardiovasc Imaging. 2016; 17: 756−64.

6. Kubo T, Akasaka T, Shite J, Suzuki T, Uemura S, Yu B, et al. OCT compared with IVUS in a coronary lesion assessment: the OPUS-CLASS study. JACC Cardiovasc Imaging. 2013; 6: 1095−104.

7. Tanimoto S, Rodriguez-Granillo G, Barlis P, de Winter S, Bruining N, Hamers R, et al. A novel approach for quantitative analysis of intracoronary optical coherence tomography: high inter-observer agreement with computer-assisted contour detection. Catheter Cardiovasc Interv. 2008; 72: 228−35.

8. Kubo T, Shinke T, Okamura T, Hibi K, Nakazawa G, Morino Y, et al. Optical frequency domain imaging vs. intravascular ultrasound in percutaneous coronary intervention (OPINION trial): study protocol for a randomized controlled trial. J Cardiol. 2016; 68: 455−60.

9. Ali ZA, Maehara A, Généreux P, Shlofmitz RA, Fabbiocchi F, Nazif TM, et al. Optical coherence tomography compared with intravascular ultrasound and with angiography to guide coronary stent implantation (ILUMIEN III: OPTIMIZE PCI): a randomised controlled trial. Lancet. 2016; 388: 2618−28.

10. Ben-Dor I, Torguson R, Deksissa T, Bui AB, Xue Z, Satler LF, et al. Intravascular ultrasound lumen area parameters for assessment of physiological ischemia by fractional flow reserve in intermediate coronary artery stenosis. Cardiovasc Revasc Med. 2012; 13: 177−82.

11. Kang SJ, Lee JY, Ahn JM, Mintz GS, Kim WJ, Park DW, et al. Validation of intravascular ultrasound-derived parameters with fractional flow reserve for assessment of coronary stenosis severity. Circ Cardiovasc Interv. 2011; 4: 65−71.

12. Koo BK, Yang HM, Doh JH, Choe J, Lee SY, Yoon CH, et al. Optimal intravascular ultrasound criteria and their accuracy for defining the functional significance of intermediate coronary stenoses of different locations. JACC Cardiovasc Interv. 2011; 4: 803−11.

13. Waksman R, Legutko J, Singh J, Orlando Q, Marso S, Schloss T, et al. FIRST: fractional flow reserve and intravascular ultrasound relationship study. J Am Coll Cardiol. 2013; 61: 917−23.

14. Gonzalo N, Escaned J, Alfonso F, Nolte C, Rodriques V, Jimenez-Quevedo P, et al. Morphometric assessment of coronary stenosis relevance with optical coherence tomography: a comparison with fractional flow reserve and intravascular ultrasound. J Am Coll Cardiol. 2012; 59: 1080−9.

15. Shiono Y, Kitabata H, Kubo T, Masuno T, Ohta S, Ozaki Y, et al. Optical coherence tomography-derived anatomical criteria for functionally significant coronary stenosis assessed by fractional flow reserve. Circ J. 2012; 76: 2218−25.

16. Ha J, Kim JS, Lim J, Kim G, Lee S, Lee JS, et al. Assessing computational fractional flow reserve from optical coherence tomography in patients with intermediate coronary stenosis in the left anterior descending artery. Cir Cardiovasc Interv. 2016; 9(8): e003613. doi: 10.1161/CIRCINTERVENTIONS.116.003613.

17. Taniwaki M, Radu MD, Zaugg S, Amabile N, Carcia-Carcia HM, Yamaji K, et al. Mechanisms of very late drug-eluting stent thrombosis assessed by optical coherence tomography. Circulation. 2016; 133: 650−60.

18. Prati F, Kodama T, Romagnoli E, Gatto L, Di Vito L, Ramazzotti V, et al. Suboptimal stent deployment is associated with subacute stent thrombosis: optical coherence tomography insights from a multicenter matched study. From the CLI foundation investigators: the CLI-THRO study. Am Heart J. 2015; 169: 249−56.

19. Kim JS, Ha J, Kim BK, Shin DH, Ko YG, Choi D, et al. The relationship between post-stent strut apposition and follow-up strut coverage assessed

by a contour plot optical coherence tomography analysis. JACC Cardiovasc Interv. 2014; 7: 641−51.

20. Im E, Kim BK, Ko YG, Shin DH, Kim JS, Choi D, et al. Incidences, predictors, and clinical outcomes of acute and late stent malapposition detected by optical coherence tomography after drug-eluting stent implantation. Circ Cardiovasc Interv. 2014; 7: 88−96.

21. Guagliumi G, Sirbu V, Musumeci G, Gerber R, Biondi-Zoccai G, Ikejima H, et al. Examination of the in vivo mechanisms of late drug-eluting stent thrombosis: findings from optical coherence tomography and intravascular ultrasound imaging. JACC Cardiovasc Interv. 2012; 5: 12−20.

22. Won H, Shin DH, Kim BK, Mintz GS, Kim JS, Ko YG, et al. Optical coherence tomography derived cut-off value of uncovered stent struts to predict adverse clinical outcomes after drug-eluting stent implantation. Int J Cardiovasc Imaging. 2013; 29: 1255−63.

23. Kim JS, Jang IK, Fan C, Kim TH, Kim JS, Park SM, et al. Evaluation in 3 months duration of neointimal coverage after zotarolimus-eluting stent implantation by optical coherence tomography: the ENDEAVOR OCT trial. JACC Cardiovasc Interv. 2009; 2: 1240−7.

24. Lee KS, Lee JZ, Hsu CH, Husnain M, Riaz H, Riaz IB, et al. Temporal trends in strut-level optical coherence tomography evaluation of coronary stent coverage: a systematic review and meta-analysis. Catheter Cardiovasc Interv. 2016; 88: 1083−93.

25. Matsumoto D, Shite J, Shinke T, Otake H, Tanino Y, Ogasawara D, et al. Neointimal coverage of sirolimus-eluting stents at 6-month follow-up: evaluated by optical coherence tomography. Eur Heart J. 2007; 28: 961−7.

26. Toledano Delgado FJ, Alvarez-Ossorio MP, de Lezo Cruz-Conde JS, Bellido FM, Romero Moreno MA, Femandez-Aceytuno AM, et al. Optical coherence tomography evaluation of late strut coverage patterns between first-generation drug-eluting stents and everolimus-eluting stent. Catheter Cardiovasc Interv. 2014; 84: 720−6.

27. Liu Y, Shimamura K, Kubo T, Tanaka A, Kitabata H, Ino Y, et al. Comparison of longitudinal geometric measurement in human coronary arteries between frequency-domain optical coherence tomography and intravascular ultrasound. Int J Cardiovasc Imaging. 2014; 30: 271−7.

13 光学相干断层扫描定性评价

Ae-Young Her and Yong Hoon Kim

光学相干断层扫描（OCT）是近期出现的一种高分辨率冠状动脉内成像技术，其轴向分辨率达 10 μm、横向分辨率达 20 μm，是其他冠状动脉成像技术的 10 倍以上[1]。因此，OCT 可以探查动脉粥样硬化斑块的微结构，如薄纤维帽、脂质核心、冠状动脉内血栓形成等代表斑块易损性的重要特征[2, 3]。本章将介绍动脉粥样硬化斑块与原发冠状动脉病变中斑块破裂触发冠状动脉血栓形成的 OCT 定性评估及其 OCT 图像特点。

13.1 动脉粥样硬化斑块的定性评估

表 13.1 总结了 OCT 和血管内超声（IVUS）图像上动脉粥样硬化斑块不同成分的表现，其中对 OCT 图像的解读基于体外研究结果[4-7]。

在 OCT 图像上，动脉粥样硬化斑块表现为正常血管壁结构缺失和血管内膜增生。粥样硬化斑块各成分具有不同的光学特性，OCT 可在很大程度上对其进行区分。OCT 成像技术应用入射光束在血管壁的渗透深度对斑块成分进行区分，光束在纤维组织中渗透深度最大，在钙化病变和脂质组织中次之，在血栓病变中最小[3, 8, 9]。

斑块内钙化在 OCT 图像上表现为边缘锐利、低背散射的不均匀区域（图 13.1 和图 13.2）[3, 6-9]。斑块表面微钙化是斑块易损性的一个独特特征，其表现为微小的浅表钙质沉积。IVUS 常可清晰地区分血管内钙化病变及其周围组织；钙化病变在 IVUS 图像上呈现明亮的强回声，其导致的伪影常影响精确评估邻近斑块成分；然而 OCT 则可有效地评估斑块内钙化的程度，较清晰地显示钙化相邻斑块的微结构。纤维斑块通常富含胶原蛋白或平滑肌细胞，在 OCT 图像上表现为信号均匀、强背散射区域（图 13.2 和图 13.3）[3, 6-9]。坏死物质形成的脂质池较钙化病变

表 13.1 不同组织病理类型的斑块成分在光学相干断层扫描（OCT）与血管内超声（IVUS）的图像表现对比[2, 4-7]

组织病理类型	图 像 特 征	
	OCT	IVUS
钙化病变	信号不均匀	极高回声
	边缘锐利	声影衰减
	低反射信号	
	弱衰减	
纤维斑块	信号均匀	信号均匀
	高反射信号	高回声
	弱衰减	
脂质池	信号均匀	低背散射
	边缘欠清	
	高反射信号	
	强衰减	
白色血栓	中等反射信号	
	弱衰减	
红色血栓	中等反射信号	中至高回声
	强衰减	

边缘欠清，呈低信号，其背散射较纤维斑块不均匀（图 13.2）[3, 6-9]。斑块中脂质核心和纤维组织的光学特征存在明显的差异，故在 OCT 图像可以清晰地识别纤维帽。

冠状动脉内血栓在急性心肌梗死（acute myocardial infarction，AMI）的发病机制和临床表现中起着至关重要的作用；冠状动脉造影和 IVUS 不能有效地识别血栓，而 OCT 则可清晰地显示冠状动脉内血栓[8]。

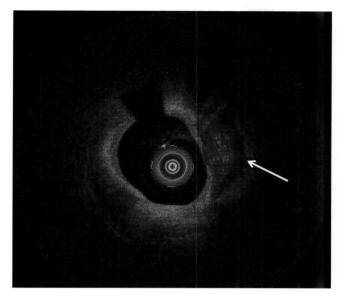

图13.1 斑块内钙化病变示例，表现为边缘锐利、低背散射的不均匀区域（箭头）

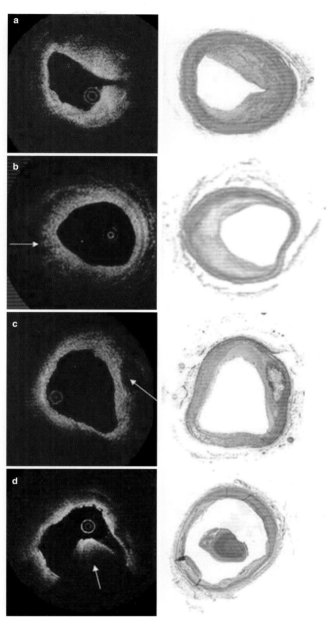

图13.2 不同成分斑块光学相干断层扫描（OCT）图像（左排）和相应的组织学图片（右排）。(a) 纤维斑块的OCT图像及相应组织学图片；(b) 内含脂质池（箭头所示）斑块的OCT图像及相应组织学图片；(c)、(d) 钙化成分（c中箭头所示）和血栓（d中箭头所示）的OCT图像及相应组织学图片

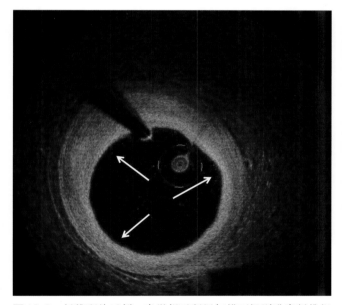

图13.3 纤维斑块示例。光学相干断层扫描可识别致密纤维组织（箭头）

血栓表现为与血管内壁不连续的、突出于管腔内的团块。白色血栓主要由血小板和白细胞组成，OCT图像上表现为衰低减、低背散射的突入血管腔内的团块（图13.4和图13.5）。红色血栓主要由红细胞组成，OCT图像上表现高背散射、伴有无信号尾影的突入血管腔内的团块（图13.2和图13.5）[10]。

尽管既往研究结果显示OCT不同观察者之间对斑块特征的识别准确性较好，但是观察者的经验和

光束在组织中的穿透深度对于OCT图像的准确判读至关重要[3, 11]。另外，目前正在开展多项OCT定量分析方法的研究旨在减少观察者在判读OCT图像时对经验的依赖，以进一步提高诊断的准确性[12]。

13.2 斑块破裂和冠状动脉内血栓形成

血栓形成在OCT图像中可分为3种情况：① 大

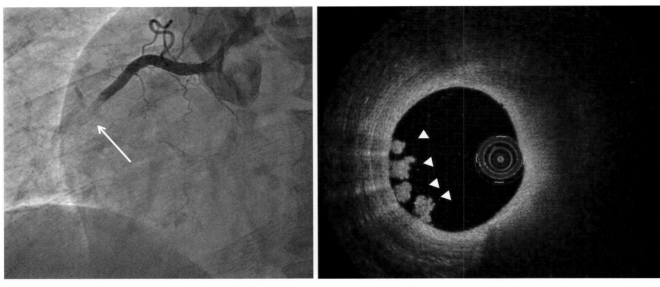

图13.4　白色血栓示例。冠状动脉造影提示罪犯病变位于右冠状动脉（左图箭头）；白色血栓富含血小板，呈低衰减信号（右图三角形）

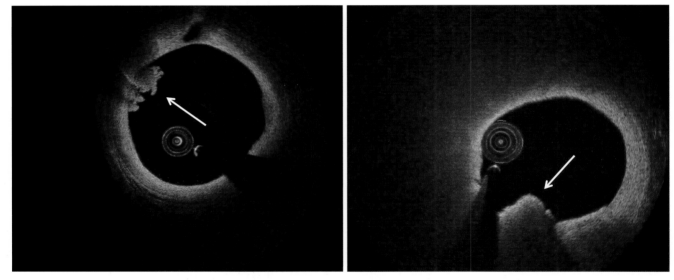

图13.5　白色血栓及红色血栓示例。白色血栓表现为低衰减、低背散射的团块（左图箭头）；富含红细胞的红色血栓表现为强衰减、高背散射的团块（右图箭头）

块血栓或红色血栓，伴血管壁和斑块结构不清；② 斑块溃疡基础上形成血栓；③ 斑块侵蚀导致血栓形成[7]。然而，如果OCT未发现内皮层形态或功能改变则不能明确诊断斑块侵蚀。

　　OCT图像中常可见斑块破裂伴有斑块夹层征象，表现为脱入血管腔内的内膜片[13]（图13.6）。斑块溃疡或破裂表现为纤维帽破裂，导致血管腔和脂质池贯通，可伴有血栓形成。使用溶栓药、糖蛋白

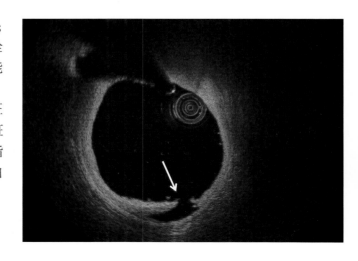

图13.6　斑块夹层示例。脱入管腔内的内膜片清晰可见（箭头）

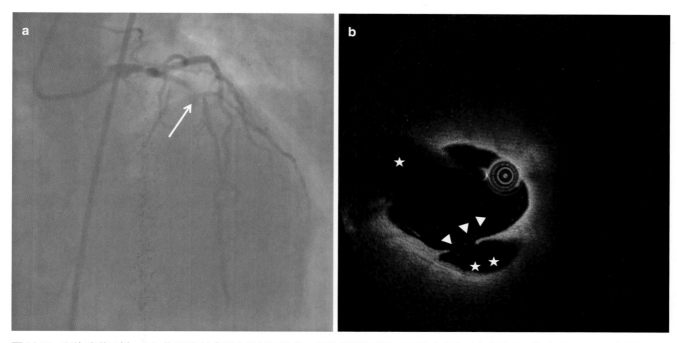

图13.7　斑块破裂示例。(a) 非ST段抬高型心肌梗死患者，冠状动脉造影显示罪犯病变位于左前降支（箭头所示）；(b) 光学相干断层扫描图像显示位于斑块肩部的薄纤维帽破裂（三角形所示）。坏死核心的残留物直接与管腔内血流接触（双五角星处所示）。星形表示导丝伪影

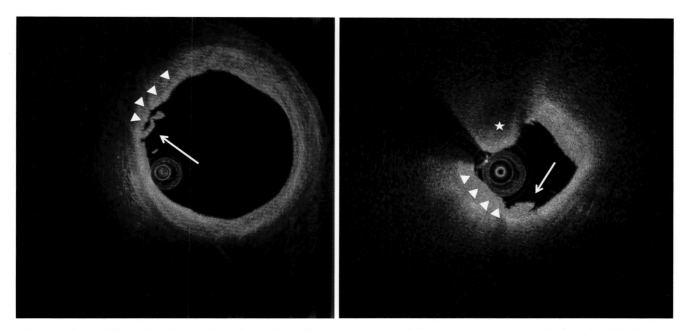

图13.8　典型斑块侵蚀示例。光学相干断层扫描图像显示侵蚀位于斑块表面（三角形所示）并伴有腔内白色血栓（箭头所示）和红色血栓（五角星所示）

Ⅱb/Ⅲa受体拮抗剂或其他抗栓药物可促使血栓降解，某些情况下可使之完全消失（图13.7）。

　　斑块侵蚀是斑块不稳定的机制之一，但分辨率低于20 μm的冠状动脉内成像技术常难以识别斑块侵蚀。将OCT与内皮功能评估技术相结合的效度研究可提供更多关于侵蚀导致血栓形成的信息。OCT能够清晰地评估斑块侵蚀情况；有研究显示，23%的AMI患者存在斑块侵蚀[8]。斑块侵蚀的特征为内皮层损伤、浅层内膜撕裂但不伴有纤维帽破裂（图13.8）。

13.3　OCT对动脉粥样硬化斑块评估的几点争议

　　冠状动脉粥样硬化斑块内的新生血管形成可加速动脉粥样硬化进程，其机制包括滋养内膜、激发血管炎症反应和引起微血管出血、渗出。OCT可以微米级分辨率显示体内新生血管微通道的形成。尽管缺乏具体的效度研究，但普遍认为斑块中的微血管表现为直径50～100 μm的薄黑孔道，至少3～4帧连续回调图像中可见[14]（图13.9）。

　　斑块内出血的识别及斑块内出血与斑块易损性之间的联系仍需深入研究，OCT如何区分新鲜与陈旧出血、含铁血黄素与钙化成分也需进一步的研究评估。

　　OCT可识别炎症细胞如淋巴细胞集群。既往研究表明OCT图像的特定算法对于识别炎症细胞具有高度的特异度和灵敏度[12, 15]；虽然其有助于识别斑块炎症反应并可对其进行量化，但该算法是基于对研究中精确挑选出的特定区域测量分析而得出的，故其是否适用于实时图像的分析仍有疑问。

13.4　小结

　　OCT较IVUS有更高的分辨率，可以识别斑块的各种成分如脂质池、钙化、纤维组织及血栓等。然

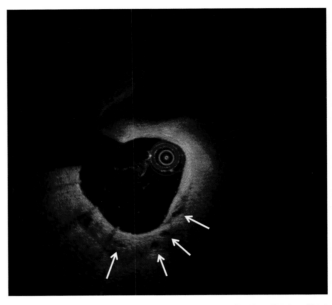

图13.9　新生血管形成示例。光学相干断层扫描图像显示薄黑孔道（箭头所示），孔道直径50～100 μm，考虑为斑块内血管生成所致

而通过OCT识别斑块各成分需要丰富的经验；换言之，必须谨慎地分析斑块各成分的光学特性做出诊断。在未来，基于软件的OCT新算法或应用其他光学组织特性的OCT技术可以拓展对冠状动脉粥样硬化斑块的认知，提供更客观的评估依据。

（张侃　李东宝　译）

参考文献

1. Huang D, Swanson EA, Lin CP, Schuman JS, Stinson WG, Chang W, et al. Optical coherence tomography. Science. 1991; 254: 1178−81.

2. Jang IK, Tearney GJ, MacNeill B, Takano M, Moselewski F, Iftima N, et al. In vivo characterization of coronary atherosclerotic plaque by use of optical coherence tomography. Circulation. 2005; 111: 1551−5.

3. Yabushita H, Bouma BE, Houser SL, Aretz HT, Jang IK, Schlendorf KH, et al. Characterization of human atherosclerosis by optical coherence tomography. Circulation. 2002; 106: 1640−5.

4. Brezinski ME, Tearney GJ, Bouma BE, Izatt JA, Hee MR, Swanson EA, et al. Optical coherence tomography for optical biopsy. Properties and demonstration of vascular pathology. Circulation. 1996; 93: 1206−13.

5. Fujimoto JG, Boppart SA, Tearney GJ, Bouma BE, Pitris C, Brezinski ME. High resolution in vivo intra-arterial imaging with optical coherence tomography. Heart. 1999; 82: 128−33.

6. Jang IK, Bouma BE, Kang DH, Park SJ, Park SW, Seung KB, et al. Visualization of coronary atherosclerotic plaques in patients using optical coherence tomography: comparison with intravascular ultrasound. J Am Coll Cardiol. 2002; 39: 604−9.

7. Prati F, Regar E, Mintz GS, Arbustini E, Di Mario C, Jang IK, et al. Expert review document on methodology, terminology, and clinical applications of optical coherence tomography: physical principles, methodology of image acquisition, and clinical application for assessment of coronary arteries and atherosclerosis. Eur Heart J. 2010; 31: 401−15.

8. Kubo T, Imanishi T, Takarada S, Kuroi A, Ueno S, Yamano T, et al. Assessment of culprit lesion morphology in acute myocardial infarction: ability of optical coherence tomography compared with intravascular ultrasound and coronary angioscopy. J Am Coll Cardiol. 2007; 50: 933−9.

9. Kume T, Akasaka T, Kawamoto T, Watanabe N, Toyota E, Neishi Y, et al. Assessment of coronary arterial plaque by optical coherence tomography. Am J Cardiol. 2006a; 97: 1172−5.

10. Kume T, Akasaka T, Kawamoto T, Ogasawara Y, Watanabe N, Toyota E, et al. Assessment of coronary arterial thrombus by optical coherence tomography. Am J Cardiol. 2006b; 97: 1713−7.

11. Manfrini O, Mont E, Leone O, Arbustini E, Eusebi V, Virmani R, et al. Sources of error and interpretation of plaque morphology by optical coherence tomography. Am J Cardiol. 2006; 98: 156-9.

12. Tearney GJ, Yabushita H, Houser SL, Aretz HT, Jang IK, Schlendorf KH, et al. Quantification of macrophage content in atherosclerotic plaques by optical coherence tomography. Circulation. 2003; 107: 113-9.

13. Prati F, Cera M, Ramazzotti V, Imola F, Giudice R, Albertucci M. Safety and feasibility of a new non-occlusive technique for facilitated intracoronary optical coherence tomography (OCT) acquisition in various clinical and anatomical scenarios. EuroIntervention. 2007; 3: 365-70.

14. Taruya A, Tanaka A, Nishiguchi T, Matsuo Y, Ozaki Y, Kashiwagi M, et al. Vasa vasorum restructuring in human atherosclerotic plaque vulnerability: a clinical optical coherence tomography study. J Am Coll Cardiol. 2015; 65: 2469-77.

15. Raffel OC, Tearney GJ, Gauthier DD, Halpern EF, Bouma BE, Jang IK. Relationship between a systemic inflammatory marker, plaque inflammation, and plaque characteristics determined by intravascular optical coherence tomography. Arterioscler Thromb Vasc Biol. 2007; 27: 1820-7.

14 光学相干断层扫描引导下经皮冠状动脉介入治疗的临床证据

Seung-Yul Lee, Yangsoo Jang, and Myeong-Ki Hong

虽然欧洲心脏病学会指南推荐特定患者行经皮冠状动脉介入（PCI）治疗时可经过光学相干断层扫描（OCT）引导[1]，但关于OCT引导下PCI的数据尚有限（表14.1）。本章将讨论OCT引导下PCI治疗的临床证据及获益。

表14.1 应用光学相干断层扫描（OCT）引导经皮冠状动脉介入治疗的指南推荐

指　南　推　荐	推荐级别	证据级别
欧洲心脏学会[1]		
OCT用于评估支架失败原因	Ⅱa	C
OCT在特定患者中引导优化支架置入	Ⅱb	C
ACCF/AHA/SCAI[2]		
无相关推荐		

注：ACCF，美国心脏病学基金会；AHA，美国心脏协会；SCAI，美国心血管造影与介入学会

14.1　病变评估

准确测量管腔内径对评估冠状动脉狭窄程度至关重要。体外实验研究分别使用血管内超声、OCT和组织形态直接测量法对人冠状动脉进行管腔测量，另有研究在体内分别应用血管内超声及行或不行球囊阻塞时应用OCT进行管腔测量，结果均提示与组织形态直接测量法相比，血管内超声和OCT均高估了管腔面积（OCT平均误差为0.8 mm^2，血管内超声平均误差为1.3 mm^2）[3]。在体内使用血管内超声测得的管腔面积大于使用OCT测得（使用血管内超声测量值较球囊阻塞的OCT测量值平均差值1.67 mm^2，较不使用球囊阻塞的OCT测量值平均差值1.11 mm^2）[3]。对于识别血流储备分数（FFR）≤ 0.80、引起严重血流

动力学改变的冠状动脉狭窄病变，OCT具有中度诊断效率（灵敏度为82％，特异度为63％）[4]。最小管腔面积与FFR ≤ 0.80相关性最佳的截断值是1.95 mm^2[4]。与血管内超声相似，OCT对于识别严重狭窄病变的特异性差，限制了其阳性预测价值[4]。表14.2总结了与显著血流动力学改变的狭窄病变对应的OCT测得最小管腔面积的各截断值。近期一项研究显示，左前降支中度狭窄的患者使用OCT流体动力学算法测得的FFR值，与直接使用压力导丝测得的FFR值呈中度相关（$r = 0.72$，$P<0.001$，图14.1）[8]。这种不使用压力导丝而使用OCT测量FFR的方法可对冠状动脉狭窄的功能学改变和解剖学病变进行同步评估[8]，但还需要进一步研究以确定其可行性和有效性。相对于评估冠状动脉功能学改变，OCT检查对于识别不同类型的动脉粥样硬化斑块（如纤维斑块、钙化斑块和脂质斑块等）具有可靠的灵敏度和特异度（图14.2）[9, 10]。OCT检测到的某些形态特征与介入后并发症的发生有关，如OCT发现的薄纤维膜脂质斑块是PCI术后心肌梗死的预测指标[11]。图14.3呈现了一例接受选择性支架置入术的患者PCI治疗发生后心肌梗死的典型病例。

14.2　支架优化

目前尚未确立支架置入优化的OCT标准。在CLI-OPCI（Centro per la Lotta contro l'Infarto-Optimisation of Percutaneous Coronary Intervention）研究中，支架优化标准为参考管腔面积大于4 mm^2，并且支架至血管壁之间的距离小于200 µm[12]。然而该研究为回顾性，如果未达到上述标准，术者可自行决定是否采取进一步措施[12]。多中心随机对照的DOCTORS（Does Optical Coherence Tomography Optimize Results of Stenting）研究结合OCT图像信息

表 14.2 用血流储备分数（FFR）评估严重冠状动脉狭窄的光学相干断层扫描标准

文献	例数	FFR	最小管腔面积	灵敏度	特异度
Shiono, et al. [5]	62	0.75	1.91 mm^2	94%	77%
Gonzalo, et al. [4]	61	0.80	1.95 mm^2	82%	63%
Pawlowski, et al. [6]	71	0.80	2.05 mm^2	75%	90%
Reith, et al. [7]	62	0.80	1.59 mm^2	76%	79%

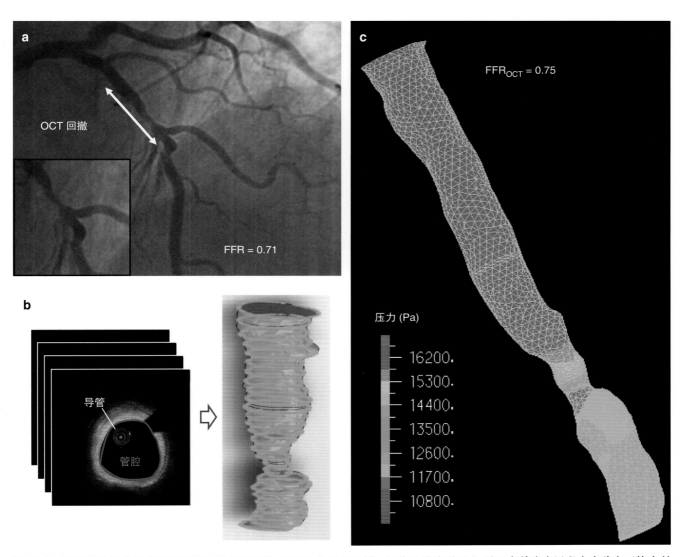

图14.1 计算流体动力学模型及模拟血流储备分数（FFR）的图像示例。冠状动脉造影（a）显示左前降支近段中度狭窄（箭头所示）。病变处FFR为0.71，提示存在明显的功能性狭窄。应用光学相干断层扫描（OCT）进行三维重建（b）后，将计算流体动力学模型应用于获得的几何构型（c）。病变处FFR为0.75

的程序性处理策略如下：① 在支架膨胀不全（支架内最小管腔面积与参考管腔面积的比值≤80%）的情况下应进行额外的球囊扩张；② 支架贴壁不良或支架边缘夹层时由术者自行决定如何处理；③ 如支架未完全覆盖病变则需行额外的支架置入[13]。这些支架优化方法使得即刻支架术后最小管腔面积得以扩大，同时改善了PCI术后FFR评估功能的结果[13]。表14.3总结了应用OCT进行支架优化的注意事项。

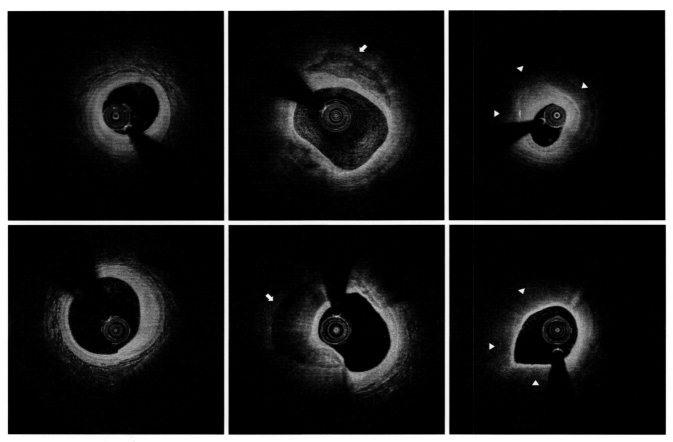

图14.2 纤维斑块（左列）、纤维钙化斑块（中列）和富含脂质的斑块（右列）在最小管腔面积图像层面的形态特征。纤维斑块具有强背散射和相对均匀的光学信号。纤维状钙化斑块表现为低信号的不均匀区域，边界清楚（箭头所示）。富含脂质的斑块表现为边界不清的低信号区域（三角形所示）

表14.3 支架优化标准

内容
支架扩张充分（最小管腔面积或最小支架面积>4 ～ 5 mm² 或达到参考管腔面积的80％以上）
避免严重支架贴壁不良（＞200 μm）
完全覆盖病变，尽量减少残留斑块负荷
无手术相关并发症（边缘夹层、血栓及其他）

14.3 临床获益

CLI-OPCI研究首次对单用造影引导与造影加OCT引导下PCI治疗患者的1年临床结果进行了比较。应用OCT组患者心源性死亡及心肌梗死风险更低（比值比为0.49，$P = 0.037$）[12]。该观察性研究表明，与传统治疗方法相比，OCT引导下的PCI治疗具有潜在的获益。ILUMIEN Ⅰ研究（OCT在应用FFR指导PCI患者中的观察研究）是一项前瞻性非随机对照的观察性研究，总纳入418例患者（其中467例存在狭窄），PCI术前和PCI术后进行FFR和OCT测量[14]。根据PCI术前OCT结果，57％的狭窄患者改变了支架选择；基于PCI术后OCT结果，对27％的狭窄患者通过额外的后扩张或置入新的支架进行了支架优化[14]。随着支架贴壁不良、膨胀不全和边缘夹层的减少，治疗策略的改变降低了围手术期心肌梗死的发生率[14]。虽然结果振奋人心，但尚需要进一步的随机对照研究对其加以确认，从而确定

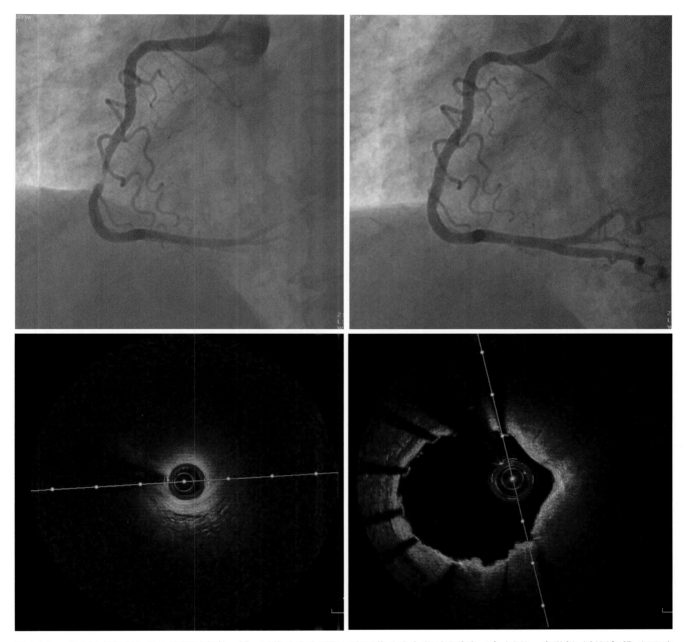

图14.3　成功行支架置入的心肌梗死患者一例。冠状动脉造影提示右冠状动脉中段严重狭窄（左上图）。光学相干断层扫描（OCT）检查显示干预前管腔面积明显缩小和斑块内大量脂质池（左下图）。成功行支架置入术后，冠状动脉造影显示无明显残留狭窄（右上图），OCT检查显示干预后管腔面积明显扩大（右下图）。肌酸激酶同工酶水平由干预前的2.1 ng/ml升高至干预后的22.7 ng/ml

OCT引导下PCI的临床获益。

　　接受OCT引导PCI治疗的患者临床获益包括支架扩张更充分、病变覆盖更完全及PCI治疗后FFR得到更多改善。对比血栓抽吸及单纯PCI治疗（TOTAL）研究中关于OCT的子研究结果显示，与单用血管造影引导相比，OCT引导下行直接PCI治疗的ST段抬高型心肌梗死患者的最终支架最小管腔直径更大［（2.99±0.48）mm vs.（2.79±0.47）mm，P<0.000 1］；虽然该研究未能显示OCT引导PCI治

疗患者的临床结局差异有统计学意义，但上述数据表明OCT可能改善PCI治疗患者的临床结局[15]。ILUMIEN Ⅱ研究回顾性比较行OCT引导和血管内超声引导的倾向指数匹配的两组患者，结果证实OCT和血管内超声引导下的支架扩张程度相当[16]。近期，随机对照的ILUMIEN Ⅲ研究尝试对以下问题进行验证：基于OCT的支架尺寸选择策略获得的支架最小管腔面积与血管内超声引导相近或更好，并且优于单独造影引导[17]。在该研究中，拟置入支架的

内径通过测量近段和远段参考段血管的外弹力膜确定，支架的长度通过在OCT自动管腔检测图像中测量血管远端至近端参考部位的距离确定[17]。支架置入后使用高压或应用更大的非顺应性球囊行后扩张，使支架近端和远端的最小支架面积均达到邻近血管参考段的90%以上[17]。对于最小支架面积而言，OCT引导不劣于但也不优于血管内超声引导，同时OCT引导也不优于单用造影引导[17]。未来仍需开展大规模随机对照试验明确OCT引导较单用造影引导是否有更好的临床获益[17]。

另有一项研究探讨了OCT引导对药物洗脱支架置入后支架覆盖情况的影响。该研究为随机对照，结果显示与造影引导相比，OCT引导PCI治疗显著降低了6个月内支架覆盖不良的发生率（支架覆盖不良的百分比，1.6% vs. 4.5%，$P = 0.000\ 4$）[18]。同时该研究还发现，OCT引导PCI治疗的患者6个月支架贴壁不良的发生率更低（0.19% vs. 0.98%，$P = 0.027$）[18]。鉴于支架置入后内皮的延迟愈合与支架内血栓有关，研究表明OCT引导下PCI治疗可能有更多获益[19]。图14.4为OCT引导下与造影引导下PCI治疗的病例对比。

应用OCT可改善PCI术后的功能学状态。随机对照的DOCTORS研究纳入了240例非ST段抬高型急性冠脉综合征患者，对OCT引导与造影引导PCI治疗结果进行比较[13]。与造影引导组相比，OCT引导组术后FFR值更高（0.94 ± 0.04 vs. 0.92 ± 0.05，$P = 0.005$）[13]。OCT引导组支架置入后应用OCT评估；与造影引导组相比，OCT引导组支架后扩张比例更高（43% vs. 12.5%，$P < 0.000\ 1$），残余狭窄率更低（7.0% ± 4.3% vs. 8.7% ±

6.3%，$P = 0.01$）[13]。然而，这种功能性获益能否转化为临床获益尚待确定[13]。既往研究表明，支架后FFR ≥ 0.90的患者6个月内事件发生率为4.9% ～ 6.2%，而支架后FFR<0.90的患者事件发生率为20.3%[20]。

基于目前研究结果，OCT引导下PCI的临床获益见表14.4。

14.4　特定病变

左主干病变　由于管腔大小和解剖因素，OCT应用于左主干冠状动脉病变具有挑战性。因为需要通过导引导管注射造影剂冲洗掉血管内的血液完成成像，OCT不能准确评估管腔较大的血管和左主干主动脉开口处受累的情况。尽管有观察性研究显示频域OCT评估非左主干开口处病变可行并可提供高质量的图像[21]，但目前关于OCT测量左主干病变狭窄程度的数据有限。OCT评估有助于优化或引导PCI。通过修正支架贴壁不良或膨胀不全可以减少支架再狭窄或促进置入支架的支撑覆盖。在一项对比频域OCT与血管内超声的研究中，OCT完成成像的比例少于血管内超声，但对于支架贴壁不良和支架边缘夹层的检测更为灵敏[22]。应用球囊对吻术或双支架技术时，通过OCT评估导丝再次进入的位置或支架变形的程度可能改善支架治疗的效果。

分叉病变　OCT基于其高分辨率，可为分叉病变的处理提供更多信息。三维OCT可显示被支架覆盖的侧支血管开口处的形态特征。在应用单支架技术处理分叉病变时，支架置入后边支开口的形状由圆形变为椭圆形[23]。边支开口的椭圆形改变导致由

表14.4　光学相干断层扫描（OCT）引导经皮冠状动脉介入（PCI）治疗的临床获益

作　者	主　要　结　果
Prati et al. [12]	与造影引导相比，1年内心源性死亡或心肌梗死的风险较低
Wijns et al. [14]	基于OCT的治疗策略改变与围手术期心肌梗死发生率降低有关
Sheth et al. [15]	与造影引导相比，干预后的最小管腔直径更大
Machara et al. [16]	OCT和血管内超声引导的支架扩张程度相当
Ali et al. [17]	应用特定参考段外弹力膜决定的支架优化策略，OCT引导PCI与血管内超声引导的PCI最小支架面积类似
Kim et al. [18]	与造影引导相比，6个月内支架贴壁不良及支架覆盖不良发生率更低
Meneveau et al. [13]	与造影引导相比，干预后的血流储备分数更高

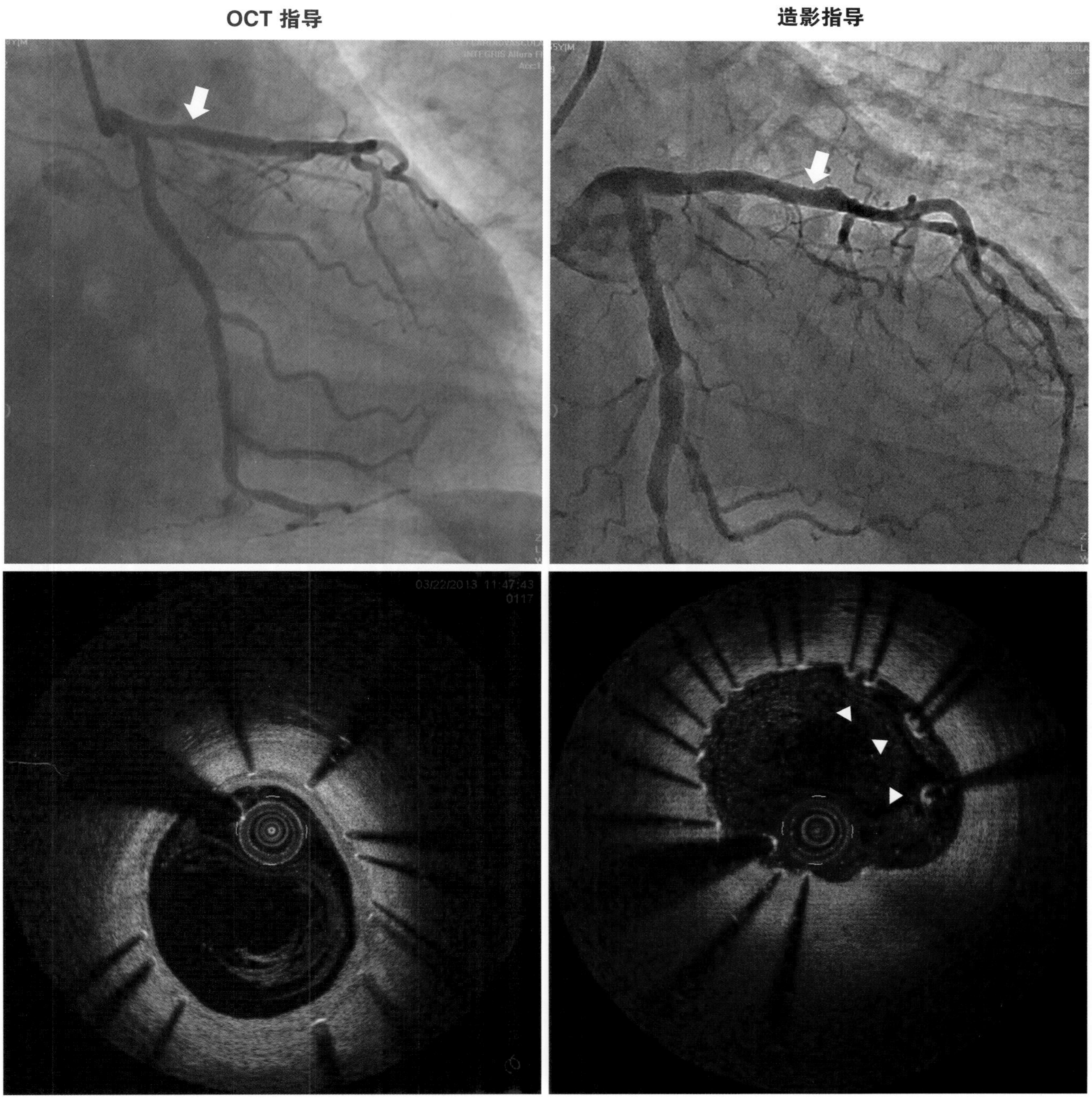

图14.4 药物洗脱支架置入后6个月随访。光学相干断层扫描（OCT）图像示冠状动脉造影血管最窄处（箭头所示）。OCT引导下支架基本覆盖病变处（左列），而造影引导下PCI治疗患者中常可见置入支架覆盖不良（三角形所示，右列）

OCT测得的最小管腔面积大于定量冠状动脉造影计算所得数据[23]。鉴于三维OCT较定量冠状动脉造影可更准确地预测FFR[24]，因此使用最新OCT系统（ILUMIEN OPTIS OCT，St. Jude Medical）进行三维重建更有助于评估侧支开口处狭窄的严重程度。OCT常可检测到处理分叉病变时发生的血管损伤及支架并发症，从而启动进一步的处理程序[25, 26]。在应用必要性支架术策略处理分叉病变时，主支血管

近端更易发生支架贴壁不良，而组织脱垂更常见于主支血管远端[25]。支架贴壁不良也与边支开口处导丝重新进入的位置有关[26]；OCT评估显示，导丝通过边支开口处远端支架网眼进入可减少支架贴壁不良的发生率[26]。因此，使用OCT引导导丝重新进入的患者与单独应用造影引导的患者相比，支架贴壁不良发生率更低[26]。图14.5显示了一例应用跨回旋支开口的单支架术处理左前降支近端开口病变的病

血管造影图像	纵向剖视图	管腔内窥视图

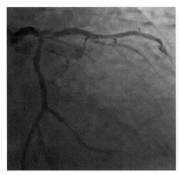 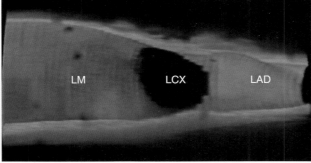 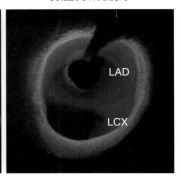

支架置入前图像

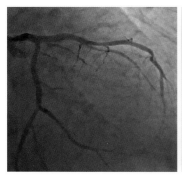 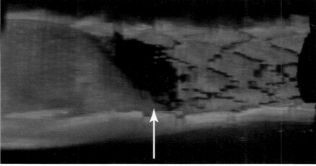 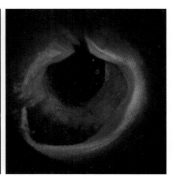

支架置入后图像

图14.5 干预前和干预后血管造影和光学相干断层扫描（OCT）三维重建图像。左前降支（LAD）开口处病变行支架置入后，OCT三维重建图像清晰地显示支架近端（箭头所示）自LAD突入左主干（LM）内。LCX，左回旋支

例及其OCT三维重建图像。

安全性和可行性　与既往的OCT模型相比，频域OCT系统更实用，程序性要求更低[27, 28]。一项单中心注册研究提示，频域OCT引导PCI安全可行[28]。频域OCT回撤的平均时间（从设置到回撤完成）为2.1 min[28]。该过程通常很顺利，未发现死亡、心肌梗死、急诊血运重建、栓塞、致命性心律失常、冠状动脉夹层、持续及严重的血管痉挛以及造影剂肾病等主要并发症[28]。随机DOCTORS试验研究发现，OCT引导和血管造影引导患者的手术并发症，包括围手术期心肌梗死和急性肾损伤的发生率差异无统计学意义[13]。然而，OCT引导的手术持续时间长于血管造影引导治疗者，且透视时间更长[13]。此外，接受OCT引导的患者造影剂使用剂量更多，射线照射剂量更大[13]。

14.5　小结

在PCI治疗过程中，OCT评估有若干优势（表

14.5）。OCT可以评估冠状动脉粥样硬化斑块的严重程度和形态，并指导冠状动脉疾病的适宜治疗。在OCT中病变表现出的各种征象影响医生的决策，导致介入策略的改变。与血管造影引导相比，OCT引导下PCI治疗在术后即刻支架扩张更充分、FFR值更

表14.5　经皮冠状动脉介入治疗过程中使用光学相干断层扫描的注意事项

优点
良好的图像分辨率
识别冠状动脉粥样硬化斑块形态特征
易于识别支架位置不良、夹层和组织脱垂
评估生物可吸收支架
缺点
组织穿透性差
造影剂使用剂量增加
对直径较大的血管（如左主干）及开口处狭窄等病变的评估有限
与血管内超声相比，其临床研究尚不充分

高，并且在随访期间支架覆盖不良及贴壁不良的发生率更低。对于复杂病变，OCT提供的详细信息有助于改善手术结果。这些获益与OCT引导治疗的患者临床终点更佳是相符的。然而，还需进行更多的前瞻性研究确立OCT引导作为冠状动脉疾病患者的标准治疗方案。

（张侃　译）

参考文献

1. Windecker S, Kolh P, Alfonso F, Collet JP, Cremer J, Falk V, et al. 2014 ESC/EACTS Guidelines on myocardial revascularization. Eur Heart J. 2014; 35: 2541−619.

2. Levine GN, Bates ER, Blankenship JC, Bailey SR, Bittl JA, Cercek B, et al. 2011 ACCF/AHA/SCAI guideline for percutaneous coronary intervention. J Am Coll Cardiol. 2011; 58: 44−122.

3. Gonzalo N, Serruys PW, García García HM, van Soest G, Okamura T, Ligthart J, et al. Quantitative ex vivo and in vivo comparison of lumen dimensions measured by optical coherence tomography and intravascular ultrasound in human coronary arteries. Rev Esp Cardiol. 2009; 62: 615−24.

4. Gonzalo N, Escaned J, Alfonso F, Nolte C, Rodriguez V, Jimenez-Quevedo P, et al. Morphometric assessment of coronary stenosis relevance with optical coherence tomography: a comparison with fractional flow reserve and intravascular ultrasound. J Am Coll Cardiol. 2012; 59: 1080−9.

5. Shiono Y, Kitabata H, Kubo T, Masuno T, Ohta S, Ozaki Y, et al. Optical coherence tomography-derived anatomical criteria for functionally significant coronary stenosis assessed by fractional flow reserve. Circ J. 2012; 76: 2218−25.

6. Pawlowski T, Prati F, Kulawik T, Ficarra E, Bil J, Gil R. Optical coherence tomography criteria for defining functional severity of intermediate lesions: a comparative study with FFR. Int J Cardiovasc Imaging. 2013; 29: 1685−91.

7. Reith S, Battermann S, Jaskolka A, Lehmacher W, Hoffmann R, Marx N, et al. Relationship between optical coherence tomography derived intraluminal and intramural criteria and haemodynamic relevance as determined by fractional flow reserve in intermediate coronary stenoses of patients with type 2 diabetes. Heart. 2013; 99: 700−7.

8. Ha J, Kim JS, Lim J, Kim G, Lee S, Lee JS, et al. Assessing computational fractional flow reserve from optical coherence tomography in patients with intermediate coronary stenosis in the left anterior descending artery. Circ Cardiovasc Interv. 2016; 9: e003613.

9. Jang I-K, Bouma BE, Kang D-H, Park S-J, Park S-W, Seung K-B, et al. Visualization of coronary atherosclerotic plaques in patients using optical coherence tomography: comparison with intravascular ultrasound. J Am Coll Cardiol. 2002; 39: 604−9.

10. Yabushita H, Bouma BE, Houser SL, Aretz HT, Jang I, Schlendorf KH, et al. Characterization of human atherosclerosis by optical coherence tomography. Circulation. 2002; 106: 1640−5.

11. Lee T, Yonetsu T, Koura K, Hishikari K, Murai T, Iwai T, et al. Impact of coronary plaque morphology assessed by optical coherence tomography on cardiac troponin elevation in patients with elective stent implantation. Circ Cardiovasc Interv. 2011; 4: 378−86.

12. Prati F, Di Vito L, Biondi-Zoccai G, Occhipinti M, La Manna A, Tamburino C, et al. Angiography alone versus angiography plus optical coherence tomography to guide decision-making during percutaneous coronary intervention: the centro per la lotta contro l'infartooptimisation of percutaneous coronary intervention (CLI-OPCI) study. EuroIntervention. 2012; 8: 823−9.

13. Meneveau N, Souteyrand G, Motreff P, Caussin C, Amabile N, Ohlmann P, et al. Optical coherence tomography to optimize results of percutaneous coronary intervention in patients with non-ST-elevation acute coronary syndrome: results of the multicenter, randomized DOCTORS (does optical coherence tomography optimize results of stenting) study. Circulation. 2016; 134: 906. doi: 10.1161/ CIRCULATIONAHA.116.024393.

14. Wijns W, Shite J, Jones MR, Lee SW, Price MJ, Fabbiocchi F, et al. Optical coherence tomography imaging during percutaneous coronary intervention impacts physician decision-making: ILUMIEN I study. Eur Heart J. 2015; 36: 3346−55.

15. Sheth TN, Kajander OA, Lavi S, Bhindi R, Cantor WJ, Cheema AN, et al. Optical coherence tomography-guided percutaneous coronary intervention in ST-segment-elevation myocardial infarction: a prospective propensity-matched cohort of the thrombectomy versus percutaneous coronary intervention alone trial. Circ Cardiovasc Interv. 2016; 9: e003414.

16. Maehara A, Ben-Yehuda O, Ali Z, Wijns W, Bezerra HG, Shite J, et al. Comparison of stent expansion guided by optical coherence tomography versus intravascular ultrasound: the ILUMIEN II study (observational study of optical coherence tomography [OCT] in patients undergoing fractional flow reserve [FFR] and percutaneous coronary intervention). J Am Coll Cardiol Intv. 2015; 8: 1704−14.

17. Ali ZA, Maehara A, Genereux P, Shlofmitz RA, Fabbiocchi F, Nazif TM, et al. Optical coherence tomography compared with intravascular ultrasound and with angiography to guide coronary stent implantation (ILUMIEN III: OPTIMIZE PCI): a randomised controlled trial. Lancet. 2016; 388: 2618. doi: 10.1016/ S0140−6736(16)31922−5.

18. Kim JS, Shin DH, Kim BK, Ko YG, Choi D, Jang Y, et al. Randomized comparison of stent strut coverage following angiography- or optical coherence tomography-guided percutaneous coronary intervention. Rev Esp Cardiol. 2015; 68: 190−7.

19. Finn AV, Joner M, Nakazawa G, Kolodgie F, Newell J, John MC, et al. Pathological correlates of late drug-eluting stent thrombosis: strut coverage as a marker of endothelialization. Circulation. 2007; 115: 2435−41.

20. Pijls NHJ, Klauss V, Siebert U, Powers E, Takazawa K, Fearon WF, et al. Coronary pressure measurement after stenting predicts adverse events at follow-up. Circulation. 2002; 105: 2950−4.

21. Burzotta F, Dato I, Trani C, Pirozzolo G, De Maria GL, Porto I, et al. Frequency domain optical coherence tomography to assess non-ostial left main coronary artery. EuroIntervention. 2015; 10: 1−8.

22. Fujino Y, Bezerra HG, Attizzani GF, Wang W, Yamamoto H, Chamie D, et al. Frequency-domain optical coherence tomography assessment of

unprotected left main coronary artery disease-a comparison with intravascular ultrasound. Catheter Cardiovasc Interv. 2013; 82: 173−83.

23. Cho S, Kim JS, Ha J, Shin DH, Kim BK, Ko YG, et al. Three-dimensional optical coherence tomographic analysis of eccentric morphology of the jailed side-branch ostium in coronary bifurcation lesions. Can J Cardiol. 2016; 32: 234−9.

24. Ha J, Kim JS, Mintz GS, Kim BK, Shin DH, Ko YG, et al. 3D OCT versus FFR for jailed side-branch ostial stenoses. J Am Coll Cardiol Img. 2014; 7: 204−5.

25. Burzotta F, Talarico GP, Trani C, De Maria GL, Pirozzolo G, Niccoli G, et al. Frequency-domain optical coherence tomography findings in patients with bifurcated lesions undergoing provisional stenting. Eur Heart J Cardiovasc Imaging. 2014; 15: 547−55.

26. Alegria-Barrero E, Foin N, Chan PH, Syrseloudis D, Lindsay AC, Dimopolous K, et al. Optical coherence tomography for guidance of distal cell recrossing in bifurcation stenting: choosing the right cell matters. EuroIntervention. 2012; 8: 205−13.

27. Barlis P, Gonzalo N, Di Mario C, Prati F, Buellesfeld L, Rieber J, et al. A multicentre evaluation of the safety of intracoronary optical coherence tomography. EuroIntervention. 2009; 5: 90−5.

28. Imola F, Mallus MT, Ramazzotti V, Manzoli A, Pappalardo A, Di Giorgio A, et al. Safety and feasibility of frequency domain optical coherence tomography to guide decision making in percutaneous coronary intervention. EuroIntervention. 2010; 6: 575−81.

15 介入前病变评估

Hyuck-Jun Yoon

15.1 前言

冠状动脉造影（CAG）是引导经皮冠状动脉介入（PCI）治疗的金标准，目前广泛应用于冠心病的明确诊断。但是，由于CAG只能通过检测血管腔内造影剂充盈，无法直接评估血管壁的动脉粥样硬化改变。因此，研发一种可额外评估管腔和血管壁横截面的方法越来越迫切[1-3]。

最近，越来越多的导管中心采用光学相干断层扫描（OCT）。OCT由于其高分辨率，可提供精确的管腔狭窄以及微小动脉粥样硬化改变、高风险斑块、微小钙化和血栓、斑块破裂（PR）和斑块侵蚀（PE）相关的更详细的信息[4-7]。在本章中，我们将讨论术前OCT成像。

15.2 介入前如何获得良好的OCT图像

与血管内超声（IVUS）相反，OCT成像时需要清除冠状动脉中的血液。OCT成像过程中使用的红外线会被血液中的红细胞散射，产生严重的信号衰减。因此，想获得高质量的OCT图像则必须清除冠状动脉中的血液。然而，在当前使用的频域OCT（FD-OCT）中，通过包括用注入的造影剂填充以替换血管中的血液和自动快速回撤的同步过程完成图像采集。FD-OCT的应用显著地缩短了血流中断时间，大大简化了检查的准备步骤[8]。

可用0.014英寸的引导导丝输送快速交换使用的造影导管，整个体系的横截面为2.4～2.8 Fr，可与6 Fr或更大的导引导管系统兼容。在严重狭窄病变情况下可能需要用小直径球囊进行预扩张，否则成像导管本身不能通过病变，或即便通过造影剂也不能充分充盈至血管远端部分，从而导致严重狭窄的管腔远端部分无法成像（图15.1）。

表15.1总结了几个获得高质量OCT图像所需注意的检查点。

15.3 伪影

与其他血管内成像方法一样，OCT也显示了需要解释的几种类型的伪影。典型的伪影示例见图15.2。

最常见的可避免的伪影是因成像导管中血液清除不良引起的信号衰减（图15.2a）。即使在检查之前进行了充分的准备，在导引导管和病变管腔中仍可能有部分残留血液进入成像导管，因此需要在回撤之前再次检查备用成像。可通过额外清除防止形成这种类型的伪影。

其他位置的血液清除不完全也常导致伪影（图15.2b）。导引导管衔接不良、血管腔过大、血管角度过大及造影剂充盈不完全均可造成这种伪影。单一层面图像上血液停滞可能会与血栓混淆。

"缝合伪影（缝线伪影）"是由于在单帧图像成像过程中成像导丝快速移动使管腔表面未重合而出现的伪影（图15.2c）。

不均匀旋转会导致形状图像失真和镜像伪影（图15.2d）。

"折叠伪像"是由FD-OCT的固有属性引起。此伪影是由于选择的结构信号位于系统视野外时，傅里叶变换过程中"相位包裹"或"混叠"造成的结果（图15.2e）。

由于导管位置与血管壁偏心接触引起的切向信号降低可使病变被误认为是薄纤维帽的粥样硬化斑块（TCFA）或纤维帽破裂（图15.2f）。

通过对一段连续变化管腔图像切面的持续观察，可以区分大多数伪影与真实病变。

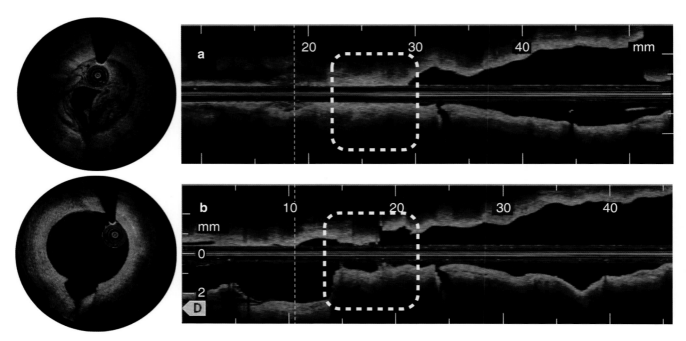

图15.1 典型的准备不良的术前OCT图像。由于造影剂不能通过MLA部位（由白色虚线组成的矩形表示），因此MLA远端管腔的成像不佳。在进行球囊扩张（2.0 mm球囊）后，管腔远端部分的成像得到了显著改善。球囊扩张后，远端参考区域（横截面图像）变得清晰。(a) 基线OCT图像；(b) 球囊扩张后OCT图像。OCT，光学相干断层扫描；MLA，最小管腔面积

表15.1　获得良好介入前光学相干断层扫描（OCT）图像的注意事项

适当的导引导管位置	导引导管必须保持在同轴的位置深处
充分的血管准备	1. OCT检查之前必须在冠状动脉内应用硝酸酯类，以避免冠状动脉痉挛而获取准确的血管直径
	2. 存在严重的血管狭窄时，可能需要小直径球囊预扩张以获得管腔远端成像
成像导管位置	成像导管的近端和远端部分均有指示器，以确保覆盖整个目的检测管腔
成像导管状态	撤回成像导管之前，确保其中没有血液或空气
充分同步OCT回撤与造影剂注射	最大程度地同步OCT回撤和造影剂注射可有效减少造影剂的使用剂量。术者和助手都必须做到手脚高度配合

15.4　OCT在术前评估中的作用

与CAG和IVUS相比，OCT具有更高的分辨率，因此OCT能够提供关于血管壁和细微结构的详细信息。尤其在下列情况下OCT可能更有帮助。

15.4.1　OCT在模糊病变中的作用

OCT由于其出色的分辨率，可以提供许多传统CAG无法充分评估的冠状动脉粥样斑块扩展和特征信息。

这些信息可以帮助我们对模棱两可的结果进行准确诊断，并对冠状动脉内血栓进行定量分析。

在实际操作中血管造影模棱两可的病变并不少

见，尤其是当病变合并有临界病变、短病变、血栓或钙化时[9]，仅凭造影结果往往无法得出正确结论，OCT则可在这种情况下为我们提供正确结论。

Kubo及其同事比较了30例急性心肌梗死（AMI）患者OCT、IVUS和血管造影检查的成像结果，以评估每种成像方法对罪犯病变特定特征的检测能力。结果显示与其他两种成像手段相比，OCT检测斑块破裂、斑块侵蚀和血栓方面均具有明显优势[5]。

近期OCT研究揭示了急性冠脉综合征（ACS）的3种主要机制：斑块破裂、斑块侵蚀和钙化结节[10, 11]（图15.3）。

如果CAG图像模糊而显示没有明显的狭窄，应用OCT进一步检查往往可发现存在的血栓、夹层、

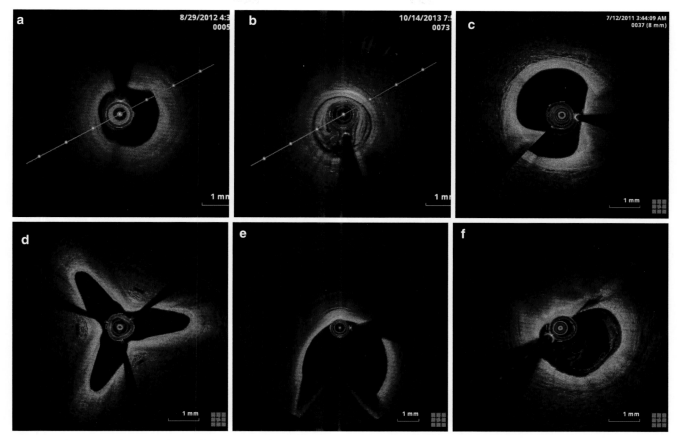

图15.2 常见的光学相干断层扫描图像伪影。(a) 成像导管准备不充分导致的信号衰减；(b) 冠状动脉内血液清除不完全导致的信号衰减；(c) 单帧图像形成期间由于动脉或导丝快速移动引起的缝合伪影；(d) 成像导管变形导致的镜像伪影；(e) 折叠伪影，此伪影是当选择的结构信号位于系统视野外时，傅里叶变换的"相位包裹"或"混叠"的结果；(f) 切向信号减低可与斑块破裂或薄纤维帽的粥样硬化斑块混淆

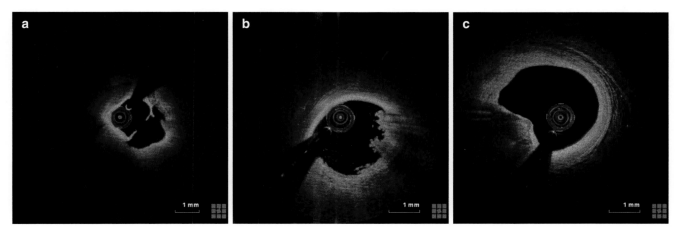

图15.3 急性冠脉综合征罪犯病变的光学相干断层扫描表现。(a) 斑块破裂；(b) 斑块侵蚀；(c) 钙化结节

重度钙化和斑块破裂等情况[9]。

在一些存在血管痉挛性心绞痛的ACS患者中，如果检查未见明显病变，OCT检查常可发现存在斑块破裂或血栓[12, 13]（图15.4、图15.5和图15.6）。

冠状动脉造影有时对自发性冠状动脉夹层

（SCAD）的诊断不灵敏，OCT对这种非家族性疾病的诊断有很大帮助（图15.7）。

上述情况在单独应用CAG检查时均无法得出明确诊断，使用OCT检查在这些疾病的诊断方面均取得了突破进展。

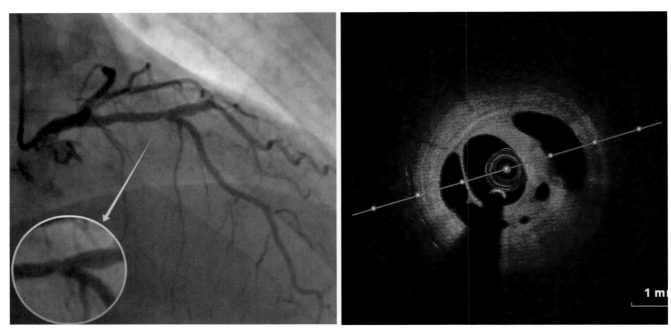

图15.4 典型的无明显冠状动脉病变的不稳定型心绞痛病例。冠状动脉造影仅显示存在微小的血管狭窄，光学相干断层扫描显示左前降支动脉近端血栓再通

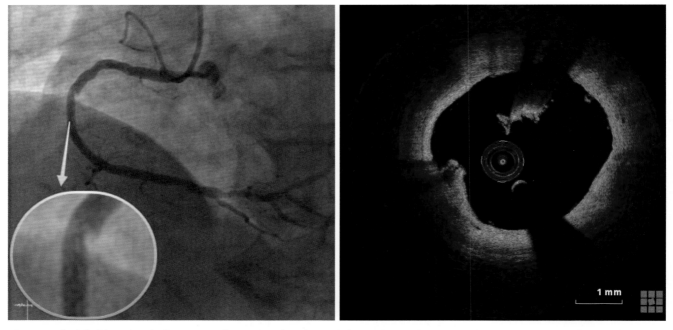

图15.5 典型光学相干断层扫描（OCT）确诊的不明确冠状动脉病变的病例。在右冠状动脉中段展开支架后，观察到线性狭缝样病变。OCT清晰显示了存在边缘夹层血栓

15.4.2　OCT在病变严重程度评估中的作用

　　OCT有助于确定中度狭窄病变中有功能性意义的病变。

　　尽管血流储备分数（FFR）是目前鉴别血管造影显示中度狭窄病变中冠状动脉病变是否有功能性意义的金标准，但是最小管腔面积（MLA）可以被用作替代指标。与IVUS相比，OCT对判断血流动力学严重的冠状动脉狭窄病变（尤其在血管直径小于3 mm时）略有优势[14]。

　　最近，一个专用的半自动轮廓检测系统（OPTIS TM，St. Jude，MN，USA）被用于测量。这项技术

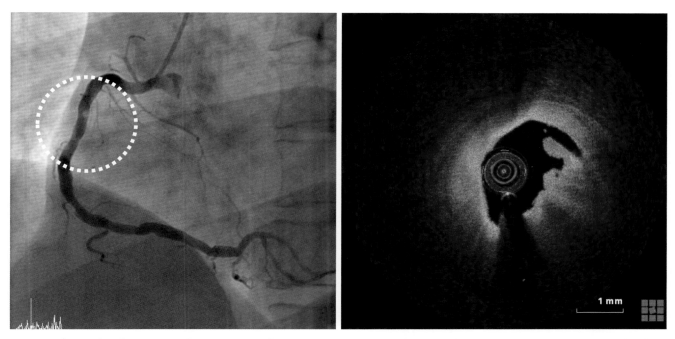

图15.6 另一例典型光学相干断层扫描（OCT）证实的不明确冠状动脉病变病例。在冠状动脉造影中右冠状动脉可见圆形充盈缺损（白色虚线圈内）；OCT可见清晰的血栓结构，未观察到明确的斑块破裂、脂质斑块或钙化结节。这很可能是斑块侵蚀的代表性图像

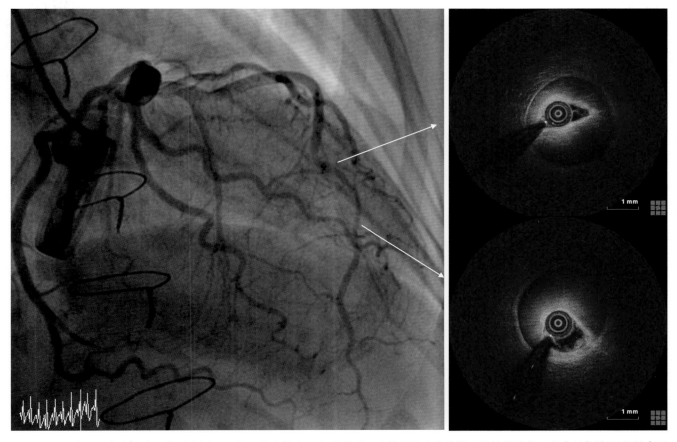

图15.7 冠状动脉自发性夹层典型病例。一位60岁女性在10年前接受二尖瓣置换术并长期口服抗凝药物。此次以急性ST段抬高型心肌梗死为临床表现。造影发现前降支远段存在中度狭窄。OCT证实冠状动脉存在血肿但无粥样硬化迹象。由于冠状动脉血流通畅，该患者并未介入干预，予保守治疗后好转

实现了自动跟踪纵向（L）模式视图的管腔边界的轮廓检测算法，使我们可在几秒内自动检测MLA位置（图15.6）。一项管腔分析研究结果显示自动检测和手动检测两种方法有很好的相关性[15]。

通过这种方法，我们可以轻松识别最小管面积的位置和严重程度（图15.8和图15.9）。

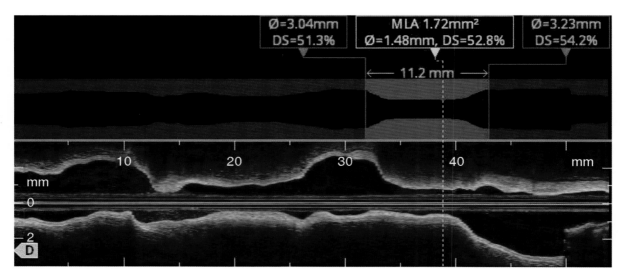

图15.8 长轴视图和自动检测的管腔测量值（上图）。几秒内可完成长轴视图的重建和自动轮廓。之后，术者可以轻松地判断病变的位置和严重程度。MLA，最小管腔面积

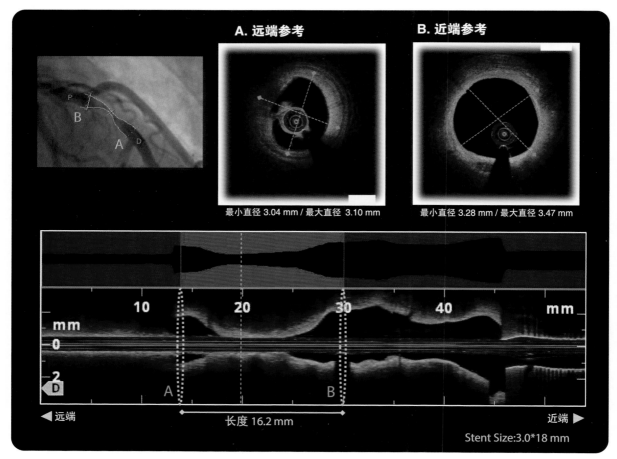

图15.9 光学相干断层扫描引导的血管尺寸示例。远端参考横断面分析确定的EEL测量值为3.04 mm和3.10 mm。横断面参考面积分析近端EEL图像确定的测量直径为3.28 mm和3.47 mm。从近端至远端的参考距离是16.2 mm，因此选择直径为3.0 mm、长度为18 mm的支架

15.4.3 OCT在确定血管尺寸方面的作用

虽然与IVUS相比，OCT的血管图像由于其穿透深度较浅在结构细节上有所欠缺，但OCT可以清晰地将血管腔和血管壁的轮廓分别描绘出来。

OCT对管腔直径的测量与IVUS有良好的相关性。此外，交叉对比研究结果显示OCT与FD-OCT在评估支架置入后的血管腔和即将接受PCI治疗的冠状动脉管腔的直径间有良好的相关性（MLA测量结果 $R^2 = 0.99$ ，$P<0.001$ ）[16]。

一项体外虚影模型比较研究中FD-OCT测得的平均管腔面积均等于实际管腔面积，测量标准差小；而IVUS高估了管腔面积，且可重复性较FD-OCT差[17, 18]。OCT测量的MLA与实际模型相比更准确，而IVUS测量的MLA相对实际值约高出10%（与OCT相比差异有统计学意义，$P<0.001$ ），并且可重复性较OCT差。

早期比较FD-OCT和IVUS引导PCI的研究结果显示，OCT引导组与IVUS引导组相比支架扩张更小（两组最终均通过FD-OCT测量确认）[19]。然而，最近开展的大规模随机研究（ILUMIEN Ⅲ）结果显示OCT引导组与IVUS引导组最终MSA相近[20]。该研究中，OCT引导组选取血管外弹力膜（EEL）作为管腔尺寸的决定因素。在参考区域中，OCT可以清晰地识别EEL，其在图像上有三个明显分离的层次。但在富含脂质的斑块中，由于OCT会在脂质斑块中发生信号衰减，导致无法识别血管圆弧状结构。由于这种情形的存在，OCT测量EEL可能仅在部分血管中被采用。Kubo和其同事提出了可用于脂质斑块的近似算法，用于计算OCT无法测量的血管圆弧。与IVUS相比，计算得出的血管面积与IVUS实际测量的EEM结果具有良好的相关性[21]。

L模式视图中锥形（管腔逐渐变细）血管有严重狭窄将有助于我们决定是否应用后扩张。

15.4.4 OCT在描述斑块特征中的作用

术前OCT可以有效地评估斑块范围、特征和管腔尺寸。

与CAG相比，冠状动脉内成像如OCT或IVUS的最大优势是不仅可以显示血管狭窄程度，还可以显示从动脉粥样硬化早期到晚期的精确变化。

动脉粥样硬化斑块破裂是引起绝大多数血栓性冠状动脉事件的原因。因此，检测易发生破裂的斑块（易损斑块）可能有助于临床预防血栓性并发症[5, 22]。易损斑块在组织学上是一类具有大的脂质核心、TCFA（纤维帽厚度<65 μm）以及纤维帽下有巨噬细胞聚集的斑块。由于大多数破裂斑块的纤维帽厚度小于65 μm，因此筛选高危斑块成像技术所需的分辨率应为50 μm或更高。OCT是目前唯一可用的具有足够分辨率来检测TCFA的成像技术[4]。

根据这些信息，术者可以识别罪犯病变的确切位置，确定合适的支架尺寸和长度，并避免将支架放置于易损斑块上。

最佳的支架置入位置应该是避免富含脂质的斑块和具有高斑块负荷的TCFA的血管壁[23-25]。

15.4.5 OCT在确定治疗策略中的作用

术前OCT对罪犯病变的检出可能对治疗决策的制定产生关键影响。

当罪犯病变存在较大的脂质池或坏死的脂质核心时，出现无复流现象的可能性较大，此时可以考虑应用药物辅助治疗或使用远端过滤保护装置。

在严重钙化的病变中，OCT结果有助于我们决定是否需要积分球囊、切割导丝或旋磨。Kubo及其同事的研究结果显示，OCT测得的钙化斑块厚度有助于我们预测环绕钙化病变的钙质板破裂风险[26]。此外，OCT还可以提供病变相关的必要信息，尤其在严重的钙化病变中，有助于我们判断哪些病变在支架置入前需要先对斑块进行修整（图15.10）。

15.4.6 OCT在急性冠脉综合征中的作用

OCT成像技术可以对ACS患者的斑块形态进行详细评估，并有助于了解其潜在的发病机制。

斑块破裂和随后的血栓形成是急性冠脉综合征发病的主要机制。目前指南将梗死相关动脉基于导管的再灌注与支架置入作为急性心肌梗死（AMI）的优先治疗方法，血栓抽吸作为补充治疗方法。尽管严重的动脉粥样硬化伴阻塞性狭窄的患者常发生ACS，但之前的尸体解剖研究和最近应用OCT的临床研究均显示约1/3的ACS患者伴斑块破坏和血栓形成而不合并严重的动脉狭窄[27, 28]。通过抽吸的方法去除或减少血栓后，OCT检查可以对斑块潜在的病理风险如斑块破裂或血栓栓塞进行评估。由于斑块侵蚀具有完整的纤维帽，且与PR相比在去除血栓后管腔狭窄程度较轻，因此有研究提出ACS患者血栓清除后不置入支架作为罪犯病变治疗的一种替代治

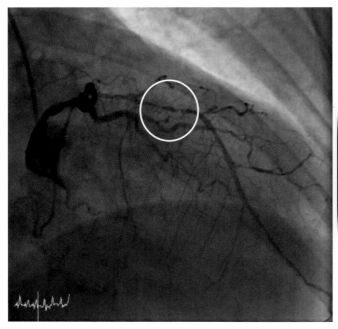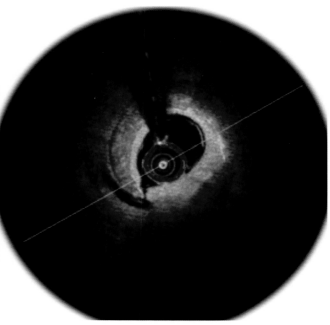

图15.10　重度钙化病变的典型病例。球囊扩张后OCT显示的明显的破碎钙化板

疗策略。

　　Prati等[29]入选了31例OCT检查明确为具有完整纤维帽的侵蚀斑块导致STEMI患者，进行溶栓治疗后置入支架或仅服用双联抗血小板药物治疗，临床随访（中位随访时间为753天）结果显示，40%的双联抗血小板药物治疗患者与其余60%接受支架置入的患者的临床终点差异无统计学意义[29]。同样，研究显示年轻STEMI患者中，仅行血栓抽吸术后不进行支架置入仍有良好的治疗效果[29]。

　　Jang和其同事就这一治疗方案开展了前瞻性研究。研究纳入405例ACS患者，其中103例患者的罪犯病变为斑块侵蚀，60例斑块侵蚀患者仅接受双联抗血小板药物（阿司匹林和替格瑞洛）治疗未接受

支架置入，1个月随访结果显示78.3%患者的血栓负荷显著减轻（>50%）[30]。

　　因此，OCT对ACS患者罪犯病变的评估有助于我们判断哪些患者可以推迟冠状动脉支架置入。

15.5　小结

　　与CAG或IVUS相比，术前OCT检查可以为我们提供更准确的管腔形态学资料和斑块特征，在冠状动脉病变中选择最佳治疗方案并避免不必要的支架置入方面有一定的帮助作用。

（梁拓　李东宝　译）

参考文献

1. Nissen SE, Yock P. Intravascular ultrasound: novel pathophysiological insights and current clinical applications. Circulation. 2001; 103(4): 604–16.

2. Nissen S, Gurley J, Grines C, Booth D, McClure R, Berk M, et al. Intravascular ultrasound assessment of lumen size and wall morphology in normal subjects and patients with coronary artery disease. Circulation. 1991; 84(3): 1087–99.

3. Sones FM Jr. Cine-coronary arteriography. Ohio State Med J. 1962; 58: 1018–9.

4. Jang IK, Bouma BE, Kang DH, Park SJ, Park SW, Seung KB, et al. Visualization of coronary atherosclerotic plaques in patients using optical coherence tomography: comparison with intravascular ultrasound. J Am Coll Cardiol. 2002; 39(4): 604–9.

5. Kubo T, Imanishi T, Takarada S, Kuroi A, Ueno S, Yamano T, et al. Assessment of culprit lesion morphology in acute myocardial infarction. J Am Coll Cardiol. 2007; 50(10): 933–9.

6. Kume T, Akasaka T, Kawamoto T, Ogasawara Y, Watanabe N, Toyota E, et al. Assessment of coronary arterial thrombus by optical coherence tomography. Am J Cardiol. 2006a; 97(12): 1713–7.

7. Kume T, Akasaka T, Kawamoto T, Okura H, Watanabe N, Toyota E, et al. Measurement of the thickness of the fibrous cap by optical coherence tomography. Am Heart J. 2006b; 152(4): 755.e1–4.

8. Stefano GT, Bezerra HG, Mehanna E, Yamamoto H, Fujino Y, Wang W, et al. Unrestricted utilization of frequency domain optical coherence

tomography in coronary interventions. Int J Cardiovasc Imaging. 2012; 29(4): 741−52.

9. Yoon H-J, Cho Y-K, Nam C-W, Kim K-B, Hur S-H. Angiographically minimal but functionally significant coronary lesion confirmed by optical coherence tomography. Korean J Intern Med. 2016; 31(4): 807−8.

10. Jia H, Abtahian F, Aguirre AD, Lee S, Chia S, Lowe H, et al. In vivo diagnosis of plaque erosion and calcified nodule in patients with acute coronary syndrome by intravascular optical coherence tomography. J Am Coll Cardiol. 2013; 62(19): 1748−58.

11. Tian J, Ren X, Vergallo R, Xing L, Yu H, Jia H, et al. Distinct morphological features of ruptured culprit plaque for acute coronary events compared to those with silent rupture and thin-cap fibroatheroma. J Am Coll Cardiol. 2014; 63(21): 2209−16.

12. Shin E-S, Ann SH, Singh GB, Lim KH, Yoon H-J, Hur S-H, et al. OCT-defined morphological characteristics of coronary artery spasm sites in vasospastic angina. JACC Cardiovasc Imaging. 2015; 8(9): 1059−67.

13. Shin ES, Her AY, Ann SH, Balbir Singh G, Cho H, Jung EC, et al. Thrombus and plaque erosion characterized by optical coherence tomography in patients with vasospastic angina. Rev Esp Cardiol (Engl Ed). 2016; 70(6): 459−66.

14. Gonzalo N, Escaned J, Alfonso F, Nolte C, Rodriguez V, Jimenez-Quevedo P, et al. Morphometric assessment of coronary stenosis relevance with optical coherence tomography. J Am Coll Cardiol. 2012; 59(12): 1080−9.

15. Sihan K, Botha C, Post F, de Winter S, Gonzalo N, Regar E, et al. Fully automatic three-dimensional quantitative analysis of intracoronary optical coherence tomography: method and validation. Catheter Cardiovasc Interv. 2009; 74(7): 1058−65.

16. Jamil Z, Tearney G, Bruining N, Sihan K, van Soest G, Ligthart J, et al. Interstudy reproducibility of the second generation, Fourier domain optical coherence tomography in patients with coronary artery disease and comparison with intravascular ultrasound: a study applying automated contour detection. Int J Cardiovasc Imaging. 2013; 29(1): 39−51.

17. Kim I-C, Nam C-W, Cho Y-K, Park H-S, Yoon H-J, Kim H, et al. Discrepancy between frequency domain optical coherence tomography and intravascular ultrasound in human coronary arteries and in a phantom in vitro coronary model. Int J Cardiol. 2016; 221: 860−6.

18. Kubo T, Akasaka T, Shite J, Suzuki T, Uemura S, Yu B, et al. OCT compared with IVUS in a coronary lesion assessment. JACC Cardiovasc Imaging. 2013; 6(10): 1095−104.

19. Habara M, Nasu K, Terashima M, Kaneda H, Yokota D, Ko E, et al. Impact of frequency-domain optical coherence tomography guidance for optimal coronary stent implantation in comparison with intravascular ultrasound guidance. Circ Cardiovasc Interv. 2012; 5(2): 193−201.

20. Ali ZA, Maehara A, Genereux P, Shlofmitz RA, Fabbiocchi F, Nazif TM, et al. Optical coherence tomography compared with intravascular ultrasound and with angiography to guide coronary stent implantation (ILUMIEN III: OPTIMIZE PCI): a randomised controlled trial. Lancet. 2016; 388(10060): 2618−28.

21. Kubo T, Yamano T, Liu Y, Ino Y, Shiono Y, Orii M, et al. Feasibility of optical coronary tomography in quantitative measurement of coronary arteries with lipid-rich plaque. Circ J. 2015a; 79(3): 600−6.

22. Tanaka A, Imanishi T, Kitabata H, Kubo T, Takarada S, Tanimoto T, et al. Morphology of exertion-triggered plaque rupture in patients with acute coronary syndrome: an optical coherence tomography study. Circulation. 2008; 118(23): 2368−73.

23. Gonzalo N, Serruys PW, Okamura T, Shen ZJ, Garcia-Garcia HM, Onuma Y, et al. Relation between plaque type and dissections at the edges after stent implantation: an optical coherence tomography study. Int J Cardiol. 2011; 150(2): 151−5.

24. Imola F, Occhipinti M, Biondi-Zoccai G, Di Vito L, Ramazzotti V, Manzoli A, et al. Association between proximal stent edge positioning on atherosclerotic plaques containing lipid pools and postprocedural myocardial infarction (from the CLI-POOL study). Am J Cardiol. 2013; 111(4): 526−31.

25. Mudra H, Regar E, Klauss V, Werner F, Henneke KH, Sbarouni E, et al. Serial follow-up after optimized ultrasound-guided deployment of Palmaz-Schatz stents. In-stent neointimal proliferation without significant reference segment response. Circulation. 1997; 95(2): 363−70.

26. Kubo T, Shimamura K, Ino Y, Yamaguchi T, Matsuo Y, Shiono Y, et al. Superficial calcium fracture after PCI as assessed by OCT. JACC Cardiovasc Imaging. 2015b; 8(10): 1228−9.

27. Burke AP, Farb A, Malcom GT, Liang YH, Smialek J, Virmani R. Coronary risk factors and plaque morphology in men with coronary disease who died suddenly. N Engl J Med. 1997; 336(18): 1276−82.

28. Falk E, Nakano M, Bentzon JF, Finn AV, Virmani R. Update on acute coronary syndromes: the pathologists' view. Eur Heart J. 2013; 34(10): 719−28.

29. Prati F, Uemura S, Souteyrand G, Virmani R, Motreff P, Di Vito L, et al. OCT-based diagnosis and management of STEMI associated with intact fibrous cap. JACC Cardiovasc Imaging. 2013; 6(3): 283−7.

30. Jia H, Dai J, Hou J, Xing L, Ma L, Liu H, et al. Effective anti-thrombotic therapy without stenting: intravascular optical coherence tomography-based management in plaque erosion (the EROSION study). Eur Heart J. 2016; 38(11): 792−800.

16 支架置入后即刻光学相干断层扫描评估

Seung-Yul Lee, Yangsoo Jang, and Myeong-Ki Hong

和血管内超声相比，光学相干断层扫描（OCT）能够在支架置入后即刻进行更加详细的评估。本章内容仅针对冠状动脉药物涂层金属支架。可吸收支架将在后面的章节进行阐述。

16.1 支架膨胀

充分的支架膨胀是PCI治疗成功的关键因素。接受FFR及PCI的患者行OCT的观察研究（ILUMIEN Ⅱ）是一项OCT引导下PCI治疗患者与经IVUS引导下PCI治疗患者的队列研究，其结果显示两组患者的支架膨胀程度没有差异［中位数（下四分位数，上四分位数）为72.8％（63.3％，81.3％）vs. 70.6％（62.3％，78.8％），$P = 0.29$］[1]。

基于先前的IVUS研究结果[2]，CLI–OPCI研究将支架最佳膨胀定义为支架内最小管腔面积≥平均参考管腔面积的90％或≥最小参考管腔面积的100％[3]。此外，CLI–OPCI Ⅱ研究回顾性对比了OCT结果与临床事件[4]，发现支架内最小管腔面积<4.5 mm^2是主要心脏不良事件的独立预测因素。虽然这些研究结果大多来自观察性研究，但提示我们OCT能够准确地评估支架膨胀程度[4, 5]。图16.1显示了OCT评估的支架内再狭窄的发病机制。

16.2 支架定位

OCT可以定性（是否贴壁）或定量（距离或面积）地评估支架小梁与血管壁的位置关系。支架释

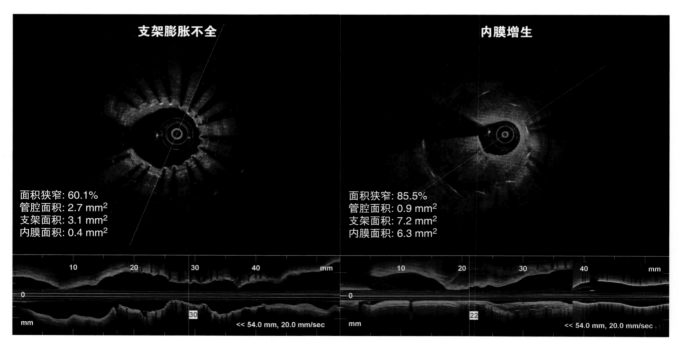

图16.1 支架置入术后1年支架内再狭窄的光学相干断层扫描图像。左图中狭窄面积的百分比为60.1％，提示存在支架内再狭窄。支架和新生内膜的横截面积分别为3.1 mm^2和0.4 mm^2，表明支架膨胀不全是支架内再狭窄发生的机制。然而，右图新生内膜增生是一种再狭窄机制。支架和新生内膜的横截面积分别为7.2 mm^2和6.3 mm^2

放后即刻，根据支架小梁是否与血管壁接触将支架的位置分为支架贴壁良好或贴壁不良。根据支架小梁与血管壁的相对位置关系可进一步分为嵌入式和凸出式。如果支架小梁厚度的一半以上低于管腔表面水平[6]，则定义为嵌入式；如果支架小梁腔内表面位于血管壁上方，则定义为凸出式[6]。考虑到支架小梁以及支架管腔内聚合物的厚度后，支架小梁与血管壁仍有距离称为支架贴壁不良[7]。因此，不同类型的药物洗脱支架的支架贴壁不良距离不同（表16.1）。图16.2为支架贴壁及贴壁不良时支架小梁的OCT代表图像。

支架贴壁不良一般在支架释放后即可观测到，急性支架贴壁不良的发生率大概为40%～60%（表16.2），大约70%的支架贴壁不良在术后随访1年时自动消失[8, 10]。决定贴壁不良能否自行改善的因素包括贴壁不良的距离和面积，一般"微小"贴壁不良在随访过程中可自行消失[8, 10, 11]。贴壁不良支架的内皮化时间较贴壁良好的支架长[12]。最近2项关于支架内血栓的注册研究显示，贴壁不良是引发支

架内血栓的最常见原因（约占所有因素的1/3），该研究中出现不良事件的支架贴壁不良的血管壁与支架小梁间的距离均明显或至少 > 200 μm（图16.3）[13, 14]。因此，贴壁不良与后续发生的不良事件可能存在一种定量关系，而不是"全或无"的现象，明确可能引发不良事件贴壁不良的距离有助于我们优

表 16.1 根据不同类型药物洗脱支架的贴壁不良[8, 9]

品牌名称	公司	血管壁与支架小梁间的距离
Cypher	强 生	≥ 160 μm
Taxus	波士顿科学	≥ 130 μm
Endeavor resolute	美敦力	≥ 110 μm
Resolute integrity	美敦力	≥ 110 μm
Xience	雅 培	≥ 100 μm
Nobori	泰尔茂	≥ 130 μm
Biomatrix	柏 盛	≥ 130 μm

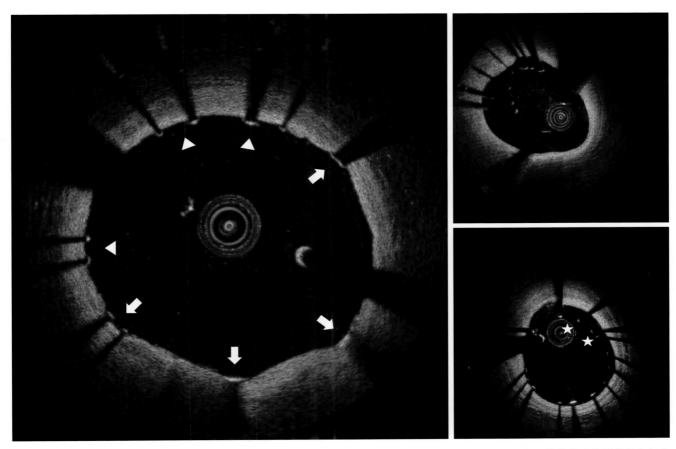

图16.2 支架置入即刻贴壁良好（左列）及贴壁不良（右列）时支架小梁的光学相干断层扫描代表图像。箭头所示为覆盖的支架小梁，三角形所示为突出的支架小梁。右上图所有的支架小梁贴壁良好，而右下图支架小梁部分贴壁不良（五角星所示）

表 16.2　光学相干断层扫描检测的急性贴壁不良的频率

文献	例数	支架类型	急性贴壁不良比例
Kawamori et al. [10]	40	DES	65%
Im et al. [8]	356	DES	62%
Soeda et al. [5]	1 001	BMS 和 DES	39%
Prati et al. [4]	1 002	BMS、DES 和 BVS	49%

注：BMS，裸金属支架；BVS，生物可吸收支架；DES，药物洗脱支架

化支架的释放过程[15]。但是，有前瞻性研究显示急性支架贴壁不良距离>200 μm 与远期不良事件并没有明显的相关性[4]。与支架释放即刻贴壁不良相反，嵌入式支架贴壁在随访6个月时覆盖率显著升高（嵌入式贴壁支架平均未覆盖率为0%，贴壁不良平均未覆盖率为26.5%，P<0.001）[16]。等值线图可以帮助我们更直观地了解支架释放即刻支架小梁贴壁和随访时支架小梁被内皮覆盖的情况，等值线图的 x 轴表示每一个支架小梁的圆周长，y 轴表示支架长度，在这样一个（x，y）坐标体系中，支架小梁在血管壁上的相对位置以坐标体系中对应的像素点表示[17]。此外，每一个支架小梁的位置关系和覆盖情况均可以被标记出来。图16.4是介入治疗后和随访时的连续等值线图分析示例。

16.3　夹层

在PCI治疗期间，夹层可发生在支架段内或支架边缘。支架内夹层的定义为支架节段中管腔表面破坏[18]。它可表现为2种形式。

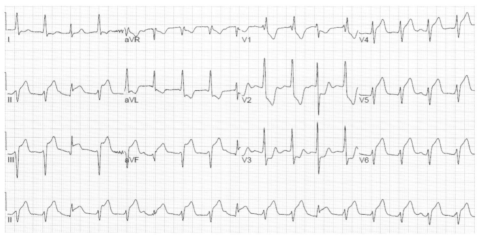

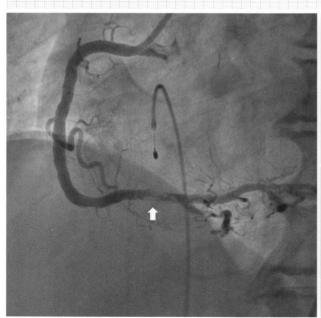

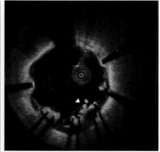

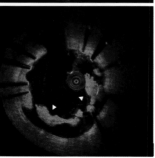

图16.3　支架置入后晚期血栓形成一例。一例69岁男性患者因严重心绞痛到急诊科就诊。患者于24个月前置入比奥莫司洗脱支架（3.5 mm×18 mm）。心电图显示下壁导联ST段抬高，提示存在急性心肌梗死。急诊血管造影显示右冠状动脉支架管腔内模糊影（箭头所示）。予血栓抽吸后，光学相干断层扫描显示不规则形状的血栓（箭头所示）附着在错位支架小梁上。错位支架小梁与血管壁之间的最大距离为560 μm

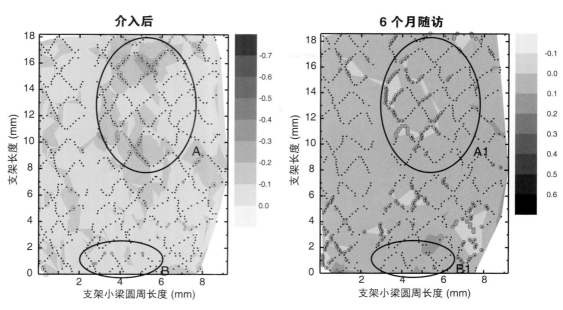

介入后

6 个月随访

图16.4 介入后和随访6个月时的等值线图分析。与嵌入式贴壁的支架小梁（圈B中的绿色圆圈）相比，贴壁不良的支架小梁（圈A中的红色圆圈）在随访6个月时无覆盖更明显（圈A1中的蓝色圆圈）。橙色圆圈表示位于侧支血管开口上方的支架小梁

（1）夹层：血管表面被破坏，可见夹层结构。

（2）腔：血管表面被破坏，可见空腔[18]。

边缘夹层是指位于血管腔表面的边缘段的破坏（在支架的近端和远端5 mm内，无支架小梁可见）[18]。图16.5和图16.6为这些夹层结构的OCT图像。与边缘夹层相比，支架内夹层很常见，

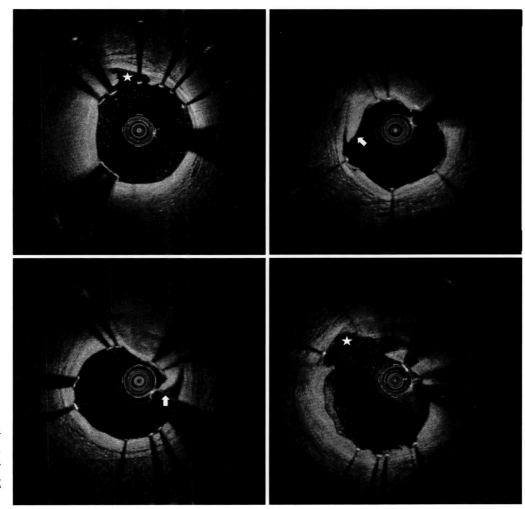

图16.5 支架内夹层的典型光学相干断层扫描图像。随着血管表面破坏，可以看到夹层皮瓣（箭头所示）或空腔（五角星所示）

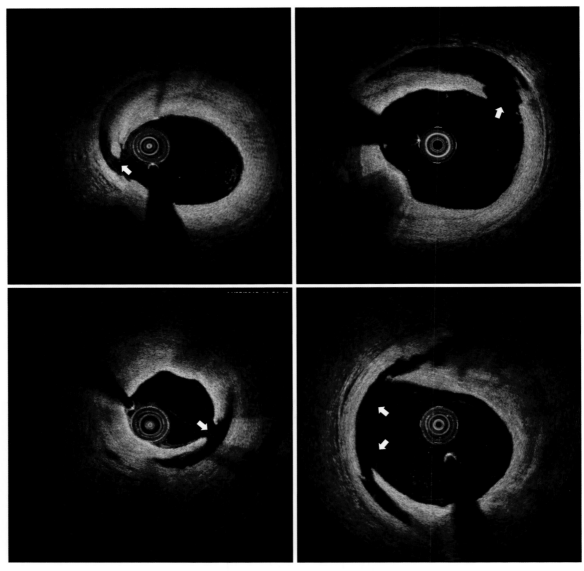

图16.6　边缘夹层的典型光学相干断层扫描图像。管腔表面在边缘段（箭头所示）被破坏

Gonzalo等[18]发现支架内夹层的发生率为86.6%。支架置入后边缘夹层的发生率为25%～40%，而大多数在冠状动脉造影术中并不明显[18-21]。在1年的随访中，较小的无血流限制的边缘夹层可完全愈合，因此并无相关主要不良心脏事件发生[20, 21]。然而，远端支架边缘的大夹层（>200 μm）增加了随访期间严重心脏不良事件的发生风险[4, 19]。

16.4　组织脱垂

研究显示成功实施PCI术后在超过支架90%的节段中可观察到组织脱垂[18]。OCT图像中的组织脱垂定义如下：在相邻支架小梁之间的组织凸起朝向管腔，而不破坏管腔表面的连续性（图16.7）[18]。

CLI-OPCI Ⅱ研究显示，组织脱垂（凸起高度＞500 μm）与不良临床结果无明显相关性[4]，但一项OCT研究表明不规则形状的组织凸起是随访1年时不良心脏事件的独立预测因素[5]。因此，关于组织脱垂的临床意义目前尚未完全明确。

16.5　小结

据既往研究总结得出的针对支架置入后OCT结果的建议见表16.3。如果介入术后观察到明显的支架膨胀不佳和大范围夹层，应考虑行进一步治疗。虽然大范围的贴壁不良和组织脱垂可能与不良临床预后有关，这些OCT结果的临床意义仍需要进一步研究证实。

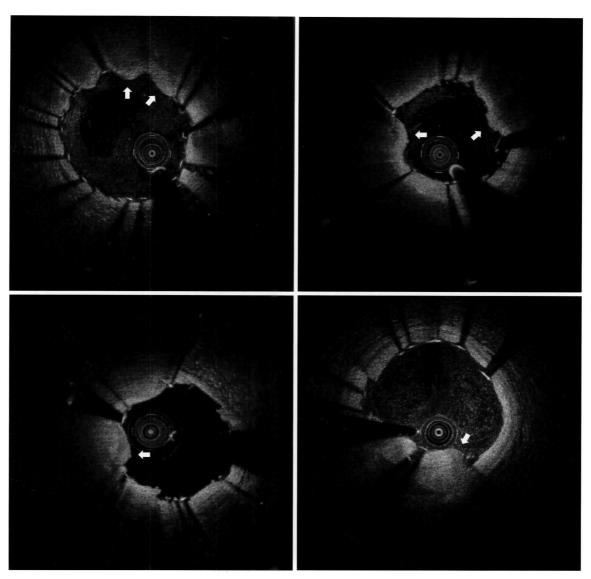

图16.7 各种形态的组织脱垂。箭头所示为脱垂的组织

表16.3 支架置入后光学相干断层扫描结果相关建议

结果	建议
充分的支架膨胀	最小管腔面积或最小支架面积＞4 mm² 或＞80％的参考管腔面积
支架贴壁不良	如果有明显的贴壁不良（＞200 μm），可考虑进一步治疗
边缘夹层	冠状动脉血流受限时应予以干预
组织脱垂／血栓	轻微的组织脱垂可能无明显临床意义

（梁拓 姚道阔 译）

参考文献

1. Maehara A, Ben-Yehuda O, Ali Z, Wijns W, Bezerra HG, Shite J, et al. Comparison of stent expansion guided by optical coherence tomography versus intravascular ultrasound: the ILUMIEN II study (observational study of optical coherence tomography [OCT] in patients undergoing

fractional flow reserve [FFR] and percutaneous coronary intervention). J Am Coll Cardiol Interv. 2015; 8: 1704−14.

2. de Jaegere P, Mudra H, Figulla H, Almagor Y, Doucet S, Penn I, et al. Intravascular ultrasound-guided optimized stent deployment. Immediate and 6 months clinical and angiographic results from the multicenter ultrasound stenting in coronaries study (MUSIC study). Eur Heart J. 1998; 19: 1214−23.

3. Prati F, Di Vito L, Biondi-Zoccai G, Occhipinti M, La Manna A, Tamburino C, et al. Angiography alone versus angiography plus optical coherence tomography to guide decision-making during percutaneous coronary intervention: the centro per la lotta contro l'infarto-optimisation of percutaneous coronary intervention (CLI-OPCI) study. EuroIntervention. 2012; 8: 823−9.

4. Prati F, Romagnoli E, Burzotta F, Limbruno U, Gatto L, La Manna A, et al. Clinical impact of OCT findings during PCI: the CLI-OPCI II study. J Am Coll Cardiol Img. 2015; 8: 1297−305.

5. Soeda T, Uemura S, Park SJ, Jang Y, Lee S, Cho JM, et al. Incidence and clinical significance of poststent optical coherence tomography findings: one-year follow-up study from a multicenter registry. Circulation. 2015; 132: 1020−9.

6. Tanigawa J, Barlis P, Di Mario C. Intravascular optical coherence tomography: optimisation of image acquisition and quantitative assessment of stent strut apposition. EuroIntervention. 2007; 3: 128−36.

7. Tanigawa J, Barlis P, Dimopoulos K, Dalby M, Moore P, Di Mario C. The influence of strut thickness and cell design on immediate apposition of drug-eluting stents assessed by optical coherence tomography. Int J Cardiol. 2009; 134: 180−8.

8. Im E, Kim BK, Ko YG, Shin DH, Kim JS, Choi D, et al. Incidences, predictors, and clinical outcomes of acute and late stent malapposition detected by optical coherence tomography after drug-eluting stent implantation. Circ Cardiovasc Interv. 2014; 7: 88−96.

9. Lee SY, Hong MK. Stent evaluation with optical coherence tomography. Yonsei Med J. 2013; 54: 1075−83.

10. Kawamori H, Shite J, Shinke T, Otake H, Matsumoto D, Nakagawa M, et al. Natural consequence of post-intervention stent malapposition, thrombus, tissue prolapse, and dissection assessed by optical coherence tomography at mid-term follow-up. Eur Heart J Cardiovasc Imaging. 2013; 14: 865−75.

11. Gutiérrez-Chico JL, Wykrzykowska J, Nüesch E, van Geuns RJ, Koch KT, Koolen J, et al. Vascular tissue reaction to acute malapposition in human coronary arteries: sequential assessment with optical coherence tomography. Circ Cardiovasc Interv. 2012; 5: 20−9.

12. Gutiérrez-Chico JL, Regar E, Nüesch E, Okamura T, Wykrzykowska J, di Mario C, et al. Delayed coverage in malapposed and side-branch struts with respect to well-apposed struts in drug-eluting stents: in vivo assessment with optical coherence tomography. Circulation. 2011; 124: 612−23.

13. Souteyrand G, Amabile N, Mangin L, Chabin X, Meneveau N, Cayla G, et al. Mechanisms of stent thrombosis analysed by optical coherence tomography: insights from the national PESTO French registry. Eur Heart J. 2016; 37: 1208−16.

14. Taniwaki M, Radu MD, Zaugg S, Amabile N, Garcia-Garcia HM, Yamaji K, et al. Mechanisms of very late drug-eluting stent thrombosis assessed by optical coherence tomography. Circulation. 2016; 133: 650−60.

15. Foin N, Gutiérrez-Chico JL, Nakatani S, Torii R, Bourantas CV, Sen S, et al. Incomplete stent apposition causes high shear flow disturbances and delay in neointimal coverage as a function of strut to wall detachment distance: implications for the management of incomplete stent apposition. Circ Cardiovasc Interv. 2014; 7: 180−9.

16. Kim JS, Ha J, Kim BK, Shin DH, Ko YG, Choi D, et al. The relationship between post-stent strut apposition and follow-up strut coverage assessed by a contour plot optical coherence tomography analysis. J Am Coll Cardiol Interv. 2014; 7: 641−51.

17. Ha J, Kim B, Kim J, Shin D, Ko Y, Choi D, et al. Assessing neointimal coverage after DES implantation by 3D OCT. J Am Coll Cardiol Img. 2012; 5: 852−3.

18. Gonzalo N, Serruys PW, Okamura T, Shen ZJ, Onuma Y, Garcia-Garcia HM, et al. Optical coherence tomography assessment of the acute effects of stent implantation on the vessel wall: a systematic quantitative approach. Heart. 2009; 95: 1913−9.

19. Bouki KP, Sakkali E, Toutouzas K, Vlad D, Barmperis D, Phychari S, et al. Impact of coronary artery stent edge dissections on long-term clinical outcome in patients with acute coronary syndrome: an optical coherence tomography study. Catheter Cardiovasc Interv. 2015; 86: 237−46.

20. Chamie D, Bezerra HG, Attizzani GF, Yamamoto H, Kanaya T, Stefano GT, et al. Incidence, predictors, morphological characteristics, and clinical outcomes of stent edge dissections detected by optical coherence tomography. J Am Coll Cardiol Interv. 2013; 6: 800−13.

21. Radu MD, Raber L, Heo J, Gogas BD, Jorgensen E, Kelbaek H, et al. Natural history of optical coherence tomography-detected non-flow-limiting edge dissections following drug-eluting stent implantation. EuroIntervention. 2014; 9: 1085−94.

17 支架远期评估（新生动脉粥样硬化）

Jung-Hee Lee, Yangsoo Jang, and Jung-Sun Kim

光学相干断层扫描（OCT）通过使用光而不是超声波，可以提供在体冠状动脉的高分辨率图像以评价支架置入后的状态和新生内膜组织，且比血管内超声（IVUS）更准确。在支架置入后随访期间，血管内OCT评估由于具有高分辨率，有助于检测支架覆盖、贴壁不良和新生内膜组织的特征。而且，OCT对晚期支架失败包括新生动脉粥样硬化，可以细致地评估其形态特征。本章将回顾OCT评价晚期支架内改变。

17.1 支架小梁覆盖

经皮冠状动脉介入（PCI）治疗是目前症状性冠心病的标准治疗[1]，药物洗脱支架（DES）已将

裸金属支架（BMS）的缺陷降至最低[2,3]。然而，DES置入后支架小梁覆盖延迟是晚期支架内血栓形成的关键病理机制之一[4]。新生内膜形成是支架置入后血管组织中发生愈合反应的一个共同特征[5]。目前普遍认为BMS置入后新生内膜约1个月可完全覆盖支架小梁，产生过多的新生内膜导致支架内再狭窄（ISR）[6]。多项OCT研究证实BMS置入后早期和晚期支架小梁几乎完全被内皮覆盖[7-10]。DES通过释放抑制内皮增生的药物显著降低了ISR的发生率，及相应的靶病变血运重建（TLR）[2,3]。然而，过度抑制新生内膜形成和血管炎症反应导致血管愈合延迟及不完全内皮化，这与增加的晚期支架内血栓（LST）风险有关[11,12]。图17.1展示了支架小梁不完全内皮化导致的晚期支架内血栓形成具有代表

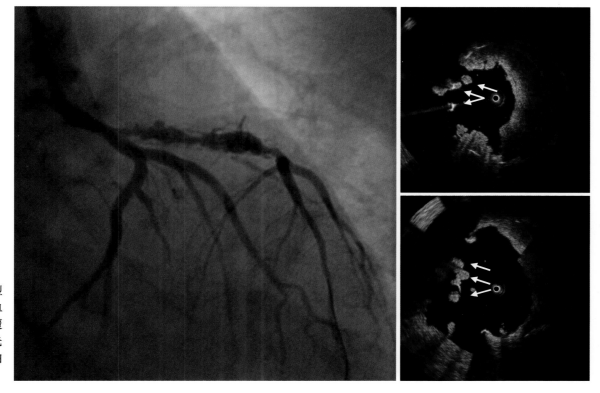

图17.1 典型晚期支架内血栓支架小梁覆盖不完全的光学相干断层扫描图像

意义的OCT图像。目前已有许多关于各种DES和BMS置入后各个时期支架小梁覆盖率的观察性OCT研究（图17.1）[7-10, 13-23]。一些研究根据初始的临床表现如急性冠脉综合征（ACS）和非ACS评价了新生内膜覆盖情况，并且提示支架小梁覆盖情况可能与初始临床表现有关（图17.2）[7, 9, 22, 24-27]。

表17.1　光学相干断层扫描观察到的未覆盖支架小梁的比例

支架类型	支架位置	置入支架时间			
		1 个月	3 个月	6 ~ 9 个月	≥ 12 个月
BMS	单层		0.1%	0.3% ~ 2.0%	0.3% ~ 1.1%
	重叠			3.4%	
SES	单层		13% ~ 18%	12.3%	3.2% ~ 11.6%
	重叠			9.6%	
PES	单层		3.8%	4.9%	0.9%
	重叠			16.5%	
ZES-P	单层		0.1%	0.02% ~ 1.2%	
	重叠			0.37%	
EES	单层	26.7%	4.7%	1.6% ~ 2.3%	1.9% ~ 5.8%
	重叠	51.6%			
	边支	89.4%		35.7%	
ZES-R	单层		6.2%	4.4%	
	边支			35.7%	
BES	单层		21.3%	15.9% ~ 21.8%	4.1%
	边支			35.7%	
BP-EES	单层		3%	1.8%	

注：BMS，裸金属支架；SES，西罗莫斯洗脱支架；PES，紫杉醇洗脱支架；ZES-Psprint，佐他莫司洗脱支架；EES，依维莫斯洗脱支架；ZES-Rresolute，佐他莫司洗脱支架；BES，生物可降解洗脱支架；OLP，重叠；BP，生物可吸收
其他为单层支架对应的数值
从贝叶斯分层模型得到的数据值未列入表中

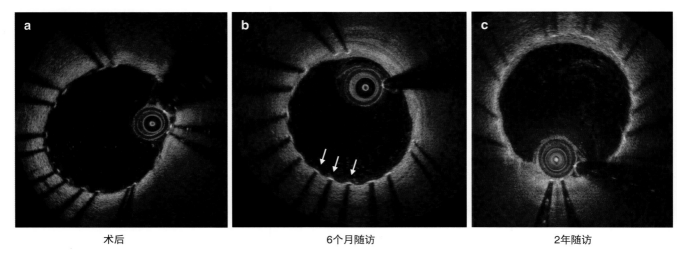

术后　　　　　　　　　6个月随访　　　　　　　　2年随访

图17.2　应用横断面光学相干断层扫描（OCT）随访支架小梁覆盖的典型示例。(a) 支架置入后即刻OCT提示支架贴壁良好；(b) 6个月随访的OCT图像提示6点方向未覆盖的支架小梁（白色箭头所示）；(c) 2年随访的OCT图像提示支架小梁覆盖良好

将这些发现应用于真实的临床实践是重要任务。一项病理研究表明DES置入后支架小梁未覆盖是晚期支架内血栓形成的最佳形态预测因素；支架节段内支架小梁未覆盖面积与总支架面积比值>30%，支架内血栓危险比为9.0（95% *CI* 为3.5～22）[28]。一项使用OCT评价未覆盖支架小梁导致支架血栓的病例对照研究发现，未覆盖支架节段的长度是晚期支架内血栓形成的独立预测因素[29]。另一项研究通过

在6～18个月随访期间应用OCT，结果显示了在无症状的DES治疗患者中，更大比例的未覆盖支架小梁（未覆盖支架小梁切点值为≥5.9%）可能预测主要心脏不良事件的增加，这在后期与支架安全性有很强的相关性[30]。基于这些研究结果，日常临床实践通过OCT评估的支架小梁覆盖情况是预测严重不良心血管事件的重要指征。通过横断面OCT随访支架小梁覆盖的典型示例见图17.2。

表17.2　不同初始临床表现患者支架小梁未覆盖和支架贴壁不良的比例

临床表现	文献	支架类型	支架置入后时间	未覆盖的支架梁	支架贴壁不良
ACS	Takano et al.[22]	SES	3个月	18%	8%
	Kim et al.[24]	ZES	3个月	0.1%	0.4%
	Guagliumi et al.[7]	BMS	6个月	1.98%	0.15%
	Guagliumi et al.[7]	ZES	6个月	0.00%	0.00%
	Davlouros et al.[25]	PES	6个月	8.6%	2.2%
	Kim et al.[26]	SES，PES，ZES	9个月	8.9%	2.2%
	Guagliumi et al.[9]	BMS	13个月	1.1%	0.1%
	Guagliumi et al.[9]	PES	13个月	5.7%	0.9%
	Räber et al.[27]	SES，PES	5年	1.7%	0.5%
Non−ACS	Takano et al.[22]	SES	3个月	13%	5%
	Kim et al.[24]	ZES	3个月	0.1%	0.02%
	Kim et al.[26]	SES，PES，ZES	9个月	2.9%	0.5%
	Räber et al.[27]	SES，PES	5年	0.7%	0.13%

注：ACS，急性冠脉综合征；BMS，裸金属支架；SES，西罗莫司洗脱支架；PES，紫杉醇洗脱支架；ZES，佐他莫司洗脱支架

在不同时间点的连续随访期间，通过当前常规方法的OCT分析对支架小梁水平的贴壁和未覆盖的连续分析可能具有挑战性。最近研究表明，轮廓图OCT分析可能是一种在支架小梁水平上评估单个支架小梁的可能方法；这种对不同时间点支架支撑状态的全面监测将提供关于DES置入后血管愈合状态的有用信息[31, 32]。支架置入后和12个月随访的代表性轮廓图见图17.3[32]。

17.2　新生内膜的特征

病理学研究表明支架置入后冠状动脉新生内膜受各种组织成分的影响，包括蛋白多糖、胶原蛋白、平滑肌、纤维蛋白或血栓[33, 34]。通过应用之前的成像模式，如常规血管造影或血管内超声，由于分辨率低，检测不同的新内膜特征均存在若干限制。然而，血管内OCT具有更高的分辨率，可用于新内膜组织的定性和定量评估[35, 36]。可以定性评估支架内的新生内膜以对新内膜组织进行表征：① 均质新生内膜，一致性强信号且不伴局部变化或衰减；② 异质新生内膜，局部光学特性的改变和各种背向散射类型；③ 层状新生内膜，具有不同光学性质的层，即腔内高散射层和近腔低散射层[35-37]。病理学研究报道了新生内膜组织的不同形态学特征，这与组织学发现密切相关[37, 38]。新生内膜组织的典型OCT图像见图17.4。通过组织学

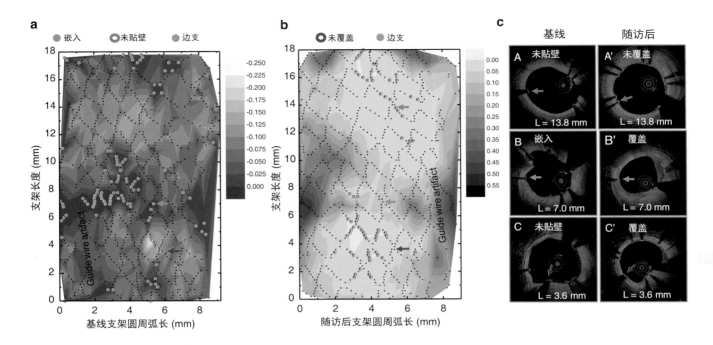

25. Kim JS, Ha J, Kim BK, Shin DH, Ko YG, Choi D, et al. The relationship between post-stent strut apposition and follow-up strut coverage assessed by a contour plot optical coherence tomography analysis. JACC Cardiovasc Interv. 2014;7(6):641-51.

图17.3 支架置入后和随访12个月的代表性轮廓线图。(a) 术后动脉-支架小梁空间分布的基线图。贴壁不良和嵌入式支架小梁分别用红色和绿色圆圈表示。灰阶表示术后的动脉-支架小梁距离（范围为0.0～0.7 mm）；(b) 3.0 mm×18 mm Biolimus洗脱支架在随访期的新生内膜覆盖率，与支架圆周弧长及支架长度存在关联；覆盖的支架小梁和横跨侧支的支架小梁分别用蓝色和橙色圆圈表示。灰阶表示支架小梁覆盖厚度范围为-0.1～0.6 mm；(c) 在距离远端支架边缘13.6 mm的支架长度处，在A和A′图中术后的一个贴壁不良支架小梁在随访时贴壁不良消失但未覆盖（等轮廓图和横断面上的红色箭头）。在距离远端支架边缘6.0 mm的支架长度处，在B和B′图中嵌入的支架小梁被覆盖（绿色箭头）。在距离远端支架边缘4.6 mm的支架长度处，在C和C′图中术后贴壁不良的支架小梁被覆盖，贴壁不良消失（蓝色箭头）。修改自Kim等[32]并获作者许可

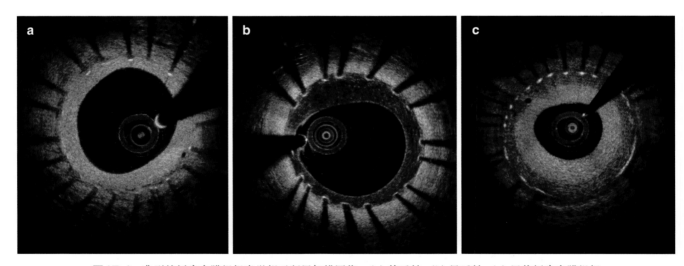

图17.4 典型的新生内膜组织光学相干断层扫描图像。(a) 均质性；(b) 异质性；(c) 层状新生内膜组织

分析比较猪支架内再狭窄模型不同OCT形态特征与不同支架内新生组织类型，OCT观察到的新生内膜形成的光学特征与支架愈合的组织学研究一致[37]。

纤维结缔组织沉积更常见于均质类型（71.6 %，$P<0.001$），而显著的纤维蛋白沉积更常见于异质性类型（56.9 %，$P = 0.007$）。与分层（73.9 %）或

异质性类型（43.1%）相比，在均质类型中发现周围炎症的概率较低（19.8%，*P*<0.001）。外弹力膜（EEL）破裂的存在也更常见于分层（73.9%）和异质性类型（46.6%）中，而不是均质类型（22.4%，*P*<0.001）[37]。最近的组织病理学OCT研究调查了22例尸体解剖病例，共36个病灶和42个置入支架（包括17个BMS、11个第一代DES和14个第二代DES）[39]。这项研究中，包括在再狭窄组织中，支架节段新生内膜的组织学特征显示组织成分的变异性很大，这与典型的OCT特征不一致（图17.5）[39]。该研究表明，需要更多的努力来解释非再狭窄组织中的OCT图像。

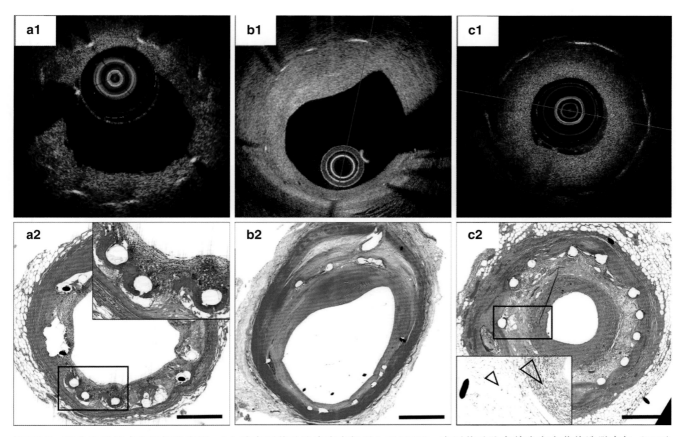

图17.5　新生内膜模式和组织学发现。(a) 稳定冠状动脉疾病支架置入后238天，在冠状动脉左前降支中药物洗脱支架（DES）(Resolute支架)。(a1) 光学相干断层扫描（OCT）图像显示异质性背散射。(a2) 相应的组织学横断面［苏木精-伊红（H-E）染色］显示在支架小梁周围区域中的强烈炎症反应和局灶性纤维蛋白沉积。高倍镜下显示大量的白细胞浸润和纤维蛋白积聚（比例尺＝1 000 mm）。(b) 血运重建3年后的裸金属支架（BMS）(Vision支架)。(b1) 频域OCT图像显示均质的表现。(b2) H-E染色的组织病理学横断面图像显示所有支架小梁被前方具有丰富平滑肌细胞的新生内膜组织覆盖（比例尺＝1 000 mm）。(c) 右冠状动脉的DES(endeavor支架)，稳定冠状动脉疾病支架置入2年后。(c1) OCT图像显示分层模式。(c2) 相应的组织学横断面，H-E染色显示接近支架小梁的一层松散的新生内膜组织，含丰富新生血管形成、炎症（小箭头；黑条代表支架小梁）和平滑肌细胞（SMC）的新生内膜层朝向内腔（大箭头）（比例尺＝1 000 mm）。免疫组织化学染色（通过α-肌动蛋白鉴定SMC）。修改自Lutter等[39]并已获得许可

最近的一项研究确定了基于OCT不同的新生内膜组织之间的详细关系，而不论新生动脉粥样硬化和临床结果如何[40]。在21.7%的DES置入病灶中经常检测到异质性新生内膜，并且与老年和ACS的初始临床表现显著相关[40]。主要心脏不良事件（MACE），即心脏死亡、非致死性心肌梗死或靶病变血运重建的复合终点，在OCT检查后31个月的中位随访期异质性新生内膜患者更常见（均质性类型中为13.7% vs. 2.9%，分层类型中为13.7% vs. 7.3%，*P* = 0.001）[40]。在该研究中，异质性新生内膜是MACE的独立危险因素之一（危险比为3.925，95% *CI* 为1.445～10.662，*P* = 0.007）。该数据表明，如果进行OCT随访监测，出现异质性类型的新生内膜组织可能与DES置入后不良临床事件有关。

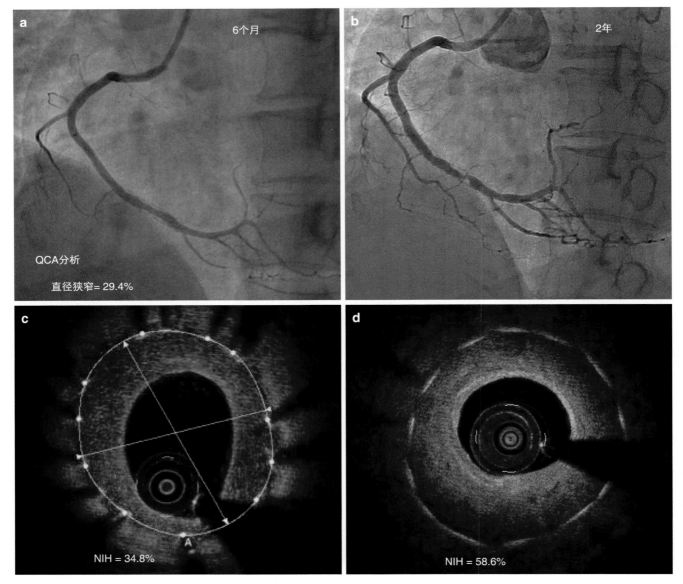

图17.6　异质性新生内膜2年随访中需要重复血运重建的典型病例。(a) 59岁女性患者在右冠状动脉远端置入西罗莫司洗脱支架后6个月无临床症状，随访行冠状动脉造影发现轻度新生内膜增生；(b) 2年后患者因持续性胸痛再次入院，随访血管造影显示先前药物洗脱支架的支架内再狭窄；(c) 新生内膜特征的OCT图像显示西罗莫司洗脱支架置入后6个月的典型异质性类型；(d) 支架置入后2年OCT显示更多进展的新生内膜增生和富含脂质负荷的新生内膜

这意味着OCT对新生内膜特征的监测可能有助于未来的临床实践。异质性新生内膜2年随访中需要重复血运重建的典型病例见图17.6。

17.3　新生粥样硬化

支架内新生动脉粥样硬化，定义为充满脂质的泡沫状巨噬细胞的累积，伴或不伴坏死性核心形成和（或）新内膜内的钙化，是晚期DES失败的重要机制[41, 42]。一项病理学研究显示DES中新生动脉粥样硬化的发生率高于BMS病变（31% vs. 16%，

$P<0.001$），DES中新生动脉粥样硬化的支架置入时间短于BMS［中位数（下四分位数，上四分位数）为420（361，683）天 vs. 2 160（1 800，2 880）天，$P<0.001$］[41]。支架内新生动脉粥样硬化的代表性OCT图像见图17.7。新生内膜特征的OCT研究根据支架随访时间早期阶段（<6个月）和晚期阶段（≥5年）对BMS进行研究[43]。结果显示与早期相比，晚期更常见到含脂质的新生内膜、内膜破坏和血栓形成[43]。另一项OCT研究比较了早期ISR（≤1年）和非常晚期ISR（>5年）BMS内的新生内膜特征，发现在非常晚期的ISR中更常见地观察到与动脉粥样

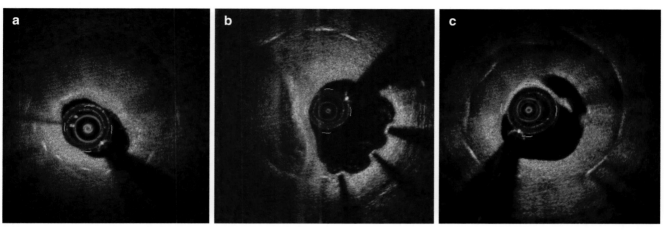

图17.7　典型的支架内新生动脉粥样硬化光学相干断层扫描图像。(a) 富含脂质新生内膜；(b) 钙化新生内膜；(c) 薄纤维帽粥样斑块

硬化斑块相似的异质性内膜[44]。有OCT监测研究已经研究了支架内再狭窄患者的新生动脉粥样硬化的患病率和特征。在已报道的OCT研究中，新生动脉粥样硬化的患病率总结情况见表17.3[36, 45-48]。一项关于DES置入后支架内新生动脉粥样硬化的OCT研究发现，90%的病变伴有含脂质的新生内膜，52%有含TCFA的新生内膜，58%的患者在32.2个月的随访期内至少有一个支架内新生内膜破裂[49]。一项关于评估179个支架的新生动脉粥样硬化预测因素的回顾性OCT研究表明，置入时间较长（≥48个月）、DES使用、目前吸烟、慢性肾脏疾病以及未使用血管紧张素转换酶抑制剂或血管紧张素Ⅱ受体阻滞剂是OCT检测支架内新生动脉粥样硬化的独立决定因素[50]。

表17.3　通过光学相干断层扫描诊断支架内新生动脉粥样硬化的发生率

文献	新生动脉粥样硬化的定义	DES类型	支架置入时间	发生率
Kim et al.[36]	富含脂质新生内膜	第一/二代	9个月	14.5%
Kim et al.[36]	富含脂质新生内膜	第一/二代	24个月	27.6%
Lee et al.[45]	富含脂质新生内膜，钙化或TCFA	DES和BMS	70.7个月	35.5%
Yonetsu et al.[46]	富含脂质新生内膜	第一/二代	<9个月	37%
Lee et al.[47]	富含脂质新生内膜，钙化或TCFA	第一/二代	12.4 vs. 55.4个月（第二代对比第一代）	27.4%
Nakamura et al.[48]	富含脂质新生内膜或钙化新生内膜	DES和BMS	57.9个月	49.2%

注：DES，药物洗脱支架

17.4　小结

先前的研究已经很好地明确了使用OCT进行支架评估，并为晚期支架评估的临床决策提供了重要信息。OCT对获得的支架小梁覆盖、贴壁不良或新生内膜特征的评估可能有助于预测和预防未来的心脏不良事件。此外，OCT技术的进步及其应用发展可能会提供冠状动脉支架相关进一步信息，并提高其在未来临床实践中的实用性。

（马国栋　陈晖　译）

参考文献

1. Serruys PW, de Jaegere P, Kiemeneij F, Macaya C, Rutsch W, Heyndrickx G, et al. A comparison of balloon-expandable-stent implantation with balloon angioplasty in patients with coronary artery disease: Benestent Study Group. N Engl J Med. 1994; 331: 489–95.

2. Moses JW, Leon MB, Popma JJ, Fitzgerald PJ, Holmes DR, O'Shaughnessy C, et al. Sirolimus-eluting stents versus standard stents in patients with stenosis in a native coronary artery. N Engl J Med. 2003; 349(14): 1315−23.

3. Stone GW, Ellis SG, Cox DA, Hermiller J, O'Shaughnessy C, Mann JT, et al. A polymer-based, paclitaxel-eluting stent in patients with coronary artery disease. N Engl J Med. 2004; 350(3): 221−31.

4. Farb A, Burke AP, Kolodgie FD, Virmani R. Pathological mechanisms of fatal late coronary stent thrombosis in humans. Circulation. 2003; 108(14): 1701−6.

5. Forrester JS, Fishbein M, Helfant R, Fagin J. A paradigm for restenosis based on cell biology: clues for the development of new preventive therapies. J Am Coll Cardiol. 1991; 17(3): 758−69.

6. Virmani R, Farb A. Pathology of in-stent restenosis. Curr Opin Lipidol. 1999; 10(6): 499−506.

7. Guagliumi G, Sirbu V, Bezerra H, Biondi-Zoccai G, Fiocca L, Musumeci G, et al. Strut coverage and vessel wall response to zotarolimus-eluting and bare-metal stents implanted in patients with ST-segment elevation myocardial infarction: the OCTAMI (optical coherence tomography in acute myocardial infarction) Study. JACC Cardiovasc Interv. 2010; 3(6): 680−7.

8. Guagliumi G, Musumeci G, Sirbu V, Bezerra HG, Suzuki N, Fiocca L, et al. Optical coherence tomography assessment of in vivo vascular response after implantation of overlapping bare-metal and drug-eluting stents. JACC Cardiovasc Interv. 2010; 3(5): 531−9.

9. Guagliumi G, Costa MA, Sirbu V, Musumeci G, Bezerra HG, Suzuki N, et al. Strut coverage and late malapposition with paclitaxel-eluting stents compared with bare metal stents in acute myocardial infarction: optical coherence tomography substudy of the harmonizing outcomes with revascularization and stents in acute myocardial infarction (HORIZONS-AMI) Trial. Circulation. 2011; 123(3): 274−81.

10. Xie Y, Takano M, Murakami D, Yamamoto M, Okamatsu K, Inami S, et al. Comparison of neointimal coverage by optical coherence tomography of a sirolimus-eluting stent versus a bare-metal stent three months after implantation. Am J Cardiol. 2008; 102(1): 27−31.

11. Daemen J, Wenaweser P, Tsuchida K, Abrecht L, Vaina S, Morger C, et al. Early and late coronary stent thrombosis of sirolimus-eluting and paclitaxel-eluting stents in routine clinical practice: data from a large two-institutional cohort study. Lancet. 2007; 369(9562): 667−78.

12. Jeremias A, Sylvia B, Bridges J, Kirtane AJ, Bigelow B, Pinto DS, et al. Stent thrombosis after successful sirolimus-eluting stent implantation. Circulation. 2004; 109(16): 1930−2.

13. de la Torre Hernández JM, Tejedor P, Camarero TG, Duran JM, Lee DH, Monedero J, et al. Early healing assessment with optical coherence tomography of everolimus-eluting stents with bioabsorbable polymer (synergy™) at 3 and 6 months after implantation. Catheter Cardiovasc Interv. 2016; 88(3): E67−73.

14. Kim JS, Jang IK, Kim TH, Takano M, Kume T, Hur NW, et al. Optical coherence tomography evaluation of zotarolimus-eluting stents at 9-month follow-up: comparison with sirolimus-eluting stents. Heart. 2009; 95(23): 1907−12.

15. Kim JS, Kim TH, Fan C, Lee JM, Kim W, Ko YG, et al. Comparison of neointimal coverage of sirolimus-eluting stents and paclitaxel-eluting stents using optical coherence tomography at 9 months after implantation. Circ J. 2010; 74(2): 320−6.

16. Kim BK, Kim JS, Park J, Ko YG, Choi D, Jang Y, et al. Comparison of optical coherence tomographic assessment between first- and second-generation drug-eluting stents. Yonsei Med J. 2012; 53(3): 524−9.

17. Kim JS, Kim BK, Jang IK, Shin DH, Ko YG, Choi D, et al. comparison of neointimal coverage between zotarolimus-eluting stent and everolimus-eluting stent using optical coherence tomography (COVER OCT). Am Heart J. 2012; 163(4): 601−7.

18. Kim S, Kim JS, Shin DH, Kim BK, Ko YG, Choi D, et al. Comparison of early strut coverage between zotarolimus- and everolimus-eluting stents using optical coherence tomography. Am J Cardiol. 2013; 111(1): 1−5.

19. Kim BK, Hong MK, Shin DH, Kim JS, Ko YG, Choi D, et al. Optical coherence tomography analysis of strut coverage in biolimus-and sirolimus-eluting stents: 3-month and 12-month serial follow-up. Int J Cardiol. 2013; 168(5): 4617−23.

20. Kim BK, Ha J, Mintz GS, Kim JS, Shin DH, Ko YG, et al. Randomised comparison of strut coverage between Nobori biolimus-eluting and sirolimus-eluting stents: an optical coherence tomography analysis. EuroIntervention. 2014; 9(12): 1389−97.

21. Takahara M, Kitahara H, Nishi T, Miura K, Miyayama T, Sugimoto K, et al. Very early tissue coverage after drug-eluting stent implantation: an optical coherence tomography study. Int J Cardiovasc Imaging. 2016. [Epub ahead of print]

22. Takano M, Inami S, Jang IK, Yamamoto M, Murakami D, Seimiya K, et al. Evaluation by optical coherence tomography of neointimal coverage of sirolimus-eluting stent three months after implantation. Am J Cardiol. 2007; 99(8): 1033−8.

23. Watanabe M, Uemura S, Kita Y, Sugawara Y, Goryo Y, Ueda T, et al. Impact of branching angle on neointimal coverage of drug-eluting stents implanted in bifurcation lesions. Coron Artery Dis. 2016; 27(8): 682−9.

24. Kim JS, Jang IK, Fan C, Kim TH, Kim JS, Park SM, et al. Evaluation in 3 months duration of neointimal coverage after zotarolimus-eluting stentimplantation by optical coherence tomography: the ENDEAVOR OCT trial. JACC Cardiovasc Interv. 2009; 2: 1240−7.

25. Davlouros PA, Nikokiris G, Karantalis V, Mavronasiou E, Xanthopoulou I, Damelou A, et al. Neointimal coverage and stent strut apposition six months after implantation of a paclitaxel eluting stent in acute coronary syndromes: an optical coherence tomography study. Int J Cardiol. 2011; 151(2): 155−9.

26. Kim JS, Fan C, Choi D, Jang IK, Lee JM, Kim TH, et al. Different patterns of neointimal coverage between acute coronary syndrome and stable angina after various types of drug-eluting stents implantation; 9-month follow-up optical coherence tomography study. Int J Cardiol. 2011; 146(3): 341−6.

27. Räber L, Zanchin T, Baumgartner S, Taniwaki M, Kalesan B, Moschovitis A, et al. Differential healing response attributed to culprit lesions of patients with acute coronary syndromes and stable coronary artery after implantation of drug-eluting stents: an optical coherence tomography study. Int J Cardiol. 2014; 173(2): 259−67.

28. Finn AV, Joner M, Nakazawa G, Kolodgie F, Newell J, John MC, et al. Pathological correlates of late drug-eluting stent thrombosis: strut coverage as a marker of endothelialization. Circulation. 2007; 115(18): 2435−41.

29. Guagliumi G, Sirbu V, Musumeci G, Gerber R, Biondi-Zoccai G, Ikejima H, et al. Examination of the in vivo mechanisms of late drug-eluting stent thrombosis: findings from optical coherence tomography and intravascular ultrasound imaging. JACC Cardiovasc Interv. 2012; 5(1): 12−20.

30. Won H, Shin DH, Kim BK, Mintz GS, Kim JS, Ko YG, et al. Optical coherence tomography derived cut-off value of uncovered stent struts to predict adverse clinical outcomes after drug-eluting stent implantation. Int J Cardiovasc Imaging. 2013; 29(6): 1255−63.

31. Ha J, Kim BK, Kim JS, Shin DH, Ko YG, Choi D, et al. Assessing neointimal coverage after DES implantation by 3D OCT. JACC Cardiovasc Imaging. 2012; 5(8): 852−3.

32. Kim JS, Ha J, Kim BK, Shin DH, Ko YG, Choi D, et al. The relationship between post-stent strut apposition and follow-up strut coverage assessed by a contour plot optical coherence tomography analysis. JACC Cardiovasc Interv. 2014; 7(6): 641−51.

33. Farb A, Kolodgie FD, Hwang JY, Burke AP, Tefera K, Weber DK, et al. Extracellular matrix changes in stented human coronary arteries. Circulation. 2004; 110(8): 940−7.

34. Nakano M, Vorpahl M, Otsuka F, Taniwaki M, Yazdani SK, Finn AV, et al. Ex vivo assessment of vascular response to coronary stents by optical frequency domain imaging. JACC Cardiovasc Imaging. 2012; 5(1): 71−82.

35. Gonzalo N, Serruys PW, Okamura T, van Beusekom HM, Garcia-Garcia HM, van Soest G, et al. Optical coherence tomography patterns of stent restenosis. Am Heart J. 2009; 158(2): 284−93.

36. Kim JS, Hong MK, Shin DH, Kim BK, Ko YG, Choi D, et al. Quantitative and qualitative changes in DES-related neointimal tissue based on serial OCT. JACC Cardiovasc Imaging. 2012; 5(11): 1147−55.

37. Kim JS, Afari ME, Ha J, Tellez A, Milewski K, Conditt G, et al. Neointimal patterns obtained by optical coherence tomography correlate with specific histological components and neointimal proliferation in a swine model of restenosis. Eur Heart J Cardiovasc Imaging. 2014; 15(3): 292−8.

38. Malle C, Tada T, Steigerwald K, Ughi GJ, Schuster T, Nakano M, et al. Tissue characterization after drug-eluting stent implantation using optical coherence tomography. Arterioscler Thromb Vasc Biol. 2013; 33(6): 1376−83.

39. Lutter C, Mori H, Yahagi K, Ladich E, Joner M, Kutys R, et al. Histopathological differential diagnosis of optical coherence tomographic image interpretation after stenting. JACC Cardiovasc Imaging. 2016; 9: 2511.

40. Kim JS, Lee JH, Shin DH, Kim BK, Ko YG, Choi D, et al. Long-term outcomes of neointimal hyperplasia without neoatherosclerosis after drug-eluting stent implantation. JACC Cardiovasc Imaging. 2014; 7(8): 788−95.

41. Nakazawa G, Otsuka F, Nakano M, Vorpahl M, Yazdani SK, Ladich E, et al. The pathology of neoatherosclerosis in human coronary implants: bare-metal and drug-eluting stents. J Am Coll Cardiol. 2011; 57: 1314−22.

42. Otsuka F, Byrne RA, Yahagi K, Mori H, Ladich E, Fowler DR, et al. Neoatherosclerosis: overview of histopathologic findings and implications for intravascular imaging assessment. Eur Heart J. 2015; 36: 2147−59.

43. Takano M, Yamamoto M, Inami S, Murakami D, Ohba T, Seino Y, et al. Appearance of lipid-laden intima and neovascularization after implantation of bare-metal stents extended late-phase observation by intracoronary optical coherence tomography. J Am Coll Cardiol. 2009; 55: 26−32.

44. Habara M, Terashima M, Nasu K, Kaneda H, Inoue K, Ito T, et al. Difference of tissue characteristics between early and very late restenosis lesions after bare-metal stent implantation: an optical coherence tomography study. Circ Cardiovasc Interv. 2011; 4: 232−8.

45. Lee SY, Shin DH, Mintz GS, Kim JS, Kim BK, Ko YG, et al. Optical coherence tomography-based eval-uation of in-stent neoatherosclerosis in lesions with more than 50% neointimal cross-sectional area stenosis. EuroIntervention. 2013; 9: 945−51.

46. Yonetsu T, Kim JS, Kato K, et al. Comparison of incidence and time course of neoatherosclerosis between bare metal stents and drug-eluting stents using optical coherence tomography. Am J Cardiol. 2012; 110: 933−9.

47. Lee SY, Hur SH, Lee SG, Kim SW, Shin DH, Kim JS, et al. Optical coherence tomographic observation of in-stent neoatherosclerosis in lesions with more than 50% neointimal area stenosis after second-generation drug-eluting stent implantation. Circ Cardiovasc Interv. 2015; 8: e001878.

48. Nakamura D, Attizzani GF, Toma C, Sheth T, Wang W, Soud M, et al. Failure mechanisms and neoatherosclerosis patterns in very late drug-eluting and bare-metal stent thrombosis. Circ Cardiovasc Interv. 2016; 9: e003785.

49. Kang SJ, Mintz GS, Akasaka T, Park DW, Lee JY, Kim WJ, et al. Optical coherence tomographic analysis of in-stent neoatherosclerosis after drug-eluting stent implantation. Circulation. 2011; 123: 2954−63.

50. Yonetsu T, Kato K, Kim SJ, Xing L, Jia H, McNulty I, et al. Predictors for neoatherosclerosis: a retrospective observational study from the optical coherence tomography registry. Circ Cardiovasc Imaging. 2012; 5: 660−6.

18 光学相干断层扫描评价生物可吸收血管支架

Soo-Joong Kim

18.1 前言

作为经皮冠状动脉介入（PCI）治疗领域的近期革命性治疗，生物可吸收血管支架（BVS）的应用可以克服永久性支架置入的长期局限性[1]。该装置用于在血管内完全再吸收之前提供冠状动脉的临时支架，不残留任何东西。这使BVS为药物洗脱支架的弱点，包括导致晚期支架失败的内皮功能障碍和过敏反应提供了潜在的解决方案，并对同一病灶未来手术血运重建的影响[2-4]。

光学相干断层扫描（OCT）已被作为高分辨率成像模式引入体内血管研究[5-7]。其能清晰地显示血管腔表面和包括支架小梁在内的精细结构，与IVUS相比，轴向分辨率（10～15 μm）高10倍。因此，人们普遍认为OCT是检测支架贴壁不良、夹层、组织脱垂和血栓的体内"金标准"成像模式，这对于引导BVS置入非常有用。本章将讨论OCT用BVS评估的可行性和优势。

18.2 OCT作为BVS血管内成像工具

尽管OCT具有极佳的分辨率，但其对检测金属支架具有内在的局限性；金属支架是强大的光反射器，其表面和边缘可引起后部阴影和晕染伪影（图18.1）。然而，在BVS的情况下，聚合物支架小梁对光是透明的，因此BVS置入后可以用OCT评估支架外的血管壁且不会显示金属结构的任何阴影（图18.2）[8]。可以在BVS置入后立即通过OCT评估支架的完整性、与下层血管壁的贴合、管腔直径及支架表面上血栓或组织脱垂的存在（图18.3）。此外，有可能评估支架的组织覆盖率、支架随吸收程度的变化，以及血管壁随时间的反应[9,10]。由于OCT的高分辨率和BVS的光学透明特性，OCT引导已被用

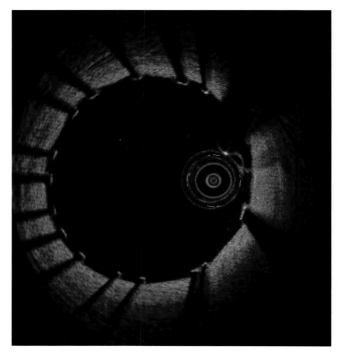

图18.1 典型金属支架光学相干断层扫描（OCT）图像。OCT不能显示金属支架后的血管，因为金属支架反射很强导致其后方及边缘存在阴影和伪影，这是OCT的不足之处

于大多数研究中的BVS置入，这有助于明确BVS和血管壁相互作用的结果[8,11]。目前OCT被认为是评估BVS置入即刻和随访结果的"金标准"。

18.2.1 OCT吸收愈合过程的评估

冠状动脉中支架置入产生一系列生理反应，依次导致血小板和纤维蛋白沉积、炎症细胞募集、平滑肌细胞增生、细胞基质沉积，以及支架治疗段中再内皮化[12]。不幸的是，血管中金属和（或）耐用聚合物的持久性引起慢性炎症和过敏反应，这可能引起并发症，包括新生动脉粥样硬化和晚期或极晚期的支架内血栓形成[13-17]。BVS可以通过支架的"生物再吸收"过程为这些问题提供金属支架不具备

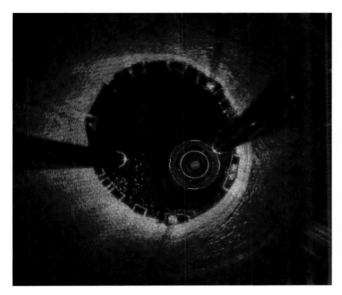
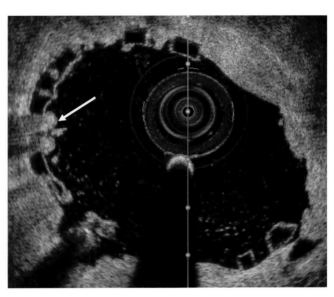

图18.2　典型生物可吸收支架光学相干断层扫描图像。多聚合物的支架小梁可以透光，OCT可以评价支架后的血管壁而不会有金属支架小梁的阴影

图18.3　生物可吸收支架置入后表面组织脱垂。光学相干断层扫描可以在支架置入后即刻显示支架表面组织脱垂（箭头所示）

的潜在优势。冠状动脉内成像技术，如血管内超声（IVUS）和虚拟组织学血管内超声（VH-IVUS）已被用于分析BVS的生物吸收过程[10]。聚合物支架小梁结构在IVUS中识别为高回声组织，在VH-IVUS中聚合物有强背向散射特性，显示为由坏死核心包围的明显的致密钙质区域。可分别通过降低高回声特性百分比和这些区域的定量分析的变化评估再吸收过程。

　　OCT为BVS再吸收过程提供了重要信息。胸科中心研究者提出了与血管壁中BVS支架小梁再吸收的各个阶段相关的OCT检查结果的术语（图18.4）[18]。完整的支架小梁痕迹被称为"保留栓"，其被定义为具有明确强反射边界的盒子样外观，并且支架小梁

显示出低反射。支架小梁痕迹的第一次OCT变化被称为"开放框"，其特征在于具有加厚的强反射的管腔和近腔"长轴"边界和随访时不显示的短轴边界。OCT在吸收过程中的最后一个变化是"黑色的"和"明亮的""溶解盒"，它被定义为具有不明确轮廓的黑点，通常分别是汇合但没有盒子样外观和部分可见的亮点，轮廓不清晰[18]。反映BVS吸收过程的OCT检查结果显示的一系列变化被首次在猪冠状动脉模型中进行组织学评估[19]。在这项研究中，BVS置入后即刻、1个月、2年、3年和4年进行了连续评估。OCT结果随时间的比例和连续变化总结结果见表18.1。置入后即刻，所有支架小梁具有保留框外观。然而，盒子样外观的比例随着时间的推移而

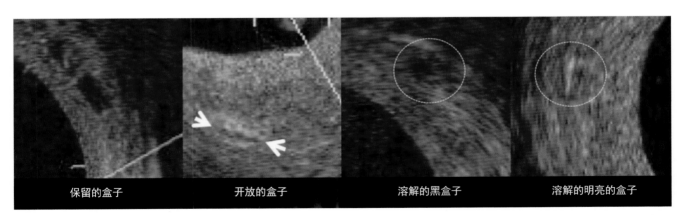

保留的盒子　　　　　开放的盒子　　　　　溶解的黑盒子　　　　　溶解的明亮的盒子

图18.4　光学相干断层扫描评估猪冠状动脉中支架外观的分类。保留框被定义为具有明确边界和强反射的盒子外观，支架小梁显示低反射。开放框的特点是加厚的强反射管腔和近腔"长轴"边界和不再可见的短轴边界。黑和明亮的溶解盒具有不明确轮廓的黑点，通常是分别为汇合但没有盒子样外观和部分可见的亮点，轮廓不清晰且没有盒子样外观

表18.1   光学相干断层扫描检查结果的比例和随时间改变情况

支架小梁显示百分比	置入后即刻	第28天	第2年	第3年	第4年
保留的盒子	100	82	80.4	5.4	0
开放的盒子	0	18	2.4	16.1	0
溶解的明亮的盒子	0	0	0	34.8	51.2
溶解的黑盒子	0	0	17.2	43.7	48.8

减少，在随访4年时仅看到了溶解盒。OCT监测到"保留框"与2年的组织学结果对应很好（86.4%），其中支架首先由薄的纤维肌层新生内膜覆盖，然后随时间推移逐渐被富含蛋白多糖的基质取代，而"明亮的""溶解盒"和"黑盒"相应较好（分别为88.0和90.7%）地与3年组织学相对应，表示在预先存在的支架小梁区域中临时基质和连接组织浸润的聚集。OCT难以辨认的支架小梁与随访4年时所见的整体支架小梁痕迹相对应（100%）[19]。

OCT还证明BVS置入导致6～12个月内形成对称的新生内膜，平均厚度为220 μm[18]，几乎完成了愈合过程，而新生内膜随着时间的推移不再进一步增加[20, 21]。随着聚合物支架小梁的再吸收，这种环状新生内膜的形成导致了新的纤维帽，这可能有助于封闭薄纤维帽动脉粥样硬化斑块[20]。

18.2.2   OCT评估支架小梁覆盖率和贴壁不良

OCT因为其具有高分辨率，是评估金属支架小梁组织覆盖率的金标准[22, 23]。评估支架置入后支架的组织覆盖率很重要，这种覆盖通常被认为是内皮化的标志[24]。BVS具有透明聚合物支架小梁，使OCT能够对支架的近腔表面成像。Gutiérrez-Chico等[8]证实大多数贴壁不良和边支支架小梁在BVS置入后6个月由腔内和腔外侧的新内膜组织覆盖，在腔外侧具有较厚的新生内膜覆盖（101 μm vs. 71 μm；95% CI：20～40 μm）（图18.5）。针对BVS支架小梁覆盖的OCT发现可能有助于对急性支架贴壁不良随时间推移自行校正的机制的理解。BVS的长期随访数据显示，所有不完全贴壁（不完全、持续性和晚期获得性不完全支架贴壁）均在2年内得到解决[10]。应用OCT的ABSORB JAPAN试验还表明，支架贴壁不良的发生率从BVS置入后即刻的4.9%在2年随访时降低至0.12%，其中0.6%为未覆盖的支架小梁[25]。

OCT能揭示BVS在早期血管愈合中具有最佳支架小梁覆盖的优势[26]。该研究急性冠脉综合征和稳定型心绞痛患者中99%的BVS支架小梁在平均（47.6±6.3）天被覆盖。ABSORB-STEMI TROFI Ⅱ研究纳入了ST段抬高型心肌梗死首次接受BVS或依维莫司洗脱金属支架（EES）PCI治疗的患者，根据未覆盖和（或）支架梁贴壁不良和腔内充盈缺损情况评估6个月OCT愈合评分（HS）。与EES组相比，BVS组HS较低［1.74（2.39）vs. 2.80（4.44）；90% CI为−1.06（−1.96～−0.16）；$P_{非劣性}$<0.001］[27]，表现出几乎完全的动脉愈合，因此OCT是评估随访时BVS支架小梁覆盖率的"金标准"。事实上，OCT使清楚地识别新生的纤维帽（覆盖支架小梁的新内膜层）成为可能，即使支架小梁不可再识别，也可以通过信号丰富的低衰减组织层识别支架小梁原来所处的位置（图18.6）[11]。

18.2.3   OCT用于评估BVS优化和晚期管腔增加

与金属支架相比，BVS具有更大支架膨胀不全和贴壁不良的可能性，这是因为其与金属支架相比具有回缩特性和较小的可扩张性[28]。因此，在BVS置入期间精确测量血管腔、选择合适的BVS大小和长度以及在置入后实现最佳贴壁非常重要。OCT可以更准确地检测病变和参考区段的管腔边界，与常规血管内成像相比，其可以选择BVS的最佳尺寸，并以高分辨率量化支架贴壁不良和膨胀不全（图18.7）[29]。然而，尽管国际工作组已经发布了一份关于OCT标准化和验证的全面共识文件，临床数据的局限性和OCT测量标准的缺乏在其临床应用中仍然存在问题[24]。还有一些研究表明，OCT测量的管腔尺寸小于IVUS测量的管腔尺寸[30, 31]。尽管有这些局限性，由于BVS的特性，OCT可用来评估支架小梁后面的血管壁且没有任何金属阴影，现在被认为是有效的血管内评估BVS的成像模式[8]。最近，

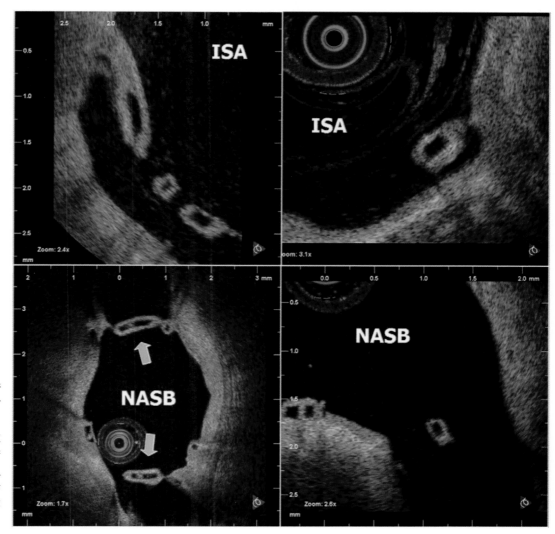

图18.5　支架小梁新生内膜覆盖。生物可吸收支架置入6个月后贴壁不良和边支支架小梁在管腔侧和管壁侧均被新生内膜组织覆盖。ISA，支架贴壁不良；NASB，不相关的边支

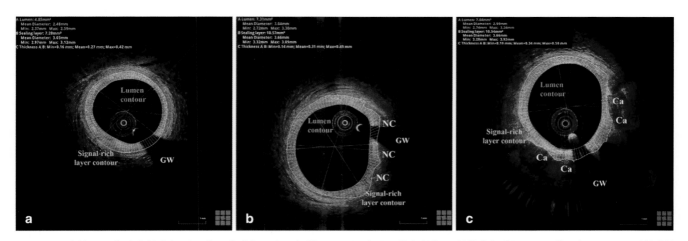

图18.6　生物可吸收的血管支架再吸收后光学相干断层扫描（OCT）定量原位纤维帽。即使支架小梁不可再识别，OCT可以检测到信号丰富新生内膜层、再吸收的支架小梁和预先存在的纤维组织。(a) 在没有信号衰减内膜区的情况下，在内弹力膜处描绘了轮廓。(b) 在具有坏死核心的斑块中，在衰减区域边界处追踪近腔轮廓。(c) 在具有钙化的斑块中，富含信号层在钙化边缘处被分段。Ca，钙；GW，导丝；NC，坏死核心

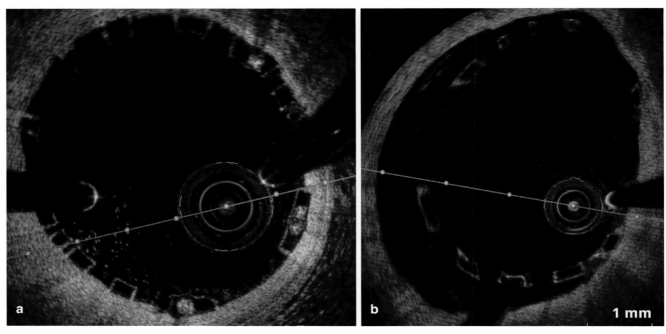

图18.7　光学相干断层扫描（OCT）检测到的生物可吸收支架（BVS）贴壁不良。BVS置入后，OCT可以评价贴壁不良的状态。(a) 贴壁良好的支架小梁；(b) 贴壁不良（透明支架梁背向散射框架和血管壁不连续，表现为两者之间造影剂充填的间隙）

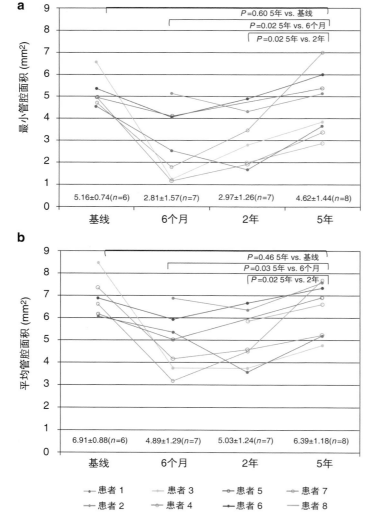

一项基于OCT的研究显示，尽管血管造影成功，但在超过1/4的病变中需要在BVS置入后进一步优化[32]。

OCT评估BVS治疗的另一个重要优势是它可以证实BVS具备晚期管腔扩大的潜在获益[11]，在术后6个月至5年之间的随访时发现，进行充分球囊扩张的病变部位已充分内皮化。应用OCT的ABSORB研究2年随访数据显示，6个月和2年随访时最小和平均管腔面积均增加，斑块体积显著减少，但血管大小没有变化[10]。另一方面，术后即刻和随访6个月时测量的管腔面积减小。2年内没有明显的血管重塑。使用OCT进行的长期随访研究显示，随访5年时最小和平均管腔面积均较2年时增加（图18.8和图18.9）[11]。因此，尽管晚期管腔扩大是一种需要确认的现象，但OCT可以在BVS置入后的随访期间提供晚期管腔扩大和血管重塑的信息。

图18.8　生物可吸收支架置入后管腔连续测量。尽管6个月时管腔直径较初始水平减小，与先前的随访相比，最小 (a) 和平均 (b) 管腔面积在5年时增加，但与基线水平相比差异无统计学意义

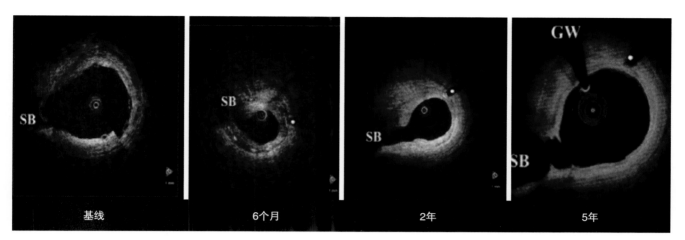

图18.9　典型的随访5年时管腔增大病例。光学相干断层扫描可以评价管腔直径的连续性变化，其最初在生物可吸收支架置入6个月后减少，5年后增加。GW，导丝；SB，边支

18.3　OCT引导BVS置入

应在BVS置入过程中进行充分的病变准备和置入后优化，以提高疗效并降低术后并发症（包括支架血栓形成）风险。由于这个原因，推荐使用血管内成像，尤其是OCT，以指导BVS置入。OCT可以提供斑块特征，这对于病变准备、管腔尺寸、BVS的大小和长度以及释放后的支架扩张非常重要。它还用来可靠地定性和定量支架分析和后续评估。布朗等[33]最近报道了OCT引导下BVS置入后非常好的短期结果，其中1∶1球囊较血管预扩张改善了支架扩张（1∶1预扩张中预测支架横截面积的82.81% vs. 非1∶1预扩张时为78.65%，$P<0.0001$）。OCT可以帮助选择最佳BVS，并精确测量管腔尺寸[34]。由于BVS具有更高的支架小梁厚度和顺应性，因此需要进行后扩张以实现更好的支架扩张，尤其是复杂病变。事实上，最终的最小支架面积（MLA）是再狭窄和支架血栓形成的强预测因素[35, 36]。OCT可以准确地检测管腔和支架边界，并可以轻松测量最小直径或面积，从而通过检测支架的膨胀不全进行后期扩张。与此一致的，用OCT检测高后扩张率（超过90%）的研究表明，与第二代药物洗脱支架相比，随访6个月时术后面积狭窄和最小管腔面积以及靶病变血运重建（3.3% vs. 5.4%，$P = 0.41$）和主要不良心脏事件结果相似（3.3% vs. 7.6%，$P = 0.19$），支架内血栓形成率较低[37, 38]。这表明使用OCT改进置入技术可能有利于改善BVS的表现，特别是在特殊情况下，如复杂病变、分叉和CTO[39-41]。

OCT在BVS引导中的另一个优点是能够检测不完全的支架贴壁、组织或斑块脱垂、夹层、血栓和支架小梁的数量。在OCT评估BVS置入的基础上，尽管血管造影结果成功，仍有超过1/4的病变进行了进一步优化[32]。

总之，OCT可以分3个步骤引导BVS的置入。① 预干预步骤。当OCT明确病变特征和病变和参考节段的管腔尺寸时，根据斑块特点指导病变准备的治疗选择，包括切割球囊、非顺应性球囊或斑块旋切术。② 支架置入前步骤。OCT可以检查病变准备情况和指导选择最合适的BVS长度和大小。③ 支架置入后步骤。当OCT检查使用常见非顺应性球囊后扩张的必要性时，评估病变覆盖和支架贴壁情况，并最终指导在BVS扩张不全或贴壁不良的情况下进行补充后扩张。

18.4　小结

随着BVS的应用，血管内成像设备应该用于手术和最佳预后的优化。OCT引导BVS冠状动脉介入治疗安全可行。它提供了许多关于管腔尺寸、斑块特征、病变准备的治疗选择以及置入前BVS的大小和长度的信息。此外，通过支架分析评估最佳BVS置入并引导通过后扩张的进一步优化，它具有无可比拟的价值。通过高分辨率和光学透明支架清晰显示血管腔和血管壁之间的边界，使OCT能够准确地测量管腔尺寸并识别贴壁不良的支架小梁。考虑到支架膨胀不全和贴壁不良可能导致支架内血栓形成和再狭窄，特别是在ACS患者中，OCT辅助对这些

疾病使用 BVS 干预冠状动脉病变至关重要。此外，可以鼓励术者在用 BVS 治疗具有挑战性和复杂病变中应用 OCT 引导，以获得较高的手术成功率和较好的临床预后。

（马国栋　陈晖　译）

参考文献

1. Lu C, Filion KB, Eisenberg MJ. The safety and efficacy of absorb bioresorbable vascular scaffold: a systematic review. Clin Cardiol. 2016; 39: 48−55.

2. Hofma SH, van der Giessen WJ, van Dalen BM, Lemos PA, McFadden EP, Sianos G, et al. Indication of long-term endothelial dysfunction after sirolimus-eluting stent implantation. Eur Heart J. 2006; 27: 166−70.

3. Kay IP, Wardeh AJ, Kozuma K, Foley DP, Knook AH, Thury A, et al. Radioactive stents delay but do not prevent in-stent neointimal hyperplasia. Circulation. 2001; 103: 14−7.

4. McFadden EP, Stabile E, Regar E, Cheneau E, Ong AT, Kinnaird T, et al. Late thrombosis in drug-eluting coronary stents after discontinuation of antiplatelet therapy. Lancet. 2004; 364: 1519−21.

5. Fujimoto JG, Boppart SA, Tearney GJ, Bouma BE, Pitris C, Brezinski ME. High resolution in vivo intra-arterial imaging with optical coherence tomography. Heart. 1999; 82: 128−33.

6. Jang IK, Bouma BE, Kang DH, Park SJ, Park SW, Seung KB, et al. Visualization of coronary atherosclerotic plaques in patients using optical coherence tomography: comparison with intravascular ultrasound. J Am Coll Cardiol. 2002; 39: 604−9.

7. Yabushita H, Bouma BE, Houser SL, Aretz HT, Jang IK, Schlendorf KH, et al. Characterization of human atherosclerosis by optical coherence tomography. Circulation. 2002; 106: 1640−5.

8. Gutiérrez-Chico JL, Gijsen F, Regar E, Wentzel J, de Bruyne B, Thuesen L, et al. Differences in neointimal thickness between the adluminal and the abluminal sides of malapposed and side-branch struts in a polylactide bioresorbable scaffold: evidence in vivo about the abluminal healing process. JACC Cardiovasc Interv. 2012; 5: 428−35.

9. Farooq V, Serruys PW, Heo JH, Gogas BD, Onuma Y, Perkins LE, et al. Intracoronary optical coherence tomography and histology of overlapping everolimus eluting bioresorbable vascular scaffolds in a porcine coronary artery model: the potential implications for clinical practice. JACC Cardiovasc Interv. 2013; 6: 523−32.

10. Serruys PW, Ormiston JA, Onuma Y, Regar E, Gonzalo N, Garcia-Garcia HM, et al. A bioabsorbable everolimus-eluting coronary stent system (ABSORB): 2-year outcomes and results from multiple imaging methods. Lancet. 2009; 373: 897−910.

11. Karanasos A, Simsek C, Gnanadesigan M, van Ditzhuijzen NS, Freire R, Dijkstra J, et al. OCT assessment of the long-term vascular healing response 5 years after everolimus-eluting bioresorbable vascular scaffold. J Am Coll Cardiol. 2014; 64: 2343−56.

12. Oberhauser JP, Hossainy S, Rapoza RJ. Design principles and performance of bioresorbable polymeric vascular scaffolds. EuroIntervention. 2009; 5: F15−22.

13. Otsuka F, Byrne RA, Yahagi K, Mori H, Ladich E, Fowler DR, et al. Neoatherosclerosis: overview of histopathologic findings and implications for intravascular imaging assessment. Eur Heart J. 2015; 36: 2147−59.

14. Palmerini T, Biondi-Zoccai G, Della Riva D, Mariani A, Sabaté M, Smits PC, et al. Clinical outcomes with bioabsorbable polymer- versus durable polymerbased drug-eluting and bare-metal stents: evidence from a comprehensive network meta-analysis. J Am Coll Cardiol. 2014; 63: 299−307.

15. Serruys PW, Farooq V, Kalesan B, de Vries T, Buszman P, Linke A, et al. Improved safety and reduction in stent thrombosis associated with biodegradable polymer-based biolimus-eluting stents versus durable polymer-based sirolimus eluting stents in patients with coronary artery disease: final 5-year report of the LEADERS (Limus Eluted from a Durable versus Erodable Stent coating) randomized, noninferiority trial. JACC Cardiovasc Interv. 2013; 6: 777−89.

16. Stefanini GG, Byrne RA, Serruys PW, de Waha A, Meier B, Massberg S, et al. Biodegradable polymer drug-eluting stents reduce the risk of stent thrombosis at 4 years in patients undergoing percutaneous coronary intervention: a pooled analysis of individual patient data from the ISAR-TEST 3, ISAR-TEST 4, and LEADERS randomized trials. Eur Heart J. 2012; 33: 1214−22.

17. Yoneda S, Abe S, Kanaya T, Oda K, Nishino S, Kageyama M, et al. Late-phase inflammatory response as a feature of in-stent restenosis after drug-eluting stent implantation. Coron Artery Dis. 2013; 24: 368−73.

18. Ormiston JA, Serruys PW, Regar E, Dudek D, Thuesen L, Webster MW, et al. A bioabsorbable everolimus-eluting coronary stent system for patients with single de-novo coronary artery lesions (ABSORB): a prospective open-label trial. Lancet. 2008; 371: 899−907.

19. Onuma Y, Serruys PW, Perkins LE, Okamura T, Gonzalo N, García-García HM, et al. Intracoronary optical coherence tomography and histology at 1 month and 2, 3, and 4 years after implantation of everolimus-eluting bioresorbable vascular scaffolds in a porcine coronary artery model: an attempt to decipher the human optical coherence tomography images in the ABSORB trial. Circulation. 2010; 122: 2288−300.

20. Brugaletta S, Radu MD, Garcia-Garcia HM, Heo JH, Farooq V, Girasis C, et al. Circumferential evaluation of the neointima by optical coherence tomography after ABSORB bioresorbable vascular scaffold implantation: can the scaffold cap the plaque? Atherosclerosis. 2012; 221: 106−12.

21. Otsuka F, Pacheco E, Perkins LE, Lane JP, Wang Q, Kamberi M, et al. Long-term safety of an everolimus-eluting bioresorbable vascular scaffold and the cobalt-chromium XIENCE V stent in a porcine coronary artery model. Circ Cardiovasc Interv. 2014; 7: 330−42.

22. Finn AV, Joner M, Nakazawa G, Kolodgie F, Newell J, John MC, et al. Pathological correlates of late drug eluting stent thrombosis: strut coverage as a marker of endothelialization. Circulation. 2007; 115: 2435−41.

23. Maehara A, Mintz GS, Weissman NJ. Advances in intravascular imaging. Circ Cardiovasc Interv. 2009; 2: 482−90.

24. Tearney GJ, Regar E, Akasaka T, Adriaenssens T, Barlis P, Bezerra HG, et al. Consensus standards for acquisition, measurement, and reporting of

intravascular optical coherence tomography studies: a report from the international working Group for Intravascular Optical Coherence Tomography Standardization and Validation. J Am Coll Cardiol. 2012; 59: 1058−72.

25. Onuma Y, Sotomi Y, Shiomi H, Ozaki Y, Namiki A, Yasuda S, et al. Two-year clinical, angiographic, and serial optical coherence tomographic follow-up after implantation of an everolimus-eluting bioresorbable scaffold and an everolimus-eluting metallic stent: insights from the randomised ABSORB Japan trial. EuroIntervention. 2016; 12: 1090−101.

26. Baquet M, Brenner C, Wenzler M, Eickhoff M, David J, Brunner S, et al. Impact of clinical presentation on early vascular healing after bioresorbable vascular scaffold implantation. J Interv Cardiol. 2016; doi: 10.1111/joic.12359.

27. Sabaté M, Windecker S, Iñiguez A, Okkels-Jensen L, Cequier A, Brugaletta S, et al. Everolimus-eluting bioresorbable stent vs. durable polymer everolimus-eluting metallic stent in patients with ST-segment elevation myocardial infarction: results of the randomized ABSORB ST-segment elevation myocardial infarction-TROFI II trial. Eur Heart J. 2016; 37: 229−40.

28. Tanimoto S, Serruys PW, Thuesen L, Dudek D, de Bruyne B, Chevalier B, et al. Comparison of in vivo acute stent recoil between the bioabsorbable everolimus-eluting coronary stent and the everolimus-eluting cobalt chromium coronary stent: insights from the ABSORB and SPIRIT trials. Catheter Cardiovasc Interv. 2007; 70: 515−23.

29. Takarada S, Imanishi T, Liu Y, Ikejima H, Tsujioka H, Kuroi A, et al. Advantage of next-generation frequency-domain optical coherence tomography compared with conventional time-domain system in the assessment of coronary lesion. Cardiovasc Interv. 2010; 75: 202−6.

30. Gonzalo N, Serruys PW, García-García HM, van Soest G, Okamura T, Ligthart J, et al. Quantitative ex vivo and in vivo comparison of lumen dimensions measured by optical coherence tomography and intravascular ultrasound in human coronary arteries. Rev Esp Cardiol. 2009; 62: 615−24.

31. Yamaguchi T, Terashima M, Akasaka T, Hayashi T, Mizuno K, Muramatsu T, et al. Safety and feasibility of an intravascular optical coherence tomography image wire system in the clinical setting. Am J Cardiol. 2008; 101: 562−7.

32. Allahwala UK, Cockburn JA, Shaw E, Figtree GA, Hansen PS, Bhindi R. Clinical utility of optical coherence tomography (OCT) in the optimisation of absorb bioresorbable vascular scaffold deployment during percutaneous coronary intervention. EuroIntervention. 2015; 10: 1154−9.

33. Brown AJ, LM MC, Braganza DM, Bennett MR, Hoole SP, West NE. Expansion and malapposition characteristics after bioresorbable vascular scaffold implantation. Catheter Cardiovasc Interv. 2014; 84: 37−45.

34. Foin N, Alegria E, Sen S, Petraco R, Nijjer S, Di Mario C, et al. Importance of knowing stent design threshold diameters and post-dilatation capacities to optimize stent selection and prevent stent overexpansion/incomplete apposition during PCI. Int J Cardiol. 2013; 166: 755−8.

35. Doi H, Maehara A, Mintz GS, Yu A, Wang H, Mandinov L, et al. Impact of post-intervention minimal stent area on 9-month follow-up patency of paclitaxel-eluting stents: an integrated intravascular ultrasound analysis from the TAXUS IV, V, and VI and TAXUS ATLAS workhorse, long lesion, and direct stent trials. JACC Cardiovasc Interv. 2009; 2: 1269−75.

36. Fujii K, Carlier SG, Mintz GS, Yang YM, Moussa I, Weisz G, et al. Stent underexpansion and residual reference segment stenosis are related to stent thrombosis after sirolimus-eluting stent implantation: an intravascular ultrasound study. J Am Coll Cardiol. 2005; 45: 995−8.

37. Costopoulos C, Latib A, Naganuma T, Miyazaki T, Sato K, Figini F, et al. Comparison of early clinical outcomes between absorb bioresorbable vascular scaffold and everolimus-eluting stent implantation in a real-world population. Catheter Cardiovasc Interv. 2015; 85: E10−5.

38. Mattesini A, Secco GG, Dall'Ara G, Ghione M, Rama-Merchan JC, Lupi A, et al. ABSORB biodegradable stents versus second-generation metal stents: a comparison study of 100 complex lesions treated under OCT guidance. JACC Cardiovasc Interv. 2014; 7: 741−50.

39. Alegría-Barrero E, Foin N, Chan PH, Syrseloudis D, Lindsay AC, Dimopolous K, et al. Optical coherence tomography for guidance of distal cell recrossing in bifurcation stenting: choosing the right cell matters. EuroIntervention. 2012; 8: 205−13.

40. Foin N, Ghione M, Mattesini A, Davies JE, Di Mario C. Bioabsorbable scaffold optimization in provisional stenting: insight from optical coherence tomography. Eur Heart J Cardiovasc Imaging. 2013; 14: 1149.

41. Vaquerizo B, Barros A, Pujadas S, Bajo E, Estrada D, Miranda-Guardiola F, et al. Bioresorbable everolimus-eluting vascular scaffold for the treatment of chronic total occlusions: CTO-ABSORB pilot study. EuroIntervention. 2015; 11: 555−63.

19 光学相干断层扫描在临床实践中的新应用

Sunwon Kim and Jin Won Kim

19.1 三维光学相干断层扫描在近期介入心脏病学中的应用

光学相干断层扫描（OCT）可在显微镜水平为冠状动脉结构提供切面图像。更高级别的三维OCT（3D OCT）技术首次由Tearney等[1]提出，其可在一张集成大量视觉数据的图像中展示更直观的、复合的三维（3D）冠状动脉结构。在此，我们将讨论3D OCT如何应用在介入心脏病学临床实践中，及其在冠状动脉疾病诊治中的作用。

19.1.1 对显示不清的造影病变的评估

冠状动脉造影是一种已广泛应用的诊断工具，可对冠状动脉树状结构提供概览。然而，这种腔内造影的影像学，对冠状动脉结构的代表性相对较差，这是因为其高度依赖于投射角度，因此对于造影"不确定"病变的精确评估相对受限[2]。3D OCT已被用于多种模糊病变如腔内血栓[3]、自发性冠状动脉夹层[4, 5]、再通的血栓[6]以及冠状动脉扩张[7]。3D OCT不仅有精确的腔内视野，而且能综合地判断整个病变结构的性质，从而正确指导诊断以及对最优化经皮冠状动脉介入（PCI）治疗策略提供帮助（图19.1）[5]。

19.1.2 冠状动脉分叉病变以及拘禁边支的评估

尽管过去的数十年中操作技术进展显著，冠状动脉分叉病变占PCI治疗病变总例数的10%～20%，仍然是一个挑战[8]。3D OCT的应用可以使分叉病变的可视化程度更为细化，这是任何影像学诊断手段都不能达到的，包括二维OCT。近来，Farooq等[9]通过使用3D OCT对分叉病变行影像学分析，根据边支发出角度的基底结构的不同可分为垂直发出（如

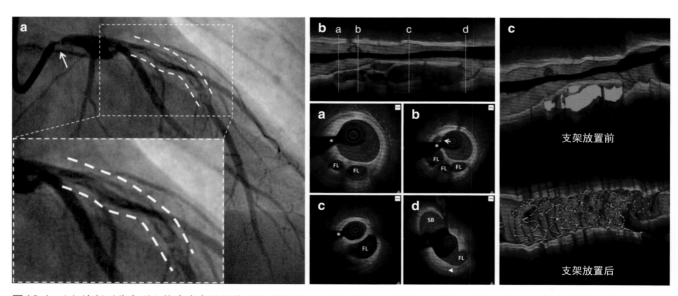

图19.1 （a）诊断不稳定型心绞痛患者的冠状动脉造影显示明显的左主干口部狭窄（箭头所示）以及左前降支近端的模糊或成角病变（虚线）；（b）三维光学相干断层扫描（3D OCT）图像清晰识别出了增厚内膜分割的双腔，明确了自发性冠状动脉夹层；（c）3D OCT可为合适的导丝定位及完全地覆盖病变提供精确的图像指导。FL（false lumen），假腔。摘自JACC Cardiovasc Interv. 2014; 7(6): e57—59

间隔支、中-远段对角支以及钝缘支）和平行发出（如近端对角支及右心室支）。这提示跨越平行发出分支的支架较垂直发出边支的病变更易发生支架嵴移位。该研究突显了3D OCT在我们理解复杂冠状动脉解剖和PCI治疗过程对邻近结构影响的重要作用。

精确测量及评估分支在PCI对吻球囊的过程中对于避免分支的损伤至关重要。众所周知，支架跨过分叉后造影显像的分支口并不可靠[10]。据近期采用3D切面分析的一项研究报道，通过仅用OCT对于主支成像测量确切的分支口径是可行的，这种方法可以矫正主支回撤的方向在分支中线方向的对线误差[11]。该方法可以用于导管操作中，是因为其可以减少繁冗的分支导丝进入及回撤操作。同时，在临时支架置入及对吻球囊扩张时，建议通过远端支架网眼进入分支支架导丝（图19.2a、a*、b、b*），因为若不如此，仍然会有较大部分的支架小梁贴壁不良（图19.2c、c*、d、d*），可能会引起剪切应力紊乱、再内皮化延迟以及血栓形成[8,12]。

因为临床试验发现常规对分叉病变进行球囊对吻获益不明确[13,14]，所以通常并不对拘禁边支进行处理，除非有适应证（如边支血流受累、边支夹层等）。但是，对于拘禁边支口在支架梁覆盖中形态发生显著变化的自然发展过程仍需进一步研究[15,16]。3D OCT可以为边支口发生形态变化时进行观察（图19.3左）。实际上，连续对拘禁边支进行3D检查可发现悬空的支架小梁成了过度内膜增生及血栓形成的中心，提示可能是晚期边支损伤的潜在机制[15]。理论上来说，应用生物可吸收支架可解决该问题，因为分叉病变在支架完全降解后可有望恢复其正常的解剖结构[17]。在这方面，有研究尝试根据对拘禁边支的3D形态进行分类，以阐明支架在生物吸收过程中的转归（图19.3右）[18]。3D OCT的应用将有助于阐明支架设计、支架-组织相互作用以及最优PCI策略对于边支血流长期通畅的影响。

19.1.3 评估冠状动脉支架形态

冠状动脉支架断裂是导致后期支架失败的一个重要原因，并与主要不良心血管事件有关[19]。然而，即使是近期的傅里叶域OCT，在一个极小的网状结构中精确判断打折部位仍较为困难；尤其是对新一代开孔设计的支架而言，在横断面图像上仅显示为不规则分布的支架小梁（图19.4，左下）。传统的2D OCT对于支架断裂（如缺乏环周支架小梁）的标准似乎并不确切[20,21]。容量3D OCT在3D结构的精确描绘方面远胜于其他成像手段（图19.4）。

由于心脏运动及采样受限，3D图像的质量和空间精确性受损。采用当前傅里叶域OCT仅12%管腔被采集（图19.5b、d）[22,23]。近期随着超高速OCT的发展，这种新技术的成像速度快5～10倍，可以在短的舒张期（冠状动脉成像的最优时期）内采集更多的数据，可用来更精确地评估支架成像[24]。由于超高速3D OCT可提供高清、无运动的成像，其对于精确地评估支架完整性似乎更有潜力（图19.5a、c）。

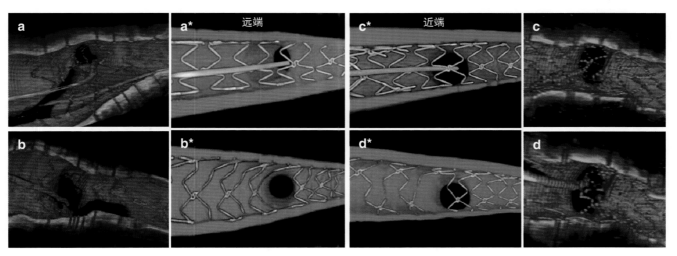

图19.2　三维光学相干断层扫描（3D OCT）为分叉病变优化经皮冠状动脉介入治疗提供图像指导。代表性的3D OCT图像以及相应分叉病变试验模型的图示展示了远端网眼重穿导丝（a、a*）可使拘禁边支开通最优化（b、b*），而通过近端网眼重入导丝（c、c*）进行球囊对吻的后果是在嵴处遗留残余未处理的支架小梁（d、d*）

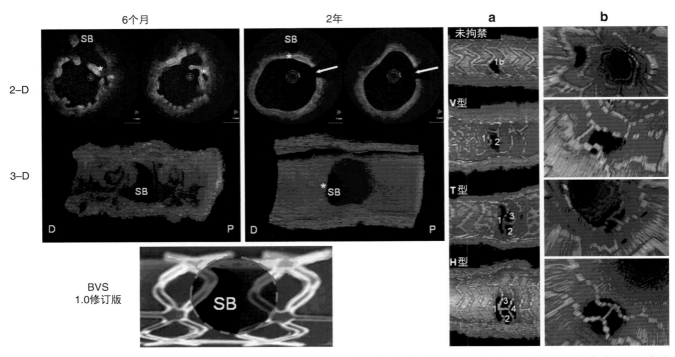

图19.3 左：三维光学相干断层扫描对于生物可吸收支架置入后的边支进行续贯成像，2年后边支和远端边界的新生内膜组织在嵴处延展形成了一层厚的膜结构（新嵴），而近端边界的悬空支架小梁已完全吸收。右：基于悬空支架小梁的三维形态（V、T及H型）以及支架小梁分隔数目对拘禁边支进行分类。摘自JACC Cardiovasc Interv. 2010; 3(8): 836-844

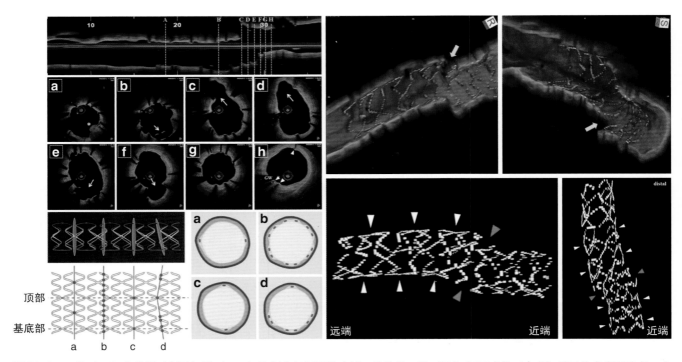

图19.4 三维（3D）光学相干断层扫描（OCT）诊断支架断裂的病例。传统的二维（2D）OCT成像（左上）显示许多病理改变；血栓（a）、移位（b）、支架小梁周溃疡（b、e）、瘤样形态异常（c～g）以及仍然是一个横断面但缺乏环周的支架小梁（h，只有3个梁，箭头所示）提示支架断裂。但是，2D OCT所示之所以对于SF并不确定是因为新一代开孔支架在横断面上有多种多样的支架小梁形态（左下），容积3D OCT图像可清晰地识别支架连接部位的断裂（右，黄色箭头以及红色箭头所示）。摘自Circulation. 2014; 129: 24-27, by Kim S et al.

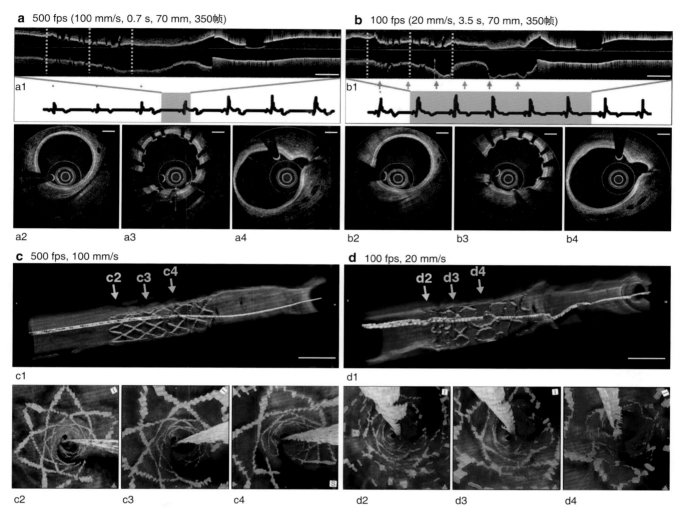

图19.5 联合心电生理激发模式，超高速（UHS）光学相干断层扫描（OCT）可以在极短的舒张期内快速进行图像采集，将心跳运动的影响降到最低（a）。不像传统的OCT受到心肌收缩（b、b1、d1）以及采集不足（d、d2、d3、d4，注意支架小梁的"粗粒"样改变）的影响，UHS OCT可平稳地不断层地显示血管轮廓（a、a1），三维重建可提供高保真度的图像（c、c1、c2、c3、c4）

随着3D技术首次在商业领域中应用的引进，3D OCT在介入实践中的应用也不断进展。然而上述提到的许多改进方法是否能真正改善临床预后仍需要进一步研究证实。

19.2 未来技术在途中：多模式血管内生物成像与OCT的整合

冠状动脉斑块破裂是由针对内皮下脂蛋白的慢性免疫紊乱反应驱使的一个动态生物学过程，包括富脂坏死核心的扩展、炎症反应及蛋白酶活性的增加，以及胶原和平滑肌细胞逐渐丢失导致变薄的纤维帽[25, 26]。尽管临床上需要预测未来的冠状动脉事件，但目前单独结构成像手段并不能充分评估破裂风险以指导临床决策[27]。下文简要阐述近期生物心

血管成像评估斑块易损性的进展，尤其是多模式成像手段与OCT联合应用（表19.1）。

19.2.1 OCT与近红外荧光分子成像的整合

由于近红外光波频可穿透血液并能检测荧光信号的有利光学特性，近红外荧光（NIRF）成像联合靶向的显像剂，可提供一些易损斑块的关键指标如蛋白酶和巨噬细胞活性的在体测量值[28-30]。血管内NIRF成像进展迅速，其主要突破之一是基于双层覆盖纤维探针制造的完全整合的双模式OCT-NIRF系统，它可以同时提供距离计算定量NIRF成像以及相应的OCT结构成像信息[30, 32]。此外，辅以吲哚菁绿这种FDA已批准的NIRF显像剂的应用，使其成为转化分子心血管成像中最具希望的技术[32]。由于该方法具定量斑块易损性致病分子活性的功能，其协

同高分辨OCT的结构成像可对于冠状动脉斑块的危险分层提供更高价值的信息（图19.6）。

19.2.2 光谱OCT

目前OCT的一个主要缺点是缺乏生化特异性，而这个缺点可大大削弱病理成分与类似正常组织光学特性的定性辨识度。脂质易损斑块是一个重要的成像靶点，因为其富含脂质粥样斑块更易破裂。但是，通过OCT对富脂斑块进行特征描述往往困难，因为信号衰减原因多种多样，可被巨噬细胞、泡沫细胞、血栓、钙化复合病变以及内在伪影（如遮蔽、切向信号中断以及负反差）等影响[33, 34]。通过应用预定义的衰减系数，光谱OCT可精确并且稳定地测量斑块脂质（图19.7）[35]。同样，这种定量的光谱分析能够用来鉴别、区分脂质成分和胶原纤维成分[36]。光谱OCT作为一种强有力的手段，无需其他设备获得复合信息，因此能够在心脏导管室应用。

19.2.3 OCT及NIRF联合应用

目前OCT缺乏区分坏死脂质核心与周围脂质池的能力，因为这两种病变均提示信号削减区域且边界不明[37]。近期在人体尸体解剖动脉中进行的试验研究证实，在有坏死脂质核心的斑块中，光的自然散射，NIR波长的自身荧光（NIRF，激发波长633 nm，散射波长675～950 nm）明显增加，提示斑块高NIRF可作为斑块易损性的指标[38]。后续临床研究中，研究者同样发现了升高的NIRAF与OCT显示的高风险斑块特征明显相关（图19.8）[39]。虽然仍需完善许多工作阐明粥样斑块中NIRAF产生的生物学机制及来源，但这是第一项证实双模式成像的可行性和安全性的研究，临床上在体内NIRF分子成像的应用中迈出了重要的一步。

19.2.4 偏振敏感OCT

组织双折射可以用来评估斑块易感性，因为稳定斑块的成分如胶原和平滑肌细胞具有高度的双折射性。通过研究样本反向散射光的偏振状态，偏振敏感OCT（PS-OCT）测量组织双折射状态提供额外对照信息（图19.9）。随着2008年基于导管的冠状动脉内PS-OCT系统的发展[40]，

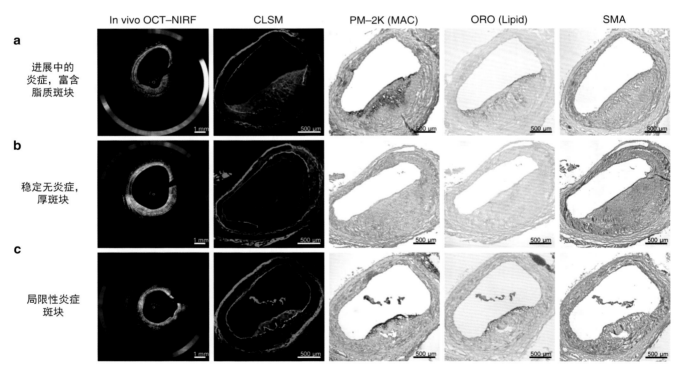

图19.6 采用吲哚菁绿作为近红外（NIRF）增强剂的冠状动脉内光学相干断层扫描（OCT）-NIRF双模式成像。这种成像技术可以定量分析炎性活动的程度，并且对于单个斑块的危险分层具有潜力。每一排为体内OCT-NIRF成像以及相应组织切片经共聚焦扫描显微镜（CLSM）确认后的代表性图像（ICG，红色；自身荧光，绿色）以及免疫组化：巨噬细胞（PM-2K）、脂质（ORO）、平滑肌细胞（SMA）。(a)进展的高风险斑块显示为增强的NIRF活性。强NIRF区域（红色）与CLSM测定的巨噬细胞和脂质阳性的区域定位一致；(b) OCT-NIRF上纤维成分的稳定斑块显示为大量的平滑肌细胞且无明显炎症反应；(c)与进展斑块相比，合并局限性炎症反应的小斑块显示为较少增强的NIRF活性。摘自 Eur Heart J. 2016; 37(37): 2833-2844, by Kim S, et al.

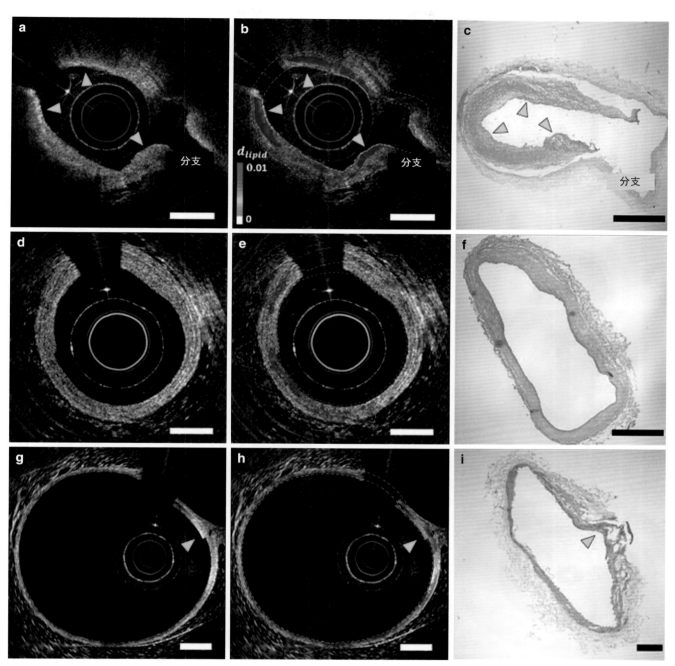

图19.7　光谱光学相干断层扫描（OCT）。每排为代表性OCT图像、与OCT图像重合的光谱图像数据并以色彩对照（红色为高脂，绿色为低脂）及其相应的组织学图像。第一排，高光谱对比度与富脂区域定位一致性良好。第二排，纤维斑块显示低光谱对比度。第三排，光谱OCT能够精确探测细微的脂质部分。摘自 J Biomed Opt. 2016; 21(7): 75004, by Nam HS et al.

首项研究其临床有效性和可行性的人体试验已在进行[41]。

结语

近年来心血管成像聚焦于冠状动脉斑块的生物学成像方面，目的是评估斑块的自然进程以及预测未来冠状动脉事件。多种生物学成像与OCT联合的方法虽然仍然在早期阶段，但顶尖团队正在开展的相关研究快速进展。这种新的手段，如血管内超声以及OCT在过去的数十年一样，可为冠状动脉内动脉粥样硬化的研究带来新的希望。

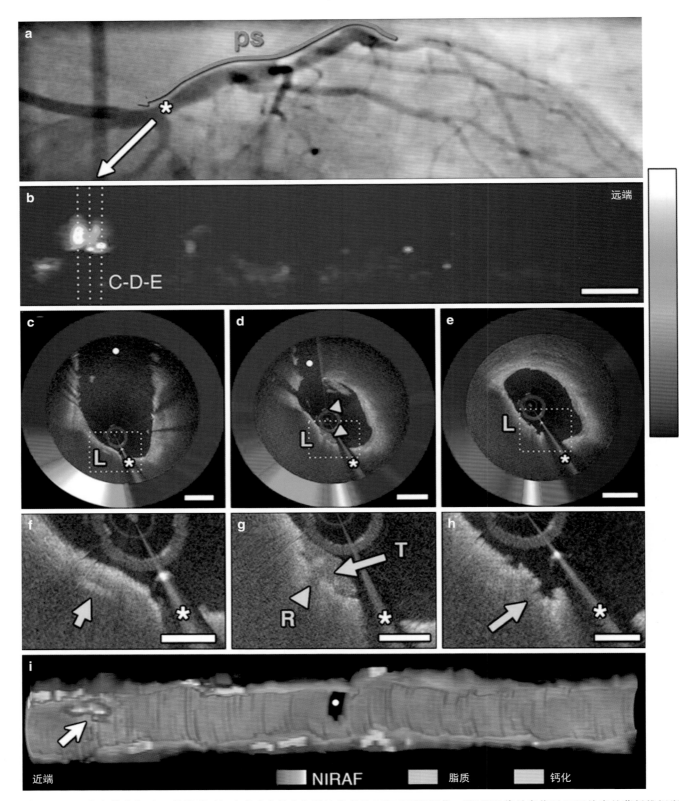

图19.8 66岁左前降支（a，星号所示）中度病变的老年男性患者的OCT-NIRF图像。强NIRF信号定位于OCT检出的薄纤维帽粥样硬化斑块（b），其包含了高风险的特征如胆固醇结晶（c、f，箭头所示）、纤维帽表面血栓（d、g，箭头所示）、纤维帽破裂（e、h，箭头所示）。三维图像显示了大脂质池内聚焦的NIRF热点（箭头所示）。摘自JACC Cardiovasc Imaging. 2016; 9(11): 1304-1314, by Ughi GJ et al. OCT，光学相干断层扫描；NIRF，近红外荧光

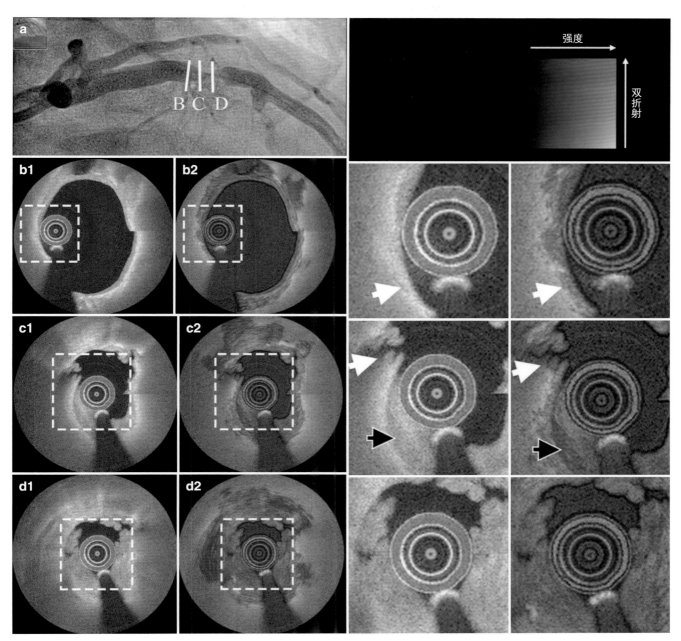

图19.9 偏振敏感光学相干断层扫描图像检出的薄纤维帽粥样硬化斑块破裂。在靠近破裂位置的区域突显了低双折射区（黄色），提示纤维帽成分中胶原丢失（b1、b2、c1、c2，白色箭头所示）。管腔内的血栓因为其结构不规则，通常显示为低双折射区（d1、d2）。摘自 Eur Heart J. 2016; 37(24): 1932, by van der Sijde JN et al.

（崔贺贺 姚道阔 译）

参考文献

1. Tearney GJ, Waxman S, Shishkov M, Vakoc BJ, Suter MJ, Freilich MI, et al. Three-dimensional coronary artery microscopy by intracoronary optical frequency domain imaging. JACC Cardiovasc Imaging. 2008; 1(6): 752−61. Epub 2009/04/10.

2. Topol EJ, Nissen SE. Our preoccupation with coronary luminology. The dissociation between clinical and angiographic findings in ischemic-heart-disease. Circulation. 1995; 92(8): 2333−42.

3. Okamura T, Serruys PW, Regar E. Three-dimensional visualization of intracoronary thrombus during stent implantation using the second generation, Fourier domain optical coherence tomography. Eur Heart J. 2010; 31(5): 625. Epub 2009/12/08.

4. Kim JB, Nam HS, Yoo H, Kim JW. A bi-directional assessment of spontaneous coronary artery dissection by three-dimensional flythrough rendering of optical coherence tomography images. Eur Heart J. 2015; 36(17): 1022. Epub 2015/01/04.

5. Lee S, Kim CS, Oh DJ, Yoo H, Kim JW. Three-dimensional intravascular optical coherence tomography rendering assessment of spontaneous coronary artery dissection concomitant with left main ostial critical stenosis. JACC Cardiovasc Interv. 2014; 7(6): E57-9.

6. Khoueiry GM, Magnus P, Friedman BJ, Kaplan AV. Honeycomb-like appearance of hazy coronary lesions: OCT image report of a recanalized thrombus. Eur Heart J Cardiovasc Imaging. 2014; 15(12): 1427. Epub 2014/08/02.

7. Radu MD, Raber L, Kalesan B, Muramatsu T, Kelbaek H, Heo J, et al. Coronary evaginations are associated with positive vessel remodelling and are nearly absent following implantation of newer-generation drug-eluting stents: an optical coherence tomography and intravascular ultrasound study. Eur Heart J. 2014; 35(12): 795−807. Epub 2013/10/18.

8. Lassen JF, Holm NR, Stankovic G, Lefevre T, Chieffo A, Hildick-Smith D, et al. Percutaneous coronary intervention for coronary bifurcation disease: consensus from the first 10 years of the European Bifurcation Club meetings. EuroIntervention. 2014; 10(5): 545-60. Epub 2014/09/27.

9. Farooq V, Serruys PW, Heo JH, Gogas BD, Okamura T, Gomez-Lara J, et al. New insights into the coronary artery bifurcation hypothesis-generating concepts utilizing 3-dimensional optical frequency domain imaging. JACC Cardiovasc Interv. 2011; 4(8): 921−31.

10. Koo BK, Kang HJ, Youn TJ, Chae IH, Choi DJ, Kim HS, et al. Physiologic assessment of jailed side branch lesions using fractional flow reserve. J Am Coll Cardiol. 2005; 46(4): 633−7.

11. Karanasos A, Tu S, van Ditzhuijzen NS, Ligthart JM, Witberg K, Van Mieghem N, et al. A novel method to assess coronary artery bifurcations by OCT: cut-plane analysis for side-branch ostial assessment from a main-vessel pullback. Eur Heart J Cardiovasc Imaging. 2015; 16(2): 177−89. Epub 2014/09/18.

12. Alegria-Barrero E, Foin N, Chan PH, Syrseloudis D, Lindsay AC, Dimopolous K, et al. Optical coherence tomography for guidance of distal cell recrossing in bifurcation stenting: choosing the right cell matters. EuroIntervention. 2012; 8(2): 205−13.

13. Hildick-Smith D, de Belder AJ, Cooter N, Curzen NP, Clayton TC, Oldroyd KG, et al. Randomized trial of simple versus complex drug-eluting stenting for bifurcation lesions: the British bifurcation coronary study: old, new, and evolving strategies. Circulation. 2010; 121(10): 1235−43. Epub 2010/03/03.

14. Niemela M, Kervinen K, Erglis A, Holm NR, Maeng M, Christiansen EH, et al. Randomized comparison of final kissing balloon dilatation versus no final kissing balloon dilatation in patients with coronary bifurcation lesions treated with main vessel stenting: the Nordic-Baltic bifurcation study III. Circulation. 2011; 123(1): 79−86. Epub 2010/12/22.

15. Diletti R, Farooq V, Muramatsu T, Gogas BD, Garcia-Garcia HM, van Geuns RJ, et al. Serial 2- and 3-dimensional visualization of side branch jailing after metallic stent implantation: to kiss or not to kiss...? JACC Cardiovasc Interv. 2012; 5(10): 1089−90. Epub 2012/10/20.

16. Foin N, Viceconte N, Chan PH, Lindsay AC, Krams R, Di Mario C. Jailed side branches: fate of unapposed struts studied with 3D frequency-domain optical coherence tomography. J Cardiovasc Med. (Hagerstown). 2011; 12(8): 581−2. Epub 2011/06/29.

17. Iqbal J, Onuma Y, Ormiston J, Abizaid A, Waksman R, Serruys P. Bioresorbable scaffolds: rationale, current status, challenges, and future. Eur Heart J. 2014; 35(12): 765−76. Epub 2013/12/25.

18. Okamura T, Onuma Y, Garcia-Garcia HM, Regar E, Wykrzykowska JJ, Koolen J, et al. 3-dimensional optical coherence tomography assessment of jailed side branches by bioresorbable vascular scaffolds: a proposal for classification. JACC Cardiovasc Interv. 2010; 3(8): 836−44. Epub 2010/08/21.

19. Kuramitsu S, Iwabuchi M, Haraguchi T, Domei T, Nagae A, Hyodo M, et al. Incidence and clinical impact of stent fracture after everolimus-eluting stent implantation. Circ Cardiovasc Interv. 2012; 5(5): 663−71. Epub 2012/09/27.

20. Francaviglia B, Capranzano P, Gargiulo G, Longo G, Tamburino CI, Ohno Y, et al. Usefulness of 3D OCT to diagnose a noncircumferential open-cell stent fracture. JACC Cardiovasc Imaging. 2016; 9(2): 210−1. Epub 2015/03/24.

21. Kim S, Kim CS, Na JO, Choi CU, Lim HE, Kim EJ, et al. Coronary stent fracture complicated multiple aneurysms confirmed by 3-dimensional reconstruction of intravascular-optical coherence tomography in a patient treated with open-cell designed drug-eluting stent. Circulation. 2014; 129(3): e24−7. Epub 2014/01/22.

22. Farooq V, Gogas BD, Okamura T, Heo JH, Magro M, Gomez-Lara J, et al. Three-dimensional optical frequency domain imaging in conventional percutaneous coronary intervention: the potential for clinical application. Eur Heart J. 2013; 34(12): 875−85. Epub 2011/11/24.

23. Wang T, Pfeiffer T, Regar E, Wieser W, van Beusekom H, Lancee CT, et al. Heartbeat OCT and motion-free 3D in vivo coronary artery microscopy. JACC Cardiovasc Imaging. 2016; 9(5): 622−3. Epub 2016/05/07.

24. Jang SJ, Park HS, Song JW, Kim TS, Cho HS, Kim S, et al. ECG-triggered, single cardiac cycle, high-speed, 3D, intracoronary OCT. JACC Cardiovasc Imaging. 2016; 9(5): 623−5. Epub 2016/05/07.

25. Bentzon JF, Otsuka F, Virmani R, Falk E. Mechanisms of plaque formation and rupture. Circ Res. 2014; 114(12): 1852−66. Epub 2014/06/07.

26. Moore KJ, Tabas I. Macrophages in the pathogenesis of atherosclerosis. Cell. 2011; 145(3): 341−55. Epub 2011/05/03.

27. Stone GW, Maehara A, Lansky AJ, de Bruyne B, Cristea E, Mintz GS, et al. A prospective natural-history study of coronary atherosclerosis. N Engl J Med. 2011; 364(3): 226−35. Epub 2011/01/21.

28. Lee S, Lee MW, Cho HS, Song JW, Nam HS, Oh DJ, et al. Fully integrated high-speed intravascular optical coherence tomography/near-infrared fluorescence structural/molecular imaging in vivo using a clinically available near-infrared fluorescence-emitting indocyanine green to detect inflamed lipid-rich atheromata in coronary-sized vessels. Circ Cardiovasc Interv. 2014; 7(4): 560−9. Epub 2014/07/31.

29. Press MC, Jaffer FA. Molecular intravascular imaging approaches for atherosclerosis. Curr Cardiovasc Imaging Rep. 2014; 7(10): 9293. Epub 2014/09/16.

30. Yoo H, Kim JW, Shishkov M, Namati E, Morse T, Shubochkin R, et al. Intra-arterial catheter for simultaneous microstructural and molecular imaging in vivo. Nat Med. 2011; 17(12): 1680−4. Epub 2011/11/08.

31. Jaffer FA, Vinegoni C, John MC, Aikawa E, Gold HK, Finn AV, et al. Real-time catheter molecular sensing of inflammation in proteolytically active atherosclerosis. Circulation. 2008; 118(18): 1802−9. Epub 2008/10/15.

32. Kim S, Lee MW, Kim TS, Song JW, Nam HS, Cho HS, et al. Intracoronary dual-modal optical coherence tomography-near-infrared fluorescence structural-molecular imaging with a clinical dose of indocyanine green for the assessment of high-risk plaques and stent-associated inflammation in a beating coronary artery. Eur Heart J. 2016; 37(37): 2833−44. Epub 2016/01/21.

33. Imanaka T, Hao H, Fujii K, Shibuya M, Fukunaga M, Miki K, et al. Analysis of atherosclerosis plaques by measuring attenuation coefficients in optical coherence tomography: thin-cap fibroatheroma or foam cells accumulation without necrotic core? Eur Heart J. 2013; 34: 1007−8.

34. van Soest G, Regar E, Goderie TPM, Gonzalo N, Koljenovic S, van Leenders GJLH, et al. Pitfalls in plaque characterization by OCT image artifacts in native coronary arteries. JACC Cardiovasc Imaging. 2011; 4(7): 810−3.

35. Nam HS, Song JW, Jang SJ, Lee JJ, Oh WY, Kim JW, et al. Characterization of lipid-rich plaques using spectroscopic optical coherence tomography. J Biomed Opt. 2016; 21(7): 75004.

36. Fleming CP, Eckert J, Halpern EF, Gardecki JA, Tearney GJ. Depth resolved detection of lipid using spectroscopic optical coherence tomography. Biomed Opt Express. 2013; 4(8): 1269−84.

37. Otsuka F, Joner M, Prati F, Virmani R, Narula J. Clinical classification of plaque morphology in coronary disease. Nat Rev Cardiol. 2014; 11(7): 379−89.

38. Wang H, Gardecki JA, Ughi GJ, Jacques PV, Hamidi E, Tearney GJ. Ex vivo catheter-based imaging of coronary atherosclerosis using multimodality OCT and NIRAF excited at 633 nm. Biomed Opt Express. 2015; 6(4): 1363−75.

39. Ughi GJ, Wang H, Gerbaud E, Gardecki JA, Fard AM, Hamidi E, et al. Clinical characterization of coronary atherosclerosis with dual-modality OCT and near-infrared autofluorescence imaging. JACC Cardiovasc Imaging. 2016; 9(11): 1304−14. Epub 2016/03/14.

40. Oh WY, Yun SH, Vakoc BJ, Shishkov M, Desjardins AE, Park BH, et al. High-speed polarization sensitive optical frequency domain imaging with frequency multiplexing. Opt Express. 2008; 16(2): 1096−103.

41. van der Sijde JN, Karanasos A, Villiger M, Bouma BE, Regar E. First-in-man assessment of plaque rupture by polarization-sensitive optical frequency domain imaging in vivo. Eur Heart J. 2016; 37(24): 1932.

第三篇
生理学

20 侵入性冠状动脉生理学：聚焦血流储备分数

Bon-Kwon Koo and Joo Myung Lee

20.1 冠状动脉循环的功能学解剖

冠状动脉系统由功能不同的3个部分组成：输送功能的心外膜冠状动脉、微动脉、毛细血管，但这3个部分在解剖上并无明确的界限（图20.1）[1]。近端部分——心外膜输送冠状动脉，具有容纳血液的功能并且对于冠状动脉血流几乎没有阻力，其直径可从500 μm至4 mm不等。中端部分是以前微动脉为主，沿其血管延伸可以进行压力的测量，该部分血管直径在100～500 μm；最远端的成分包括壁内微小动脉，其特征是随长度延长压力明显降低，微小动脉直径小于100 μm。前微动脉和微小动脉在冠状动脉造影中并不能清晰显示，而这些微血管产生了大部分的冠状动脉血管床阻力，因此被称为阻力血管。其在不同生理和药理情况下，可以调节血管紧张度以及阻力来控制心肌血流。前微动脉血管可感受血流及压力变化并应答，其功能是当

灌注血流及压力改变时维持微动脉起始处的压力变化不会太大。而心室壁内微动脉是冠状动脉血流接受代谢调节的最主要部分。当需氧量增加时，因心肌代谢产物使微动脉扩张且血管阻力降低，这可导致血流及剪切应力增加，并引起其他血管扩张（图20.2）[1, 2]。

20.2 冠状动脉循环的生理学特征

在静息状态，冠状动脉血流占总心输出量的5%，并且整个冠状动脉系统的血流量极大依赖于主动脉根部（冠状动脉起始）压力与左右心室舒张末压的压差。因此，冠状动脉血流主要是在舒张期供血，收缩期充血小于总流量的25%（图20.3）。就右冠状动脉而言，右冠状动脉的时相血流在收缩期和舒张期相等，相反地，后降支以及后侧支冠状动脉时相血流主要在舒张期产生[3, 4]。心外膜下血管无

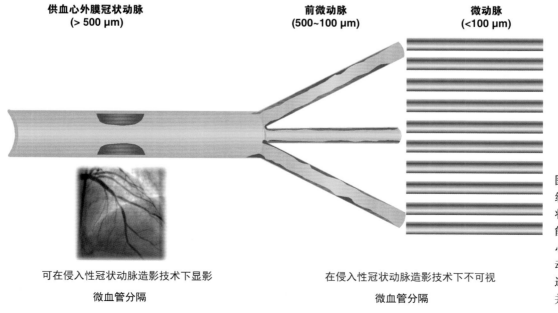

供血心外膜冠状动脉
(> 500 μm)

前微动脉
(500~100 μm)

微动脉
(<100 μm)

可在侵入性冠状动脉造影技术下显影

微血管分隔

在侵入性冠状动脉造影技术下不可视

微血管分隔

图20.1 冠状动脉系统的功能学解剖。冠状动脉系统有三个功能成分：输送功能的心外膜冠状动脉、微动脉、毛细血管，但这三个部分在解剖上并无明确的界限

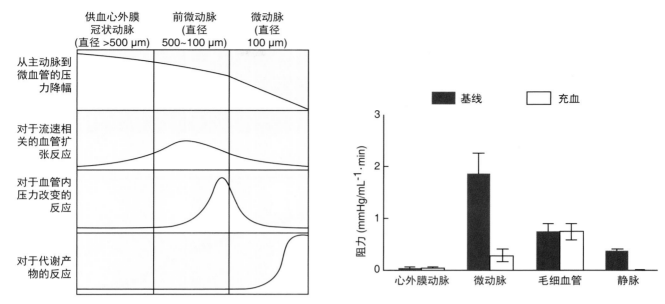

图20.2　冠状动脉血流和阻力的调节。(a、b) 尽管冠状动脉造影中前微动脉和微动脉不能清晰显示，但这些部分主要调节冠状动脉血管阻力和心肌血流。左图来源于Camici等2007年发表于NEJM的综述，右图来源于Chilian等在1989年发表于美国生理学杂志的文章

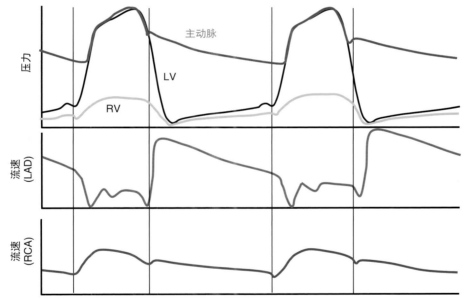

图20.3　主动脉压力与冠状动脉流速的关系。整个冠状动脉系统的流量极大依赖于主动脉根部（冠状动脉起始）压力与左右心室舒张末压的压差。因此，冠状动脉血流主要是在舒张期供血，收缩期充血量小于总流量的25%。LAD，左前降支；LV，左心室；RCA，右冠状动脉；RV，右心室

粥样硬化狭窄时，外膜下血管的直径及横截面积往往从近端到远端逐渐变细，并且其供血的心肌质量也逐渐减少。虽然体质量指数及体质影响着冠状动脉的直径和血流，但只要外膜下血管无狭窄，冠状动脉内压仍然恒定（图20.4）。正因外膜下冠状动脉系统有不同的树状分支，冠状动脉血流的绝对流量及横截面积（或直径）随着心外膜下冠状动脉的走行逐渐减少。但是，因为在主支血管和分叉后分支

血管中的总血流量相同，其冠状动脉流速在冠状动脉分叉前后并不会改变（图20.5）。

即使在静息状态，心肌需氧量［8～10 ml/（min·100 g）］也远大于其他器官［如骨骼肌的0.5 ml/（min·100 g）］。为满足如此高的需氧量，冠状动脉毛细血管密度也较其他器官大。尽管如此，心肌的耗氧量远高于其他器官，几乎达到最高值。冠状动脉窦内静脉血的氧饱和度仅为20%～30%

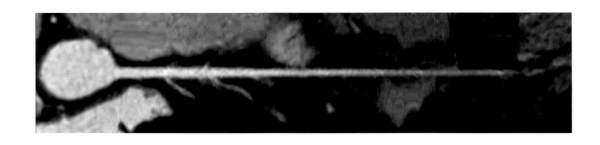

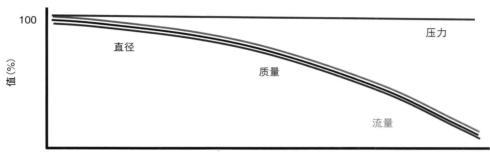

图20.4　心外膜血管无粥样硬化狭窄时，外膜下血管的直径及横截面积往往从近端到远端逐渐变细，并且其供血的心肌质量也逐渐减少。冠状动脉内压仍然恒定，只要外膜下血管无狭窄

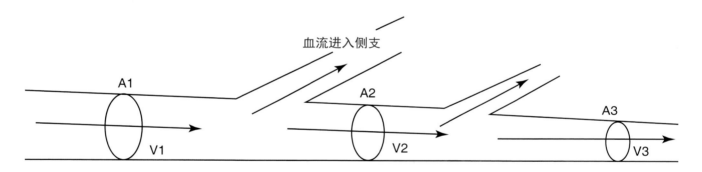

流量 = 横截面积 (A) x 流速 (V)　　　流量：F1 > F2 > F3 = A1xV1 > A2xV2 > A3xV3

横截面积：A1 > A2 > A3　　　　　　因此：V1 ≈ V2 ≈ V3

图20.5　冠状动脉血流、流速、横截面积之间的关系。正因外膜下冠状动脉系统有不同的树状分支，冠状动脉血流的绝对流量以及横截面积（或直径）随心外膜下冠状动脉的走行逐渐减少。但是，因在主支血管和分叉后分支血管中的总血流量相同，其冠状动脉流速在冠状动脉分叉前后并不会改变。A，面积；F，冠状动脉血流；V，冠状动脉血流速度

（肾静脉为85%）。根据FICK原则，耗氧量是血流及氧利用的结果。因此，冠状动脉循环主要靠增加冠状动脉血流满足增加的需氧量[5]。

20.3　冠状动脉自身调节以及冠状动脉储备

在静息状态下，冠状动脉血流保持恒定，原因是冠状动脉压力大幅度降低到低于主动脉压力，而此时心肌耗氧量的相关因素却保持恒定[6]。当冠状动脉压力降低到低于自身调节的范围以下，冠状

动脉阻力血管由于内在的刺激因素作用下达到最大程度的扩张，血流变得依赖压力。在正常血流动力学状态下静息冠状动脉血流波动于0.7～1.0 ml/（min·g），并且在血管扩张情况下可增加3～5倍[7]。这种能够在药理血管扩张作用下对静息冠状动脉血流增加的能力被称为冠状动脉血流储备（图20.6a）[8]。基于冠状动脉自身调节机制，冠状动脉血流在心外膜狭窄程度加重时仍能保持恒定；因此，评估静息灌注并不能识别引起血流动力学严重改变的狭窄（图20.6b）。当冠状动脉阻力血管已达最大扩张时，

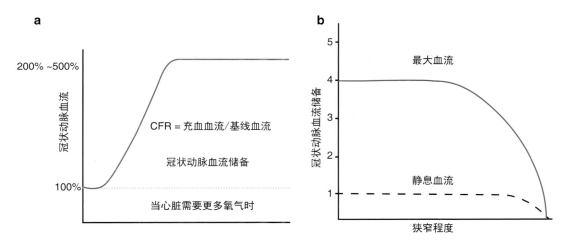

图20.6　冠状动脉自身调节以及冠状动脉血流储备的概念。(a) 静息冠状动脉血流在正常血流动力学状态下波动于0.7 ～ 1.0 ml/(min·g)，并且在血管扩张情况下可增加3 ～ 5倍。这种能够在药理血管扩张作用下对静息冠状动脉血流增加的能力被称为冠状动脉血流储备；(b) 基于冠状动脉自身调节机制，冠状动脉血流在心外膜狭窄程度加重时仍能保持恒定；因此，评估静息灌注并不能识别引起血流动力学严重改变的狭窄。此图来源于Gould LK et al. Am J Cardiol 1974，已获得许可。CFR，冠状动脉血流储备

冠状动脉血流主要依赖于冠状动脉压力，并且这种最大扩张的压力-流量关系对于检测狭窄严重程度更灵敏。在这种血管最大扩张的情况下，如30% 远端冠状动脉压力的减少可与冠状动脉血流增加30% 呈线性相关（图20.7）。当狭窄严重即直径减小超过40% ～ 60% 时，狭窄引起的阻力开始增加，远端冠状动脉压力降低，并且最大舒张期血流减少。在此情况下，冠状动脉血流储备（CFR）能反映心外膜冠状动脉狭窄的功能严重程度，除外狭窄合并弥漫的动脉粥样硬化、左心室肥厚或引起微循环障碍的疾病。正因绝对冠状动脉血流量在人体中并不能被轻易测得，CFR可以通过用多普勒超声导丝测量冠状动脉流速、温度稀释血流检测或基于绝对组织灌注正电子发射断层显像（PET）等方法定量获得。表20.1总结了用多普勒超声导丝测量冠状动脉流速与CFR或用基于测量绝对血流的PET与CFR在不明显的冠状动脉疾病及正常对照之间的区别。与SPECT上应激引起缺血相关的最大流量的临床显著的降低通常与CFR值低于2有关[9]。

20.4　狭窄后压力和流量的关系

正常的无粥样硬化受累的输送动脉通常在冠状动脉血流增大时可以较好地适应，不会引起任何明显的压力下降。因此，心外膜冠状动脉对阻力冠状动脉的输送功能更为明显。然而，当粥样斑块在心

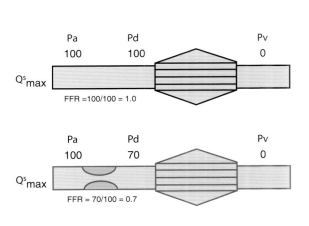

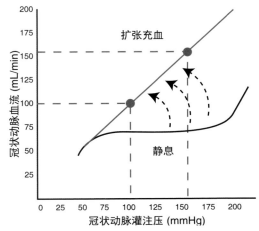

图20.7　最大灌注的概念。当冠状动脉阻力血管已达最大扩张时，冠状动脉血流主要依赖于冠状动脉压力，并且这种最大扩张后的压力-流量关系对于检测狭窄严重程度更灵敏。在最大血管扩张情况下，30% 远端冠状动脉压力的减少可与冠状动脉血流降低30% 呈线性相关。FFR，血流储备分数；Pa，主动脉压力；Pd，远端冠脉压力；Pv，静脉压力

表 20.1 正常对照中的冠状动脉血流及冠状动脉血流储备

	状态	流速（cm/s）	CFR
多普勒超声导丝（$n = 301$）	静息	17.8±6.9	2.64±0.76
	负荷	44.9±16.0	
正电子发射断层显像（$n = 3\,484$）	状态	绝对血流（mL·min^{-1}·g^{-1}）	CFR
	静息	0.82±0.06	3.55±1.36
	负荷	2.86±0.29	

注：来源于 Nijjer et al. EHJ 2016; 37: 2069–2080 and Gould et al. J Am Coll Cardiol. 2013; 62: 1639–1653。CFR，冠状动脉血流储备

外膜血管沉积时，狭窄后的阻力成了冠状动脉血流的一个重要影响因素，并且此时最大心肌灌注受限。狭窄远端的血流可变，主要与狭窄后压力降低的程度及微循环功能有关。跨狭窄的压力降低共有3个流体力学的影响因素：磨损丢失、分流丢失、湍流。无论对于任何程度的血流，决定狭窄阻力的最重要的单个因素是病变狭窄处最小横截面积[10]。因为阻力与横截面积的平方成反比，较小的横截面积变化可导致巨大的狭窄压力–流量关系改变，并且在舒张情况下明显降低最大灌注（图20.8）。而分流丢失主要受狭窄远端的流速影响，并且能决定狭窄处压力–流量关系曲线的线性程度或斜率。正因狭窄处阻力可随最小病变处横截面积降低呈指数上升，该指标也依赖于流量，并且与血流或流速的平方有关（图20.9）。

20.5 最大灌注及FFR的概念

在药物诱发的最大血管扩张状态下，远端冠状动脉压力与最大血管扩张后灌注以及冠状动脉血流呈直接比例相关（图20.10）。FFR是一个间接测量狭窄处以远微循环（远端冠状动脉压–冠状静脉压）驱动压力的指标，与狭窄处的冠状动脉血流呈线性关系（Q_{max}^{S}），也与假设无狭窄时的冠状动脉驱动压力（主动脉压力–冠状静脉压力）有关，而后者与假设正常的冠状动脉血流（Q_{max}^{N}）呈线性关系[11, 12]。因与动脉压力相比静脉压力通常可忽略，所以此结果可作为一个简化的临床指标，即平均远端冠状动脉压

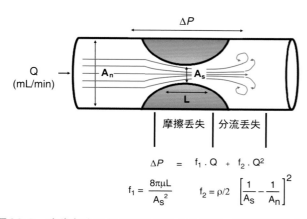

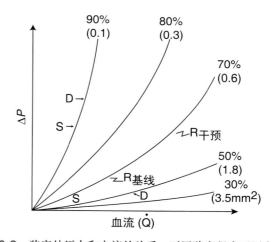

图20.8 跨狭窄处压力下降的流体力学因素。狭窄远端的血流可变，主要与狭窄后压力降低的程度及微循环功能有关。跨狭窄的压力降低共有3个流体力学的影响因素：磨损丢失、分流丢失以及湍流。分流丢失主要受狭窄远端的流速影响，并且能决定狭窄处压力–流量关系曲线的线性程度或斜率。As，狭窄段横截面积；An，参考段横截面积；ΔP，跨狭窄处压力梯度；f_1，摩擦系数；f_2，分流系数；ρ，血流密度；L，狭窄长度；μ，绝对血流黏度；Q，冠状动脉血流量

图20.9 狭窄处压力和血流的关系。不同狭窄程度下压力阶差与静息相对充血状态时绝对冠状动脉血流呈特定的曲线–线性关系。该图来源于 Klocke et al. JACC 1983 年的原创性文章并获得许可

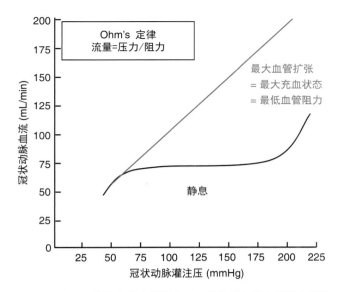

图20.10　最大灌注和充血的概念。在药物诱发的血管最大扩张状态下，远端冠状动脉压力与最大血管扩张后灌注以及冠状动脉血流呈直接比例相关。因此，在最大充血状态下，冠状动脉压力可被认为是冠状动脉流量的等效替代

力与平均主动脉压力之比（Pd/Pa；图20.11）[13-15]。FFR为0.80意味着外膜下狭窄的病变冠状动脉供血能力约为假设无狭窄冠状动脉最大血流量的80%。FFR的优点在于其可以发现并评估外膜下血管病变引起的心肌缺血程度，并且既可以应用在无创检查发现的模糊或阴性病变中，又可以应用在多支血管病变中。FFR受血流动力学或心肌收缩的影响很小，重复性很好[16-19]。

正如之前提到的一样，FFR概念的基本假设是冠状动脉血流和压力之间的线性关系。正因为冠状动脉血流和阻力可根据心肌需氧量通过自身调节保持在生理范围内[20]，诱发最大充血以及尽可能降低微循环阻力是FFR测量的必要条件[13, 14]。为了达到FFR测量时的最大充血状态，持续静脉内滴注腺苷［140 μg/（kg·min）］是目前公认的金标准[21]。但是，近期也研发了多种充血诱导药物，既可以达到与上述相应的有效性，也具有可操作性及安全性

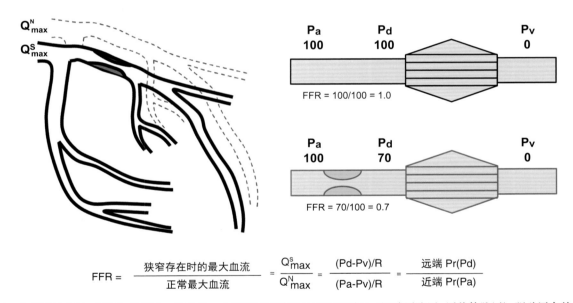

$$FFR = \frac{\text{狭窄存在时的最大血流}}{\text{正常最大血流}} = \frac{Q^S_{max}}{Q^N_{max}} = \frac{(Pd-Pv)/R}{(Pa-Pv)/R} = \frac{\text{远端 Pr(Pd)}}{\text{近端 Pr(Pa)}}$$

图20.11　血流储备分数（FFR）的概念。FFR是一个间接测量狭窄处以远微循环（远端冠脉压力-冠状静脉压）驱动压力的指标，其与狭窄处的冠状动脉血流呈线性关系（Q^S_{max}），也与假设无狭窄时的冠状动脉驱动压力（主动脉压力-冠状静脉压力）有关，后者与假设正常的冠状动脉血流（Q^N_{max}）呈线性关系。因与动脉压力相比静脉压力通常可忽略，所以此结果可作为一个简化的临床指标，即平均远端冠状动脉压力与平均主动脉压力之比（Pd/Pa）。FFR，血流储备分数；Pa，主动脉压力；Pd，远端冠脉压力；Pv，静脉压力；Q，冠状动脉血流；R，微血管阻力

（具体关于充血诱导药物的讨论在下一章介绍）。FFR的明显优势在于目前已有大量的改善预后数据（包含大的前瞻性随机研究及对照研究），后续章节将对

此进行深入讨论[22-30]。

（崔贺贺　陈晖　译）

参考文献

1. Camici PG, Crea F. Coronary microvascular dysfunction. N Engl J Med. 2007; 356: 830−40.

2. Crea F, Camici PG, Bairey Merz CN. Coronary microvascular dysfunction: an update. Eur Heart J. 2014; 35: 1101−11.

3. Heller LI, Silver KH, Villegas BJ, Balcom SJ, Weiner BH. Blood flow velocity in the right coronary artery: assessment before and after angioplasty. J Am Coll Cardiol. 1994; 24: 1012−7.

4. Olsson RA, Gregg DE. Myocardial reactive hyperemia in the unanesthetized dog. Am J Phys. 1965; 208: 224−30.

5. Lilly LS, Braunwald E. Braunwald's heart disease: a textbook of cardiovascular medicine. 9th ed. Philadelphia: Elsevier; 2012.

6. Canty JM Jr. Coronary pressure-function and steady-state pressure-flow relations during autoregulation in the unanesthetized dog. Circ Res. 1988; 63: 821−36.

7. Klocke FJ. Coronary blood flow in man. Prog Cardiovasc Dis. 1976; 19: 117−66.

8. Gould KL, Kirkeeide RL, Buchi M. Coronary flow reserve as a physiologic measure of stenosis severity. J Am Coll Cardiol. 1990; 15: 459−74.

9. Kern MJ, Lerman A, Bech JW, et al. Physiological assessment of coronary artery disease in the cardiac catheterization laboratory: a scientific statement from the American Heart Association committee on diagnostic and interventional cardiac catheterization, council on clinical cardiology. Circulation. 2006; 114: 1321−41.

10. Klocke FJ. Measurements of coronary blood flow and degree of stenosis: current clinical implications and continuing uncertainties. J Am Coll Cardiol. 1983; 1: 31−41.

11. Pijls NH, Van Gelder B, Van der Voort P, et al. Fractional flow reserve. A useful index to evaluate the influence of an epicardial coronary stenosis on myocardial blood flow. Circulation. 1995; 92: 3183−93.

12. Spaan JA, Piek JJ, Hoffman JI, Siebes M. Physiological basis of clinically used coronary hemodynamic indices. Circulation. 2006; 113: 446−55.

13. Pijls NH, van Son JA, Kirkeeide RL, De Bruyne B, Gould KL. Experimental basis of determining maximum coronary, myocardial, and collateral blood flow by pressure measurements for assessing functional stenosis severity before and after percutaneous transluminal coronary angioplasty. Circulation. 1993; 87: 1354−67.

14. Pijls NH, De Bruyne B, Peels K, et al. Measurement of fractional flow reserve to assess the functional severity of coronary-artery stenoses. N Engl J Med. 1996; 334: 1703−8.

15. Young DF, Cholvin NR, Kirkeeide RL, Roth AC. Hemodynamics of arterial stenoses at elevated flow rates. Circ Res. 1977; 41: 99−107.

16. de Bruyne B, Bartunek J, Sys SU, Pijls NH, Heyndrickx GR, Wijns W. Simultaneous coronary pressure and flow velocity measurements in humans. Feasibility, reproducibility, and hemodynamic dependence of coronary flow velocity reserve, hyperemic flow versus pressure slope index, and fractional flow reserve. Circulation. 1996; 94: 1842−9.

17. Hwang D, Lee JM, Koo BK. Physiologic assessment of coronary artery disease: focus on fractional flow reserve. Korean J Radiol. 2016; 17: 307−20.

18. Kern MJ, Samady H. Current concepts of integrated coronary physiology in the catheterization laboratory. J Am Coll Cardiol. 2010; 55: 173−85.

19. Koo B-K. The present and future of fractional flow reserve. Circ J. 2014; 78: 1048−54.

20. Mosher P, Ross J Jr, McFate PA, Shaw RF. Control of coronary blood flow by an autoregulatory mechanism. Circ Res. 1964; 14: 250−9.

21. Pijls NH, van Nunen LX. Fractional flow reserve, maximum hyperemia, adenosine, and regadenoson. Cardiovasc Revasc Med. 2015; 16: 263−5.

22. Bech GJ, De Bruyne B, Pijls NH, et al. Fractional flow reserve to determine the appropriateness of angioplasty in moderate coronary stenosis: a randomized trial. Circulation. 2001; 103: 2928−34.

23. DeBruyne B, Pijls N, Kalesan B, et al. Fractional flow reserve-guided PCI versus medical therapy in stable coronary disease. N Engl J Med. 2012; 367: 991.

24. Di Serafino L, De Bruyne B, Mangiacapra F, et al. Long-term clinical outcome after fractional flow reserve- versus angio-guided percutaneous coronary intervention in patients with intermediate stenosis of coronary artery bypass grafts. Am Heart J. 2013; 166: 110−8.

25. Frohlich GM, Redwood S, Rakhit R, et al. Long-term survival in patients undergoing percutaneous interventions with or without intracoronary pressure wire guidance or intracoronary ultrasonographic imaging: a large cohort study. JAMA Intern Med. 2014; 174: 1360−6.

26. Li J, Elrashidi MY, Flammer AJ, et al. Long-term outcomes of fractional flow reserve-guided vs. angiography-guided percutaneous coronary intervention in contemporary practice. Eur Heart J. 2013; 34: 1375−83.

27. Park SJ, Ahn JM, Park GM, et al. Trends in the outcomes of percutaneous coronary intervention with the routine incorporation of fractional flow reserve in real practice. Eur Heart J. 2013; 34: 3353−61.

28. Pijls NH, Fearon WF, Tonino PA, et al. Fractional flow reserve versus angiography for guiding percutaneous coronary intervention in patients with multivessel coronary artery disease: 2-year follow-up of the FAME (fractional flow reserve versus angiography for multivessel evaluation) study. J Am Coll Cardiol. 2010; 56: 177−84.

29. van Nunen LX, Zimmermann FM, Tonino PA, et al. Fractional flow reserve versus angiography for guidance of PCI in patients with multivessel coronary artery disease (FAME): 5-year follow-up of a randomised controlled trial. Lancet. 2015; 386: 1853.

30. Zimmermann FM, Ferrara A, Johnson NP, et al. Deferral vs. performance of percutaneous coronary intervention of functionally non-significant coronary stenosis: 15-year follow-up of the DEFER trial. Eur Heart J. 2015; 36: 3182−8.

21 建立血流储备分数和充血的步骤

Ho-Jun Jang and Sung Gyun Ahn

血流储备分数（FFR）定义为在最大充血条件下，狭窄动脉内的血流量与无狭窄时同一动脉内的血流量之比。压力推定的FFR，是在最大充血条件下远端冠状动脉压（Pd）与主动脉压（Pa）的比值。测量FFR主要需要以下4个方面：① 基于传统导管血压系统测得的Pa；② 通过压力传感器测得的Pd；③ 诱导最大充血状态；④ 系统的逐步测量程序（图21.1）。目前，有5种冠状动脉压力测量系统可用于评估冠状动脉内压力：① PressureWire（圣犹达医学，圣保罗，明尼苏达）；② WaveWire（飞利浦，埃因霍温，荷兰）；③ OptoWire（Opsens医学，魁北克，加拿大）；④ Comet Pressure Guidewire（波士顿科学，马尔堡，马萨诸塞）；⑤ Navvus（Acist医学系统，伊登普雷里，明尼苏达）[1]。这些系统除了第5种以外，其他都是0.014英寸的压力测量导丝，在距离导丝尖端3～3.5 cm的可视段与不可视段交界处，有通过电传导的（前两种系统）或光纤传导的（后两种系统）压力传感器。当需行经皮冠状动脉介入治疗时，这些都可以作为常规的导丝。Navvus是一种0.020英寸的单腔压力测量微导管，配备了光纤压力传感器。各型导丝均可通过该微导管。在FFR测量过程中，腺苷、尼可地尔（Sigmart®，Chugai Pharmaceutical，Tokyo，Japan）、瑞加德松（Rapidscan®，Pharma Solutions，London，UK）、硝普钠、罂粟碱都可以用来诱发充血状态（表21.1）。静脉注射（IV）腺苷是诱导稳定充血状态的"金标准"。其他方法包括冠状动脉内弹丸式注射（IC）腺苷和尼可地尔。在日常实践或临床研究中，FFR测量的关键是技术精准、避免测量误差以及保证测量结果的可重复性[2]。因此，强烈建议采用系统的步进程序对FFR测量进行标准化[1]。

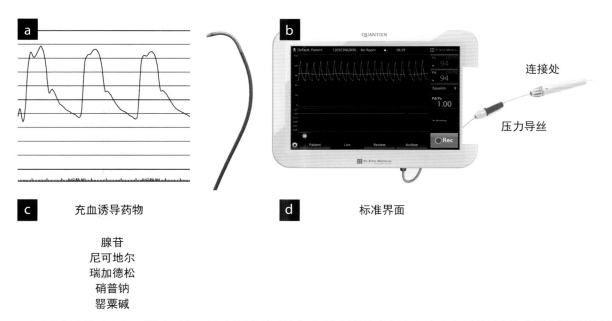

c 充血诱导药物

腺苷
尼可地尔
瑞加德松
硝普钠
罂粟碱

d 标准界面

图21.1 血流储备分数测量的4项基本要求。(a) 通过传统导管血压系统测得的动脉压（Pa）；(b) 通过压力传感器测得的远端冠状动脉压（Pd）；(c) 诱导最大充血状态；(d) 系统的逐步测量程序

表 21.1　不同的充血诱导药物

药品	给药方式	剂量	达到充血高峰的时间	平台期持续时间
腺苷	冠状动脉内弹丸式注射	右冠状动脉 100 μg 左冠状动脉 200 μg	～ 10 s	12 s（右冠状动脉） 21 s（左冠状动脉）
	静脉注射（中心静脉或肘前静脉）	140 μg/（kg·min）	40 s	稳定状态
尼可地尔	冠状动脉内弹丸注射	2 mg	15 ～ 20 s	17 ～ 33 s
瑞加德松	静脉内弹丸注射	400 μg	30 ～ 90 s	10 ～ 600 s
硝普钠	冠状动脉内弹丸注射	0.6 μg/kg	a	a
罂粟碱	冠状动脉内弹丸注射	右冠状动脉 8 mg 左冠状动脉 12 mg	a	a

注：a 因为硝普钠和罂粟碱的安全性低于前 3 种充血诱导药物，目前很少用于临床实践

21.1　测压系统的校准

与基于导管的血压测量系统一样，压力传感器在压力导丝进入体内之前应仔细校准。在将压力导丝连接到接口之前应小心擦干导丝近段，有 3 个电极的位置除去导丝上的血、造影剂及湿气。然后，将压力导丝的近端插入连接器的插口（图 21.1b）。连接成功后，压力导丝的信号将显示在监视器上。在塑料外壳内用肝素盐水冲洗导丝和传感器。最后，将压力传感器置于患者心脏水平进行调零和校准。

21.2　2个压力的平衡

为测定远端冠状动脉压力将导丝上的微芯片压力感受器校准后，推送压力导丝至被监测血管的近心端。在将导丝推送过冠状动脉病变之前，必须确保导引导管压力和压力传感器的压力平衡。压力导丝的可视头端应全部在导引导管外，传感器停留在指引导管以远 1 ～ 2 mm 处。如果导引导管的压力波振幅减弱或出现心室化（图 21.2），应注意检查是否存在严重的开口处病变，或导引导管不同轴、冠状动脉痉挛、在较小的冠状动脉开口处应用了较大的导引导管（图 21.3）。当在动脉压力示波器上出现心室化或压力降低时，导引导管应适当远离冠状动脉开口，然后在冠状动脉外的主动脉重新定位压力传感器。测量 FFR 时通常不建议应用带侧孔的导引导管，因为这些导管获得的压力信号反映着冠

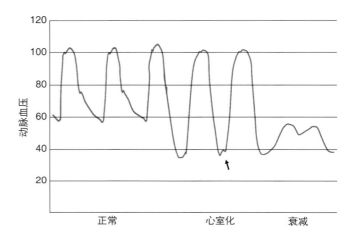

图21.2　通过导引导管获得的动脉压力波形。动脉压力波形包括了收缩期上升曲线、收缩期峰值压力、收缩期下降曲线、重搏切迹、舒张期回落曲线及舒张末期压力。压力波形心室化后，收缩压轻微降低，以及紧邻收缩期之前的向上的偏移（箭头所示）。随着脉压差的下降［收缩压下降和（或）舒张压的升高］，嵌顿压力的振幅下降，同时失去重搏切迹

状动脉（通过远端）与主动脉（通过侧孔）混合的压力。事实上，当使用导引导管进行 FFR 测量时，带侧孔导管的 FFR 值会被低估（即损伤程度被高估）[3]。如果临床上由于严重的冠状动脉开口狭窄而选择带侧孔的导引导管，静脉连续输注腺苷（而非冠状动脉内注射）是诱导充血的必要条件，并且导引导管应与冠状动脉开口分离。当压力导丝到达导管口后，用盐水冲洗导引导管以除去残留的造影剂。为了防止压力泄漏，应把导引针从 Y 阀拔出。最后，测量的 2 个压力用控制台的功能进行电子平衡。

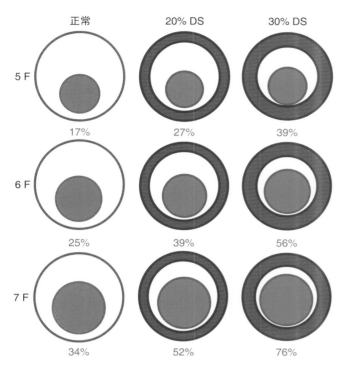

图21.3 在不同的冠状动脉开口中导引导管的影响。冠状动脉口存在导管会严重阻碍冠状动脉血流。图中显示的是，当4 mm的冠状动脉开口完好无损（左）、20%狭窄（中）或30%狭窄（右）时，不同大小导管（5～7 F）的潜在阻塞面积（红色值）。经许可引自 *DS* diameter stenosis. J Am Coll Cardiol 2016; 68: 742–753

21.3 压力传感器的定位

建议在推送压力传感器前等待10～30 s，以避免自发的压力信号漂移。如果真的发生了压力信号漂移，应当对2个压力进行再次调平衡。压力传感器应置于冠状动脉尽可能远的位置[4]，至少在待评估的狭窄处以远2～3 cm。压力传感器的确切位置应该用侧支、狭窄或冠状动脉支架作为参照，并通过电影记录下来。

21.4 最大充血状态的诱发及记录

为了获得心外膜血管的最大舒张状态，在给予充血刺激药物前应在冠状动脉内注射200 μg硝酸甘油。除血管扩张剂，应根据所在中心的习惯，经静脉或皮下注射给予抗凝剂。在应用充血药物之前，用记录几个心动周期内的稳定 Pd/Pa 基线代表静息状态下的冠状动脉血流。

21.4.1 静脉注射腺苷

腺苷是一种嘌呤核苷，由核糖分子上连接一分

子腺嘌呤构成，在能量转移过程中起着重要作用。尽管腺苷能非选择性地刺激所有腺苷酸受体，但是腺苷对冠状动脉的扩张作用是通过A2A受体产生的。由于其血药浓度受到红细胞摄取等多种清除机制的严格调控，其生物半衰期小于10 s。经中心静脉连续输注腺苷，是目前诱发冠状动脉最大充血状态的"金标准"。在140 μg/（kg·min）的常规剂量下，通常在40 s左右达到最大充血（图21.4）。在Pd下降之前Pa短暂升高，同时由于对血管舒张的钝化，逐渐达到缺血的波形。建议静脉推注腺苷，避免启动注射泵与腺苷起作用之间的延迟。经前臂静脉给药可以达到经中心静脉给药的充血作用[5]。经桡动脉行冠状动脉插管其简便易行，且对FFR的测定具有相似的充血功效，所以与经中心静脉输注相比，更倾向于采用外周静脉输注腺苷。如果静脉注射腺苷时FFR值不稳定，可提高腺苷剂量为160～180 μg/（kg·min）。从输注腺苷开始记录 Pd/Pa，直到达到稳定的充血平台期。在注射腺苷时，患者常诉胸闷和呼吸困难。应密切监测，注意血压下降及房室传导阻滞[6]。

21.4.2 冠状动脉内注射腺苷

经冠状动脉注射腺苷也可以达到冠状动脉最大充血（图21.5）。用3～5 ml生理盐水稀释后，予左冠状动脉内注入40～200 μg腺苷，予右冠状动脉内注入20～100 μg腺苷，快速注射（1～2个心动周期）。在弹丸注射过程中，导引导管应适当插入冠状动脉口，注射后应快速撤出以避免嵌顿现象。在弹丸注射前开始记录 Pd/Pa 的基线水平，并一直记录直到FFR回到基线水平。当左冠状动脉注射200 μg时有15%的概率出现短暂的房室传导阻滞，当右冠状动脉注射100 μg腺苷时有40%概率[7]。经冠状动脉注射腺苷的充血效果不低于静脉注射[8]。然而，最大充血的平台期，在左冠状动脉注射200 μg时只能持续（12±13）s，在右冠状动脉注射100 μg时只能维持（21±6）s[7]。因此回撤压力记录、热稀释法的冠状动脉FFR测量以及微循环阻力分数不能通过冠状动脉内弹丸注射腺苷完成[9]。

21.4.3 冠状动脉内注射尼可地尔

尼可地尔是一种在血液循环中同时具有大血管和微血管作用机制的烟酰胺酯。这种药物的半衰期约为1 h，比腺苷的半衰期长很多。与静脉滴注腺苷

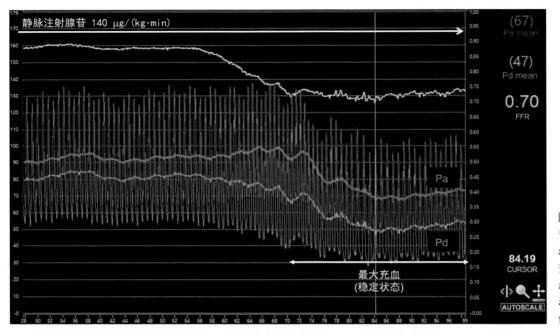

图21.4 静脉滴注腺苷后记录FFR。达到最大充血之前Pa短暂升高，随后Pd降低。最大充血时，Pa的波动与Pd的波动成比例，获得稳定的Pd/Pa

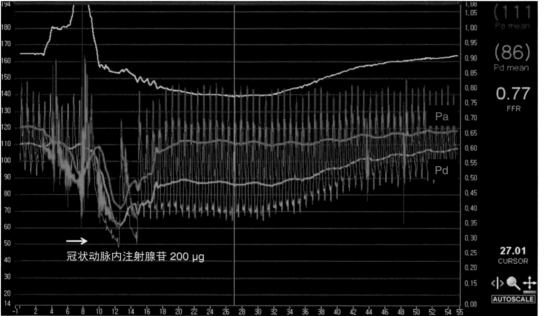

图21.5 冠状动脉内注射腺苷后的FFR示波。弹丸注射是迅速完成的，所以主动脉信号（红色）在几秒内被打断

相比，冠状动脉注射2 mg尼可地尔具有相似的充血作用[8, 10]。最大充血通常在15～20 s内完成，持续17～33 s（图21.6）。除了不强制需要硝酸甘油外，具体的给药方式与冠状动脉内注射腺苷相同。

21.4.4 静脉内给予瑞加德松

瑞加德松是一种A2A受体的选择性刺激物，可以经外周静脉或中心静脉单次弹丸注射。静脉注射400 μg瑞加德松的充血作用与静脉输注腺苷相等。输注后30～90 s达到最大充血状态时，最大充血平台期多变（10～600 s）。与腺苷相比，瑞加德松导致心动过速、血压降低及房室传导阻滞的发生率较低[11]。

腺苷的不同给药途径（经冠状动脉或静脉）及不同充血刺激物（腺苷、瑞加德松、尼可地尔）之间，充血效果并无显著差异[8, 10, 11]。如果应用次极量的充血诱导物的测量结果存疑时，建议应用另一种充血诱导方式对FFR进行重新测量。

21.5 FFR值的确定

经静脉输注腺苷后，不同的充血反应模式可表现为：①"经典"稳定的模式（S形曲线，占

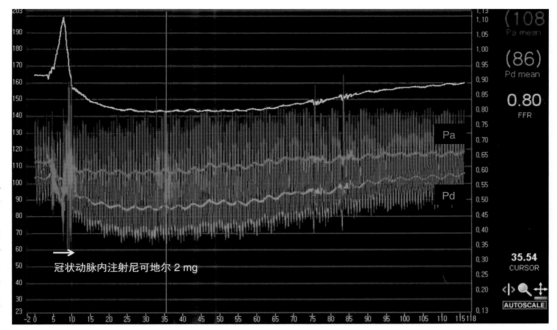

图21.6 弹丸注射尼可地尔后的血流储备分数压力波形记录。冠状动脉内的给药细节与冠状动脉内注射腺苷的方法相似。与冠状动脉内注射腺苷相比，尼可地尔的最大充血平台期稍长

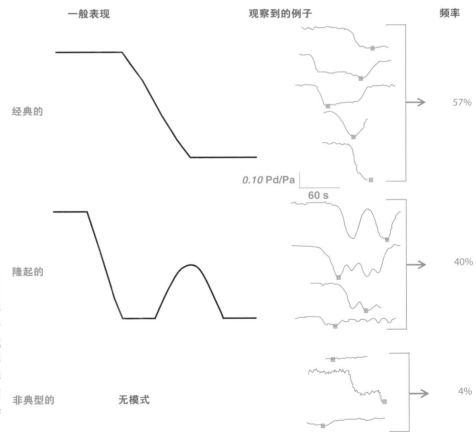

图21.7 充血过程中的Pd/Pa模式。稳定静脉输注腺苷时有3种频率不同的Pd/Pa反应模式："经典"模式（S形曲线）、"隆起"模式（S形曲线合并不同高度的隆起）、"非典型"模式（无典型的曲线）。对观察的每一个样本，红点代表最小血流储备分数。样本轨迹的蓝色刻度代表Pd/Pa与时间的关系。许可引自JACC Cardiovasc Interv 2015; 8: 1018−1027

57%）；②"隆起"模式（S形曲线合并向上的隆起，占39%）；③"非典型"模式（没有特殊的形状，占4%）（图21.7）[12]。无论哪种充血模式，FFR被确定为最大充血状态下测量的Pd/Pa最低值。虽然在压力

测量系统上FFR值是自动显示的，但在每一个病例都应确认FFR值的适用性。术者同时还应确保避免冠状动脉方面（漂移、抖动、手风琴效应）或动脉血压监测方面（嵌顿、心室化）中产生的测量误差[2]。

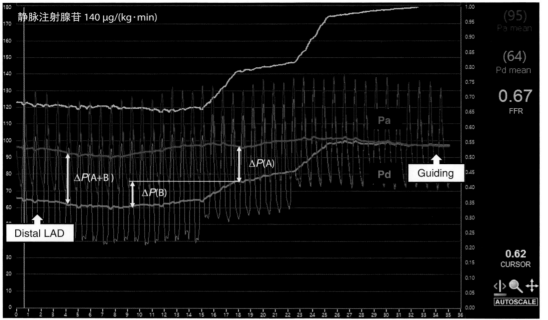

图21.8　压力导丝回撤时的波形。压力导丝从前降支远端回撤至导引导管。FFR值是0.67，反映了冠状动脉近段压力[ΔP（A）]和远段压力[ΔP（B）]的总和[ΔP（A+B）]，与主动脉压力的比值。冠状动脉支架应置入前降支[ΔP（A）]出现最大衰减的位置

21.6　回撤的策略

缓慢回撤压力传感器提供了关于弥漫性动脉粥样硬化或多处狭窄串联时，异常的心外膜血管阻力的重要信息（图21.8）。在静脉注射腺苷达到稳定状态下进行回撤压力传感器。

21.7　最后检查信号的漂移

在完成FFR测量后，回撤压力导丝到导引导管内末端。为了获得可靠的FFR值，压力信号漂移应该最小。虽然对于重复FFR测量的漂移阈值没有达成共识，但在2个压力之间的小于2～3 mmHg的微小差异通常是可以接受的。

综上所述，大量证据表明，FFR在检出可能限制血流的冠状动脉狭窄方面是有效的，并且根据FFR值进行血管重建可能是有益的。从循证医学角度，可靠和一致的FFR值为临床医生和患者所必需。因此，不仅需了解FFR的基本生理和临床意义，还需正确设置FFR和充血的刺激条件，才能最大限度地提高基于FFR的决策效益。

（王秋实　陈晖　译）

参考文献

1. Toth GG, Johnson NP, Jeremias A, Pellicano M, Vranckx P, Fearon WF, et al. Standardization of fractional flow reserve measurements. J Am Coll Cardiol. 2016; 68(7): 742−53.

2. Sharif F, Trana C, Muller O, De Bruyne B. Practical tips and tricks for the measurement of fractional flow reserve. Catheter Cardiovasc Interv. 2010; 76(7): 978−85.

3. Patel KS, Christakopoulos GE, Karatasakis A, Danek BA, Nguyen-Trong PK, Amsavelu S, et al. Prospective evaluation of the impact of side-holes and guide-catheter disengagement from the coronary ostium on fractional flow reserve measurements. J Invasive Cardiol. 2016; 28(8): 306−10.

4. Rodes-Cabau J, Gutierrez M, Courtis J, Larose E, Dery JP, Cote M, et al. Importance of diffuse atherosclerosis in the functional evaluation of coronary stenosis in the proximal-mid segment of a coronary artery by myocardial fractional flow reserve measurements. Am J Cardiol. 2011; 108(4): 483−90.

5. Seo MK, Koo BK, Kim JH, Shin DH, Yang HM, Park KW, et al. Comparison of hyperemic efficacy between central and peripheral venous adenosine infusion for fractional flow reserve measurement. Circ Cardiovasc Interv. 2012; 5(3): 401−5.

6. Pijls NH, De Bruyne B, Peels K, Van Der Voort PH, Bonnier HJ, Bartunek JKJJ, et al. Measurement of fractional flow reserve to assess the functional severity of coronary-artery stenoses. N Engl J Med. 1996; 334(26): 1703−8.

7. Adjedj J, Toth GG, Johnson NP, Pellicano M, Ferrara A, Flore V, et al. Intracoronary adenosine: dose-response relationship with hyperemia. JACC Cardiovasc Interv. 2015; 8(11): 1422−30.

8. Lim WH, Koo BK, Nam CW, Doh JH, Park JJ, Yang HM, et al. Variability of fractional flow reserve according to the methods of hyperemia

induction. Catheter Cardiovasc Interv. 2015; 85(6): 970-6.

9. Ahn SG, Hung OY, Lee JW, Lee JH, Youn YJ, Ahn MS, et al. Combination of the thermodilution-derived index of microcirculatory resistance and coronary flow reserve is highly predictive of microvascular obstruction on cardiac magnetic resonance imaging after ST-segment elevation myocardial infarction. JACC Cardiovasc Interv. 2016; 9(8): 793-801.

10. Jang HJ, Koo BK, Lee HS, Park JB, Kim JH, Seo MK, et al. Safety and efficacy of a novel hyperaemic agent, intracoronary nicorandil, for invasive physiological assessments in the cardiac catheterization laboratory. Eur Heart J. 2013; 34(27): 2055-62.

11. van Nunen LX, Lenders GD, Schampaert S, van 't Veer M, Wijnbergen I, Brueren GR, et al. Single bolus intravenous regadenoson injection versus central venous infusion of adenosine for maximum coronary hyperaemia in fractional flow reserve measurement. EuroIntervention. 2015; 11(8): 905-13.

12. Johnson NP, Johnson DT, Kirkeeide RL, Berry C, De Bruyne B, Fearon WF, et al. Repeatability of fractional flow reserve despite variations in systemic and coronary hemodynamics. JACC Cardiovasc Interv. 2015; 8(8): 1018-27.

22 血流储备分数的验证

Sung Eun Kim and Jung-Won Suh

22.1 简介

血流储备分数（FFR）现在被认为是有创评价心肌缺血的"金标准"。FFR的概念是Pijls和De Bruyne在20世纪90年代初提出并推广的，从FFR指导血管重建的益处和程序可行性的角度进行了充分论证。本章将提供从第一次动物和人类的验证实验，到FFR近期在日常临床实践中的疗效研究的相关证据。

22.2 首次动物实验和人体试验

Pijls在1993年提出了"血流储备分数"一词。在他关于FFR基础的文章中，解释了在这之前冠状动脉压力测量没有得到应用的3个原因：缺少适合测量冠状动脉压力的装置、冠状动脉循环内的压力不能得到控制（如没有做到最大血管扩张）、没有统计侧支的血流[1]。他们使用更细的压力导丝（0.0015英寸），并通过冠状动脉给予罂粟碱使冠状动脉达到最大扩张以控制冠状动脉阻力。他们模型的关键是，可以区分心外膜血管［冠状动脉血流储备分数（FFRcor）］及心肌内侧支血管［心肌血流储备分数（FFRmyo）］对血流的贡献。在包含了5只犬的实验中，通过多普勒流量计直接测量的狭窄动脉的相对最大血流量（Qs），与最大心肌血流量和侧支血流量的压力衍生值（Qs）有极好的相关性（图22.1）。

De Bruyne等[2]在1994年对人类进行了第一次验证性试验。对22例患者，在最大血管扩张时，根据平均主动脉压、远端冠状动脉压、右心房压计算心肌和冠状动脉FFR。另外，相对心肌血流储备被定义为最大血管扩张下［在4 min内按140 μg/（kg·min）静脉注射腺苷］，狭窄段绝对心肌灌注与对侧正常区域的绝对心肌灌注的比值，通过^{15}O-标

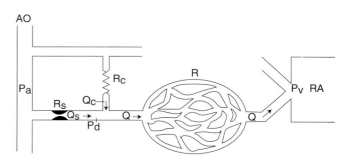

图22.1 冠状动脉循环图示。AO，主动脉；Pa，动脉压；Pd，远端冠状动脉压；Pv，静脉压；Q，血流通过心肌血管床；Qc，侧支血流；Qs，通过供血心外膜冠状动脉的血流；R，心肌血管床阻力；Rc，侧支循环的阻力；Rs，供血心外膜冠状动脉狭窄引起的阻力；RA，右心房。Circulation. 1993；86：1354-1367

记及正电子发射断层显像（PET）评估心肌灌注。经压力测量得到的血流储备与PET得出的相对心肌血流储备密切相关（图22.2）。此外，他们还证明PET获得的相对心肌血流储备与冠状动脉造影定量测量的百分比狭窄的相关性相对较弱。

22.3 截断值0.75或0.80

FFR的一个特征是具有实用性，它在每例患者、每个动脉的正常值都是1。此外，FFR的任何下降都有直接的临床意义，例如FFR为0.60意味着自该动脉流向供血心肌的最大血流仅为该动脉完全正常时血流的60%[3]。然而对于临床决策如是否进行再血管化，我们需要确定这个连续变量的特定截断值。在1995年，Pijls等[4]首次提出FFR缺血阈值为0.75。该研究在5例冠状动脉正常的患者中证实了正常FFR为1。通过分析稳定型心绞痛、单支血管病变、正常左心室功能、PTCA前的运动试验阳性、在冠状动脉造影PTCA后运动试验正常的患者的FFR数据，结果FFR截断值为0.74时正常和病理值之间只有极小的重叠（图22.3）。

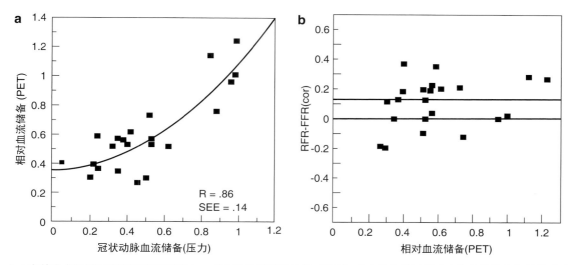

图22.2 （a）左前降支近端冠状动脉狭窄病例中，正电子发射断层显像（PET）确定的心前区相对心肌血流储备与冠状动脉血流储备之间的关系；（b）相对流量储备与冠状动脉分流血流储备的差值［RFR-FFR（cor）］。实线表示均值差；虚线表示平均值的2倍标准差

随后的临床研究证实FFR与其他评价心肌缺血方法相比的诊断准确性。特异度为82%～100%，灵敏度为68%～88%，截断值为0.66～0.78（表22.1）。在FAME研究中，研究人员基于以下事实决定选择0.80作为FFR截断值：当FFR值为0.75～

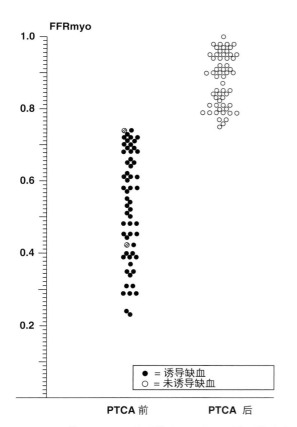

图22.3 PTCA前后FFRmyo值的散点图。与已证实的缺血相关的值用实心圆表示，而与缺血无关的值则用空心圆表示

0.80时，如果临床情况提示心肌缺血，许多介入心脏病学专家选择行PCI治疗[10]。最近，许多临床医生使用FFR≤0.80截断值指导再血管化，同时目前的指南也建议基于FFR≤0.80应用于临床[11, 12]。因为在0.76～0.80之间，FFR值中有一个灰色地带，有时临床医生会感到困惑。重复测量可能没有帮助，因为有研究表明在这个灰色地带中每次测量的一致性都下降，在FFR值为0.80左右时最低降至大约50%的最低点[13]（图22.4）。因此，许多专家建议，应基于良好的临床判断、症状的典型性、其他检测结果以及FFR测量相关的技术问题进行决策[3]。

22.4 疗效的效度研究

近20年来，FFR指导的PCI治疗在许多患者亚群中都有较好的疗效，包括临界病变、复杂的多支血管病变、稳定的冠状动脉病变、左主干病变及分叉病变。

22.4.1 DEFER试验

最初，FFR被用于决定冠状动脉临界狭窄的患者是否需要进行再血管化。在DEFER研究中，计划纳入无缺血记录的325例患者（目测评估直径狭窄>50%），并测量狭窄病变的FFR。如果FFR>0.75，则将患者随机分为延迟PCI（延迟组，$n = 91$）或即刻PCI（即刻组，$n = 90$）。如果FFR<0.75，则按计

表 22.1　提示心肌缺血的血流储备分数值截断值的总结

作者	年份	患者	例数	对比检查	数值	特异度	灵敏度	参考文献
De Bruyne	1995	单支血管病变	60	踏车负荷试验	0.66	87%	87%	De Bruyne et al.[5]
Pijls	1996	单支血管病变	45	ET+SPECT+DSE	0.75	100%	88%	Pijls et al.[6]
Abe	2000	单支血管病变	46	SPECT	0.75	100%	83%	Abe et al.[7]
Chamuleau	2001	多支血管病变	152	SPECT	0.74	82%	68%	Chamuleau et al.[8]
De Bruyne	2001	梗死>5天	50	SPECT	0.78	88%	88%	De Bruyne et al.[9]

注：ET，负荷试验；SPECT，单光子发射型计算机断层扫描；DSE，多巴酚丁胺负荷超声心动图

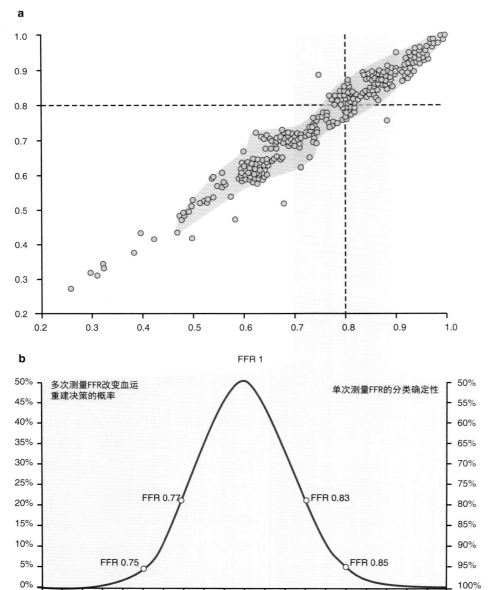

图22.4　血流储备分数（FFR）的生物多样性。FFR间隔10 min的两组重复测量数据的散点图（灰色区域包含了FFR值0.5～1中的99%，虚线显示0.8的截断值）。对于单次测量FFR值0.70～0.90（b，右侧纵坐标），给出了FFR测量的分类确定性。0.75～0.85范围之外，测量准确度高于95%。然而，接近其截断值时，这种准确度就会下降，在0.8左右达到约50%的最低点。在临床实践中，这意味着每当FFR值在0.75～0.85时，如果10 min后重复测量，是否存在狭窄（FFR指导的再血管化决策）则有可能改变。在0.77～0.83，测量准确度降低至<80%。FFR诊断的灰色区域（0.75～0.85）也在图（b）中进行比较。FFR可再现性数据来自里程碑式的DEFER研究，数据获取和数字化来自Kern等的研究。分类确定性（b，右侧纵坐标）标准计算公式为：$1-\left[\frac{1}{2}e^{-\left(\frac{x-0.80}{0.032}\right)^2}\right]$，x轴表示FFR值。常数e是自然对数的底，等于2.718。0.8是目前确定的FFR的截断值，0.032是重复FFR测量差值（SDD）的标准差，该差值来自在无缺血记录患者中PTCA的延迟与性能试验（DEFER）的再现性数据。由于该分析是使用总体的SDD进行的，因此它可以应用于任何FFR截断值。选取的FFR截断值为0.8，符合临床指南的建议，并与血流储备分数与血管造影术的多血管评估研究（FAME）和血流储备分数与血管造影术的多血管评估Ⅱ研究（FAME Ⅱ）一致。Petraco R, Sen S, Nijjer S, Echavarria-Pinto M, Escaned J, Francis DP, Davies JE. Fractional flow reserve-guided revascularization : practical implications of a diag-nostic gray zone and measurement variability on clinical decisions. JACC Cardiovasc Interv. 2013; 6: 222–225

划进行 PCI（对照组；n = 144）。冠状动脉临界病变延迟 PCI 治疗的患者 5 年随访预后良好。延迟 PCI 治疗的患者的死亡率及急性心肌梗死发生率均仅为 3.3%。对于无心绞痛症状的患者，延迟治疗组与立即治疗组无差异[14]（图 22.5）。

22.4.2　FAME 1 研究

近年来，多支血管病变在冠状动脉造影中愈发多见，而这有时也给术者判断究竟是哪处病变引起症状带来困惑。在这些患者中，FFR 可以明显区分功能性病变和非显著的病变，以指导血管重建。FAME 研究将 1 005 例冠状动脉多支血管病变患者随机分为血管造影指导的 PCI 组和 FFR 指导的 PCI 组。FFR 指导组如果 FFR ≤ 0.80 才置入支架，而冠状动脉造影指导组，研究人员按随机化之前的计划进行支架置入。在 1 年的随访中，FFR 指导组患者有较低的主要结局终点事件发生率，包含了全因死亡、非致命的心肌梗死、再次血管重建（13.2% vs. 18.4%，$P = 0.02$），而造影指导组患者平均使用更少的支架（1.9 ± 1.3 vs. 2.7 ± 1.2，$P < 0.001$）[15]。在对 FFR 进行测量后，该研究中所有狭窄性病变的 ~ 35% 改变了血管重建策略[16]。相似的研究显示，32% 的冠状动脉病变和 48% 的患者如果仅基于血管造影，将会接受不同的治疗[17]。在多血管病变中，使用 FFR 可节约成本、节约造影剂，且不会延长介入治疗的时间[18]。

22.4.3　FAME 2 研究

PCI 作为稳定型冠状动脉疾病（CAD）患者的初始治疗策略的获益仍有争议。一项 2 287 例稳定型冠心病患者的 COURAGE 试验中，PCI 在最佳药物治疗（OMT）基础上没有降低死亡、心肌梗死或其他主要心血管事件的风险（19.0% vs. 18.5%，$P = 0.62$）[19]。然而，先前比较稳定型冠心病患者的 PCI 和 OMT 的临床试验，研究者没有使用 FFR 指导以及药物洗脱支架。FAME 2 研究表明，与单纯的 OMT 相比，FFR 指导的 PCI 可在 2 年内改善包括全因死亡、非致命性心肌梗死及紧急血运重建的综合结果（8.1% vs. 19.5%，$P < 0.001$）。PCI 组紧急血管重建率较低（4.0% vs. 16.3%，$P < 0.001$），死亡率和心肌梗死发生率差异无统计学意义[20, 21]（表 22.2）。

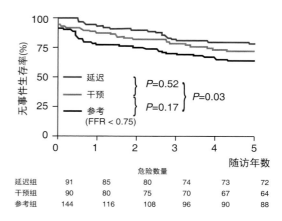

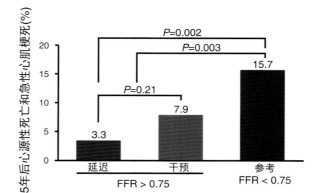

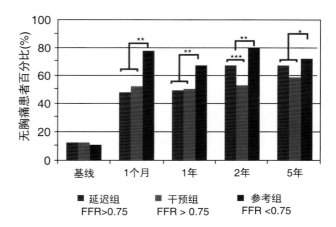

图 22.5　存活率和不良事件。（上图）Kaplan–Meier 生存曲线，3 组患者在 5 年随访中均无不良心脏事件发生；（中图）三组患者在随访 5 年后心脏死亡和急性心肌梗死率；（下图）三组患者在基线和随访期间胸痛缓解百分比。* $P = 0.028$；** $P = <0.001$；*** $P = 0.021$。MI，心肌梗死；Defer，延迟经皮冠状动脉介入；FFR，血流储备分数；PCI，经皮冠状动脉介入；Perform，直接行经皮冠状动脉介入；Reference，因为血流储备分数提示缺血行经皮冠状动脉介入。Pijls NH, van Schaardenburgh P, Manoharan G, Boersma E, Bech JW, van't Veer M, Bär F, Hoorntje J, Koolen J, Wijns W, de Bruyne B. Percutaneous coronary intervention of functionally nonsignificant stenosis: 5-year follow-up of the DEFER Study. J Am Coll Cardiol. 2007; 49: 2105–2011

表 22.2 FAME 2 研究的临床事件和紧急血管重建的触发因素 [a]

变量	PCI（N=447）	药物治疗（N=441）	危险比（95% CI）[b]	P 值 [c]
	no.（%）			
主要终点	36 (8.1)	86 (19.5)	0.39 (0.26～0.57)	<0.001
全因死亡	6 (1.3)	8 (1.8)	0.74 (0.26～2.14)	0.58
心肌梗死	26 (5.8)	30 (6.8)	0.85 (0.50～1.45)	0.56
紧急血管重建	18 (4.0)	72 (16.3)	0.23 (0.14～0.38)	<0.001
死亡或心肌梗死	29 (6.5)	36 (8.2)	0.79 (0.49～1.29)	0.35
次要终点				
心源性死亡	3 (0.7)	3 (0.7)	0.99 (0.20～4.90)	0.99
血管重建				
所有	36 (8.1)	179 (40.6)	0.16 (0.11～0.22)	<0.001
非紧急	18 (4.0)	117 (26.5)	0.13 (0.08～0.22)	<0.001
卒中	7 (1.6)	4 (0.9)	1.74 (0.51～5.94)	0.37
明确的或可能的支架内血栓形成	7 (1.6)	2 (0.5)	3.48 (0.72～16.8)	0.10
根据加拿大心血管学会心功能分级[d]，紧急血管重建的触发因素				
任何触发因素				
所有分级	18 (4.0)	72 (16.3)	0.23 (0.14～0.38)	<0.001
0，Ⅰ或Ⅱ级	4 (0.9)	7 (1.6)	0.56 (0.16～1.93)	0.35
Ⅲ级	3 (0.7)	20 (4.5)	0.14 (0.04～0.49)	<0.001
Ⅳ级	11 (2.5)	47 (10.7)	0.22 (0.11～0.42)	<0.001
心肌梗死或心电图变化				
所有分级	15 (3.4)	31 (7.0)	0.47 (0.25～0.86)	0.01
0，Ⅰ或Ⅱ级	3 (0.7)	4 (0.9)	0.74 (0.17～3.31)	0.69
Ⅲ级	2 (0.4)	7 (1.6)	0.28 (0.06～1.35)	0.09
Ⅳ级	10 (2.2)	21 (4.8)	0.46 (0.22～0.98)	0.04
单纯临床症状				
所有分级	3 (0.7)	43 (9.8)	0.07 (0.02～0.21)	<0.001
0，Ⅰ或Ⅱ级	1 (0.2)	3 (0.7)	0.33 (0.03～3.17)	0.31
Ⅲ级	1 (0.2)	14 (3.2)	0.07 (0.01～0.53)	0.001
Ⅳ级	1 (0.2)	27 (6.1)	0.03 (0.00～0.26)	<0.001

注：[a] ECG 心电图，PCI 经皮冠状动脉介入
[b] 危险比是 PCI 组与药物治疗组相比
[c] P 值用对数秩检验计算
[d] 患者可能有不止一个事件。加拿大心血管协会将心绞痛的严重程度分为以下几级：Ⅰ级，只有在剧烈或长期的体力活动时才会出现心绞痛；Ⅱ级，只有剧烈运动时才有心绞痛（轻度受限）；Ⅲ级，日常生活活动即有症状（中度受限）；Ⅳ级，由于心绞痛症状无法进行任何活动或静息心绞痛（严重受限）

De Bruyne B, Pijls NH, Kalesan B, Barbato E, Tonino PA, Piroth Z, et al. Fractional flow reserve-guided PCI versus medical therapy in stable coronary disease. New Engl J Med. 2012; 367(11): 991−1001

22.4.4 左主干研究

随着血管造影术的广泛应用，临界左主干冠状动脉疾病的检出率增加。几项研究表明，冠状动脉造影不能明确左主干病变的功能性意义。通过FFR测量，对于功能性意义不显著的狭窄，可以安全地延迟PCI治疗，其与具有显著的功能性意义并行血管重建狭窄的预后相似[22]。Hamilos等[23]报道，基于FFR≥0.80而延迟PCI治疗的患者（n = 136）5年存活率是89.8%。基于FFR<0.80的手术组患者（n = 73）5年生存率为85.4%，两组间差异无统计学意义。然而，由于原发性CAD的进展，延迟PCI组患者更常行血运重建。

22.4.5 分叉病变的研究

PCI治疗的复杂病变之一是分叉病变。临时侧支干预策略通常是首选方案。主支支架置入后，术者应决定是否扩张受累的边支。Koo等[24]认为FFR是评估侧支功能学意义安全、可行的工具，仅通过冠状动脉造影在评估侧支功能受累的严重程度不可靠，因为在冠状动脉造影中没有任何狭窄小于75%的病变的FFR<0.75（表22.3）。在FFR<0.75的患者进行球囊对吻扩张后，95%的病例6个月随访时FFR>0.75，如果FFR为>0.75则预后良好，无须进一步干预[25]。

22.5 真实世界中的注册研究

根据大量FFR测量活动的经验，3个大型注册研究数据证实了FFR在日常临床实践中的获益。随着FFR测量的应用，改变了冠心病患者的治疗策略，提高了临床疗效。Park等[26]报道，在常规FFR指导PCI组中，与非FFR指导PCI组（在应用常规FFR前进行PCI的患者）相比，第一次出现全因死亡、心肌梗死或再血管化的发生率显著降低（n = 5 097，危险比为0.55；95% CI为0.43 ～ 0.70；P<0.001）。自2008年1月，随着常规使用FFR，每例患者置入支架的中位数均有所下降。Mayo临床回顾性资料显示，FFR指导组7年MACE发生率明显低于单纯PCI组（n = 7 358，50.0% vs. 57.0%，P = 0.016）[27]。在法国的多中心注册研究中，近一半的患者（43%，n = 1 075）接受了与基于冠状动脉造影的首选策略不同的治疗策略。

（王秋实　李东宝　译）

表22.3　拘禁边支的FFR及冠状动脉造影狭窄

	狭窄	
	≥ 50%，<75%	≥ 75%
所有病变（n=94）		
FFR<0.75	0	20（27%）
FFR≥0.75	20	53
血管直径≥2.5 mm（n=28）		
FFR<0.75	0	8（38%）
FFR≥0.75	7	13

注：FFR，血流储备分数
Koo BK, Kang HJ, Youn TJ, Chae IH, Choi DJ, Kim HS, et al. Physiologic assessment of jailed side branch lesions using fractional flow reserve. J Am Coll Cardiol. 2005; 46(4): 633−637

参考文献

1. Pijls NH, van Son JA, Kirkeeide RL, De Bruyne B, Gould KL. Experimental basis of determining maximum coronary, myocardial, and collateral blood flow by pressure measurements for assessing functional stenosis severity before and after percutaneous transluminal coronary angioplasty. Circulation. 1993; 87(4): 1354−67.

2. De Bruyne B, Baudhuin T, Melin JA, Pijls NH, Sys SU, Bol A, et al. Coronary flow reserve calculated from pressure measurements in humans. Validation with positron emission tomography. Circulation. 1994; 89(3): 1013−22.

3. Pijls NH, Tanaka N, Fearon WF. Functional assessment of coronary stenoses: can we live without it? Eur Heart J. 2013; 34(18): 1335−44.

4. Pijls NH, Van Gelder B, Van der Voort P, Peels K, Bracke FA, Bonnier HJ, et al. Fractional flow reserve. A useful index to evaluate the influence of an epicardial coronary stenosis on myocardial blood flow. Circulation. 1995; 92(11): 3183−93.

5. De Bruyne B, Bartunek J, Sys SU, Heyndrickx GR. Relation between myocardial fractional flow reserve calculated from coronary pressure measurements and exercise-induced myocardial ischemia. Circulation. 1995; 92(1): 39−46.

6. Pijls NH, De Bruyne B, Peels K, Van Der Voort PH, Bonnier HJ, Bartunek J, Koolen JJ, et al. Measurement of fractional flow reserve to assess the functional severity of coronary-artery stenoses. N Engl J Med. 1996; 334(26): 1703−8.

7. Abe M, Tomiyama H, Yoshida H, Doba N. Diastolic fractional flow reserve to assess the functional severity of moderate coronary artery stenoses: comparison with fractional flow reserve and coronary flow velocity reserve. Circulation. 2000; 102(19): 2365−70.

8. Chamuleau SA, Meuwissen M, van Eck-Smit BL, Koch KT, de Jong A, de Winter RJ, et al. Fractional flow reserve, absolute and relative coronary

blood flow velocity reserve in relation to the results of technetium-99m sestamibi single-photon emission computed tomography in patients with two-vessel coronary artery disease. J Am Coll Cardiol. 2001; 37(5): 1316−22.

9. De Bruyne B, Pijls NH, Bartunek J, Kulecki K, Bech JW, De Winter H, et al. Fractional flow reserve in patients with prior myocardial infarction. Circulation. 2001; 104(2): 157−62.

10. Fearon WF, Tonino PA, De Bruyne B, Siebert U, Pijls NH, Investigators FS. Rationale and design of the fractional flow reserve versus angiography for multivessel evaluation (FAME) study. Am Heart J. 2007; 154(4): 632−6.

11. Fihn SD, Gardin JM, Abrams J, Berra K, Blankenship JC, Dallas AP, et al. 2012 ACCF/AHA/ACP/AATS/PCNA/SCAI/STS guideline for the diagnosis and management of patients with stable ischemic heart disease: a report of the American College of Cardiology Foundation/American Heart Association task force on practice guidelines, and the American College of Physicians, American Association for Thoracic Surgery, Preventive Cardiovascular Nurses Association, Society for Cardiovascular Angiography and Interventions, and Society of Thoracic Surgeons. Circulation. 2012; 126(25): e354−471.

12. Windecker S, Kolh P, Alfonso F, Collet JP, Cremer J, Falk V, et al. 2014 ESC/EACTS guidelines on myocardial revascularization: the task force on myocardial revascularization of the European Society of Cardiology (ESC) and the European Association for Cardio-Thoracic Surgery (EACTS) developed with the special contribution of the European Association of Percutaneous Cardiovascular Interventions (EAPCI). Eur Heart J. 2014; 35(37): 2541−619.

13. Petraco R, Sen S, Nijjer S, Echavarria-Pinto M, Escaned J, Francis DP, et al. Fractional flow reserve-guided revascularization: practical implications of a diagnostic gray zone and measurement variability on clinical decisions. JACC Cardiovasc Interv. 2013; 6(3): 222−5.

14. Pijls NH, van Schaardenburgh P, Manoharan G, Boersma E, Bech JW, van't Veer M, et al. Percutaneous coronary intervention of functionally nonsignificant stenosis: 5-year follow-up of the DEFER study. J Am Coll Cardiol. 2007; 49(21): 2105−11.

15. Tonino PA, De Bruyne B, Pijls NH, Siebert U, Ikeno F, van't Veer M, et al. Fractional flow reserve versus angiography for guiding percutaneous coronary intervention. N Engl J Med. 2009; 360(3): 213−24.

16. Tonino PA, Fearon WF, De Bruyne B, Oldroyd KG, Leesar MA, Ver Lee PN, et al. Angiographic versus functional severity of coronary artery stenoses in the FAME study fractional flow reserve versus angiography in multivessel evaluation. J Am Coll Cardiol. 2010; 55(25): 2816−21.

17. Sant'Anna FM, Silva EE, Batista LA, Ventura FM, Barrozo CA, Pijls NH. Influence of routine assessment of fractional flow reserve on decision making during coronary interventions. Am J Cardiol. 2007; 99(4): 504−8.

18. Fearon WF, Bornschein B, Tonino PA, Gothe RM, Bruyne BD, Pijls NH, et al. Economic evaluation of fractional flow reserve-guided percutaneous coronary intervention in patients with multivessel disease. Circulation. 2010; 122(24): 2545−50.

19. Boden WE, O'Rourke RA, Teo KK, Hartigan PM, Maron DJ, Kostuk WJ, et al. Optimal medical therapy with or without PCI for stable coronary disease. N Engl J Med. 2007; 356(15): 1503−16.

20. De Bruyne B, Pijls NH, Kalesan B, Barbato E, Tonino PA, Piroth Z, et al. Fractional flow reserve-guided PCI versus medical therapy in stable coronary disease. N Engl J Med. 2012; 367(11): 991−1001.

21. De Bruyne B, Fearon WF, Pijls NH, Barbato E, Tonino P, Piroth Z, et al. Fractional flow reserve-guided PCI for stable coronary artery disease. N Engl J Med. 2014; 371(13): 1208−17.

22. Bech GJ, Droste H, Pijls NH, De Bruyne B, Bonnier JJ, Michels HR, et al. Value of fractional flow reserve in making decisions about bypass surgery for equivocal left main coronary artery disease. Heart. 2001; 86(5): 547−52.

23. Hamilos M, Muller O, Cuisset T, Ntalianis A, Chlouverakis G, Sarno G, et al. Long-term clinical outcome after fractional flow reserve-guided treatment in patients with angiographically equivocal left main coronary artery stenosis. Circulation. 2009; 120(15): 1505−12.

24. Koo BK, Kang HJ, Youn TJ, Chae IH, Choi DJ, Kim HS, et al. Physiologic assessment of jailed side branch lesions using fractional flow reserve. J Am Coll Cardiol. 2005; 46(4): 633−7.

25. Koo BK, Park KW, Kang HJ, Cho YS, Chung WY, Youn TJ, et al. Physiological evaluation of the provisional side-branch intervention strategy for bifurcation lesions using fractional flow reserve. Eur Heart J. 2008; 29(6): 726−32.

26. Park SJ, Ahn JM, Park GM, Cho YR, Lee JY, Kim WJ, et al. Trends in the outcomes of percutaneous coronary intervention with the routine incorporation of fractional flow reserve in real practice. Eur Heart J. 2013; 34(43): 3353−61.

27. Li J, Elrashidi MY, Flammer AJ, Lennon RJ, Bell MR, Holmes DR, et al. Long-term outcomes of fractional flow reserve-guided vs. angiography-guided percutaneous coronary intervention in contemporary practice. Eur Heart J. 2013; 34(18): 1375−83.

28. Van Belle E, Rioufol G, Pouillot C, Cuisset T, Bougrini K, Teiger E, et al. Outcome impact of coronary revascularization strategy reclassification with fractional flow reserve at time of diagnostic angiography: insights from a large French multicenter fractional flow reserve registry. Circulation. 2014; 129(2): 173−85.

23 冠状动脉压力测量的实践学习

Jin-Sin Koh and Chang-Wook Nam

尽管FFR在日常经皮冠状动脉介入治疗中的确有用，但FFR测量受技术、血液动力学、手术操作等多种因素影响，且存在争议。由于FFR测量是通过导丝操作完成的，因此测量操作中潜在的问题可能会带来错误的结果，这可能会导致临床或手术策略的改变。因此，在日常实践中，FFR测量应尽可能标准化以避免这些潜在的问题[1]。为了在手术中获得可重复稳定性和可靠的FFR数据，操作人员应该了解每个问题及其机制，从而容易避免这些问题。

在本章中，我们将概述操作人员在FFR测量过程中应该了解的实际问题及纠正这些问题的方法。

23.1 FFR测量的基本设置

进行FFR测量的特定设置之前，应完成几个基本设置如生命体征监测、功能良好的静脉通路（注射药物）等。因为FFR测量是一种侵入性诊断手术，因此，这些设置不仅仅用于FFR，所有避免侵入性手术相关并发症的准备工作都应该做到随时可以立即启用。

在大多数导管室中，压力传感器通常设置为默认设置。然而，压力传感器的高度会在某种情况下影响FFR值。导引导管进入压力导丝之前，必须将大气压输入到2个压力传感器，因此它可以将大气压作为参考值计算校正压力。为使传感器与大气压力（调零）匹配，所有盐水冲洗后的压力导丝都应保持与无压力的2个传感器在同一水平面上行压力校准。

由于是根据冠状动脉压和主动脉压的一致性测量病变的压力差，所以在FFR测量之前必须准确地完成2个压力的匹配。FFR值是基于通过导引导管测量的主动脉压计算的。压力传感器需固定在与患者心脏高度一致（胸骨下约5 cm）的台面，以防止由于传感器的高度变化而误读主动脉压。如果传感器

的高度与主动脉不在同一水平，冠状动脉口前方的导丝压力将差几个mmHg。如果发生这种情况，可以将固定的传感器高度调整为较主动脉压实际值更高或更低（图23.1）。

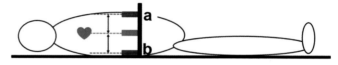

图23.1 压力传感器高度的校正。如果传感器高度高于主动脉水平，则测得的压力低于实际压力（a），反之亦然（b）

压力传感器用于FFR测量时一般定位在狭窄远端，常尽可能位于冠状动脉远端以确定目标冠状动脉的总缺血程度。还建议将传感器放置在狭窄病变远端至少2～3 cm处，以避免由前面狭窄病变引起湍流的影响。

23.2 逆梯度

当压力传感器位于正常冠状动脉远端时，Pd值可能会超过Pa值几个mmHg，这与大气压差有关。在这种情况下，FFR值被显示超过1.00。事实上，这不是真正的错误，而是压力导丝传感器位于冠状动脉远端时其高度低于主动脉高度的表现之一，尤其是在右冠状动脉或回旋支动脉远端部分（图23.2）。通常这种差异非常小，不会混淆对FFR值的解释，也不影响临床解释[2]。

23.3 导引导管问题

任何尺寸的导管都可以被尝试用于测量FFR。然而，由于诊断导管的内层套或小于5 Fr的导引导管的摩擦力高，通常不推荐在FFR测量中使用这些导管，或至少慎重应用。随着导管的大小增加，冠

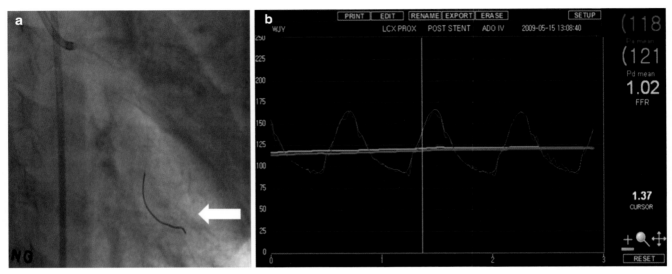

图23.2 逆梯度。压力导丝传感器位于左回旋支动脉（a）的远端，测得的Pd值超过Pa值，血流储备分数超过1（b）。当压力导丝传感器高度（绿线）低于主动脉水平时，可能发生这种逆梯度

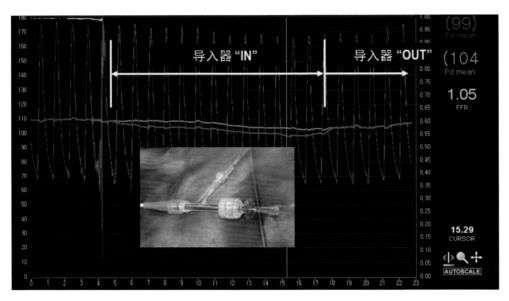

图23.3 Y形连接器中的导入器可以影响压力测量。当导入器位于Y形连接器中时，压力图显示为低。然而，当导入器位于Y形连接器外时，压力图升高

状动脉开口堵塞加重，阻碍冠状动脉血流（图21.2和图21.3）[3]。这种被阻碍的血流可以通过Pa波形的心室化观察到，尤其是在充血时。在这种情况下，FFR值错误地偏高，从而导致低估了冠状动脉狭窄的严重程度。因此，操作者应该注意波形的变化，如心室化或压力衰减。因此，导引导管在充血前脱离冠状动脉开口可能是预防此问题的好方法。

导管中的造影剂可以稍微削弱主动脉波形，特别是在较小的导管中，可以通过用盐水冲洗导管校正。理想情况下，应在主动脉波形上识别压力波中的重搏切迹，以验证有足够的压力追踪。

其他与导管相关的重要问题是使用侧孔导引管。因为通过侧孔导管测量的冠状动脉压可能受到

通过侧孔样假性狭窄的压力干扰的影响，所以通常不建议用其FFR测量。但是，在部分情况下，如伴随的左主干病变，操作者不得不使用侧孔导管。在这种情况下，应该在进行FFR测量和静脉内持续充血之前从冠状动脉口移除导管以获得足够的值。

23.4   测量前压力导丝引导针的移除和均衡化

为了使FFR导丝通过导引导管前进，需要将导引针插入到Y形连接器中，并且一起操作导丝。由于导引针占据的体积、Y形连接器部分打开的原因，导致测量的主动脉压力低。在这种状态下，FFR测量结果将不同于没有导引针的情况下测得的值（图

23.3）。这种改变可以通过充血放大。即使这种差异可忽略不计，但对应于边界区域的FFR值来说，其意义可能会不同。因此，操作者在测量冠状动脉压力之前必须确保导引针被移除。

另一个容易被遗漏的步骤是压力导丝的均衡化。压力传感器位于不透明压力导丝靠近尖端约3 cm处，即不透射线部分与透射线部分之间的连接处。通过将压力传感器放置在导管尖端之前使得冠状动脉口的动脉压与压力传感器之间的压力均衡化。如果导引导管到位后不稳定或冠状动脉口有狭窄，可放置额外的导丝以帮助稳定压力导丝。

23.5 回撤时的压力衰减

在进行FFR测量时，传感器应定位在狭窄远端，通常尽可能远离冠状动脉远端以确定靶血管的总缺血程度。也建议将传感器放置在狭窄病变远端至少2～3 cm处，以避免由近端狭窄病变引起的湍流的影响。

在最大充血时测量FFR后，回撤分析主要用于评估血流动力学明显障碍的病变和排除漂移的可能性。在回撤压力导丝时，导管的头端有可能深插，从而形成衰减压力曲线（图23.4）。在通常的压力回撤曲线中，FFR随Pd增加而增加。然而，在压力衰减情况下，随着丧失重搏切迹或Pa的心室化，由于

Pa降低FFR不能合适地增加。

23.6 压力漂移

FFR系统中的压力传感器易从初始校准状态发生漂移。基准压力信号（压力漂移或信号漂移）的重新设置可通过适当的设备准备（如校准和均衡化）达到最小化。然而，压力导丝在体内存在较长时间后，初始设置可能会被机械和电子干扰而打乱。在充血期间，Pd左心室化、重搏切迹消失（图23.5a，白色空心箭头）。但是，如果发生漂移，Pd的曲线模式与Pa相同（图23.5b，白色实心箭头）。这种情况可出现在压力测量导丝和压力传感器中。压力导丝的漂移可以通过回撤（导丝）测量被轻易地检测到，导管头端的正常FFR值为1.00。尽管不常发生，压力传感器的漂移可以被通过在压力传感器相同位置处的Pa稳定降低和FFR增加识别。因此，测量FFR期间明确这2种可能的漂移原因是必要的[4]。由于压力传感器的机械和电子问题，在测量过程中可能会发生1～2 mmHg的漂移。对获得确切的FFR值来说，这种漂移是可以接受的。但是，如果漂移超过5 mmHg，通常建议重新均衡导管头端的压力导丝并重新测量。尽管这只是轻微的压力变化，但在某些情况（图23.6）下，这种差异可能会改变血运重建的决策。

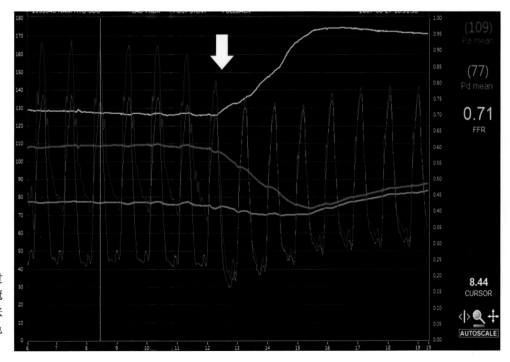

图23.4 在回撤压力导丝的过程中，导引导管头端可能进入冠状动脉口。可以观察到Pa舒张期切迹的消失和心室化（白色箭头）

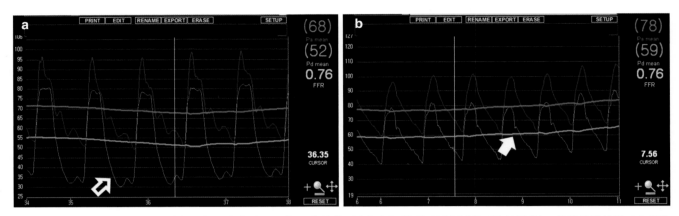

图23.5　贯穿舒张期和心脏收缩期平行压力信号（Pa和Pd信号的形态相似）情况下压力漂移（信号漂移）。足够的信号显示心室化的Pd与重搏切迹的消失（a，白色空心箭头）。与真正的梯度不同，尽管压力差很大（b，白色实心箭头），但仍保留主动脉重搏切迹（Pd压力信号处的白色实心箭头）

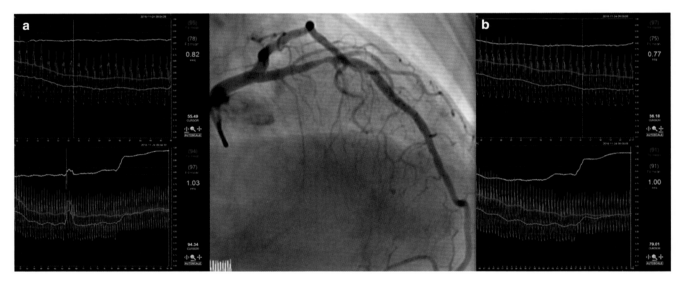

图23.6　重复测量左前降支近端冠状动脉中度狭窄病变的血流储备分数（FFR）（a、b）。初始FFR值为0.82，第2个0.77。如果截断值为0.80，则血运重建的决定可能不同。然而，回撤曲线显示FFR测量中的压力漂移（a中下图）。因此，该中度狭窄病变的正确FFR是0.77

23.7　冠状动脉痉挛和"手风琴"效应

导丝在冠状动脉内操作容易引起不同程度的冠状动脉痉挛，从而影响冠状动脉压力和FFR的测量。为了避免这些假性狭窄效应，在压力导丝推进到目标位置后需在冠状动脉内快速注射200 μg二硝酸异山梨酯。在任何类型的导丝操作后，通常建议在FFR测量前重复注射硝酸甘油。

另一个FFR测量的不可避免的限制是由冠状动脉解剖差异引起的"手风琴"效应（图23.7）。当基线血管造影显示冠状动脉明显扭曲，尤其是伴钙化时，当导丝推进至远端部分后压力下降超过预期时，可考虑通过单纯血管造影检查检测。由于"手风琴"效应是FFR测量的一个基本限制因素，因此改用另

一种评估冠状动脉病变的方法会更好[5]。

23.8　鞭梢伪影

在长或迂曲的冠状动脉中，压力导丝的传感器可被冠状动脉壁撞击，即所谓的鞭梢伪影。压力信号的尖峰电压（图23.8，白色实心箭头）可以通过向后或向前移动导丝被轻松消除（图23.8，白色空心箭头）。

23.9　充血问题

由于这个问题是FFR测量中最重要的问题之一，将在另一章中进行详细讨论。在本章，我们简

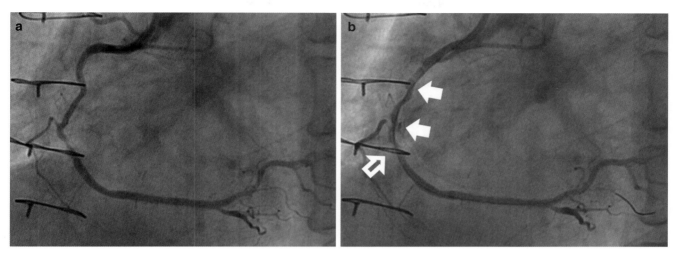

图23.7 （a）血管造影显示右冠状动脉中段病变伴近端无病变的严重成角；（b）导丝通过后在真实病变（白色空心箭头）的近端部分观察到2个假性（人工）狭窄（白色实心箭头）

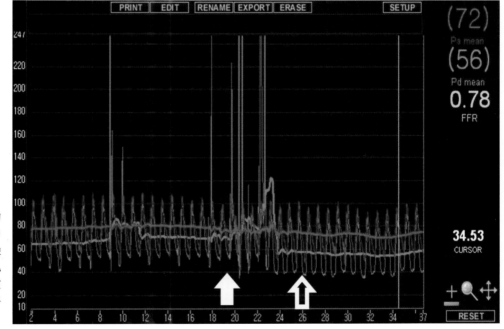

图23.8 鞭梢伪影是由冠状动脉血管壁（白色实心箭头所示）撞击压力传感器引起的人工尖峰。可以通过向后或向前移动几毫米的压力导丝来校正（白色空心箭头所示）。FFR，血流储备分数

短地讨论充血方法的基础知识。常用的充血方法是连续静脉注射腺苷140 μg/（kg·min）。静脉注射腺苷通常需要1 min或2 min才能达到完全充血状态。持续静脉给药的优点是稳定维持最大充血状态和增加腺苷剂量的可行性。由于没有证据表明 > 180 μg/（kg·min）的高剂量静脉注射腺苷在临床上更有用，因此只有当充血波动时才考虑增加超过180 μg/（kg·min）的腺苷剂量[6]。通过观察监测仪上压力的降低和心率的增加可以检测到充血诱发，稳定的平台期表明达到最大充血状态。对于低血压或心率慢的患者，特别是年龄较大的患者应谨慎使用腺苷，因为它可引起低血压和心室传导阻滞。其他充血方法是冠状动脉内快速注射腺苷或尼可地尔和静脉内快速注射瑞加德松。尽管硝普钠和多巴酚丁胺可用于诱发充血，但这些药物存在最大微血管扩张的问题[7]。由于一种方法并不适合所有患者，因此要准备好使用其他充血方法。这种格式化操作简化了FFR测量，并通过提高对FFR的熟悉度最大限度地减少错误。

（王申　姚道阔　译）

参考文献

1. Vranckx P, Cutlip DE, McFadden EP, et al. Coronary pressure-derived fractional flow reserve measurements: recommendations for standardization, recording, and reporting as a core laboratory technique. Proposals for integration in clinical trials. Circ Cardiovasc Interv. 2012; 5: 312−7.

2. Pijls NHJ, De Bruyne B. Coronary pressure. Dordrecht: Kluwer Academic; 2000. p. 119−20.

3. Toth GG, Johnson NP, Jeremias A, Pellicano M, Vranckx P, Fearon WF, Barbato E, Kern MJ, Pijls NH, De Bruyne B. Standardization of fractional flow reserve measurements. J Am Coll Cardiol. 2016; 68(7): 742−53.

4. Spaan J, Piek J, Hoffman J, Siebes M. Physiological basis of clinically used coronary hemodynamic indices. Circulation. 2006; 113: 446−55.

5. Kern MJ, Lerman A, Bech JW, De Bruyne B, Eeckhout E, Fearon WF, Higano ST, Lim MJ, Meuwissen M, Piek JJ, Pijls NH, Siebes M, Spaan JA, American Heart Association Committee on Diagnostic and Interventional Cardiac Catheterization, Council on Clinical Cardiology. Physiological assessment of coronary artery disease in the cardiac catheterization laboratory: a scientific statement from the American Heart Association Committee on Diagnostic and Interventional Cardiac Catheterization, Council on Clinical Cardiology. Circulation. 2006; 114: 1321−41.

6. Adjedj J, Toth GG, Johnson NP, et al. Intracoronary adenosine: dose-response relationship with hyperemia. JACC Cardiovasc Interv. 2015; 8: 1422−30.

7. Jang HJ, Koo BK, Lee HS, et al. Safety and efficacy of a novel hyperaemic agent, intracoronary nicorandil, for invasive physiological assessments in the cardiac catheterization laboratory. Eur Heart J. 2013; 34: 2055−62.

24 评估心外膜动脉狭窄的其他生理指标

Hong-Seok Lim and Hyoung-Mo Yang

虽然侵入性冠状动脉造影（CAG）被认为是评估疑似或已知冠状动脉疾病（CAD）患者的诊断标准，提供了缺血的重要客观证据能够改善患者的症状和结局，但是由于其无法确定冠状动脉狭窄的功能性意义，因此提出了辅助评估[1-3]。冠状动脉内生理学测量的进展能使介入心脏病学专家获得有用信息而决定CAD患者的治疗策略。与单独CAG指导的血运重建相比，冠状动脉生理学指导冠状动脉血运重建的成本效益也有所提高[4-7]。尤其是，通过压力导丝技术测得的血流储备分数（FFR）已被证实为确定各种临床亚组患者和冠状动脉病变的治疗策略提供有用指导，目前的指南推荐在行诊断性CAG后发现导致缺血性病变的客观证据不足时，FFR可被用于检测导致缺血的病变[8-11]。最近，随着越来越多侵入性评估CAD功能性意义的精确方法被广泛应用及测试，人们对冠状动脉生理学的兴趣不断增加。在本章中，除了FFR之外，我们回顾和总结了冠状动脉循环系统心外膜动脉的其他侵入性功能指标的主要特征。

24.1 冠状动脉血流储备

顾名思义，冠状动脉血流储备（CFR）是根据心肌需求评估冠状动脉循环储备血流量的生理指标。这是达到最大充血时冠状动脉血流量除以基线血流量的值（图24.1）。冠状动脉内多普勒导丝可用于测量冠状动脉血流速度，该方法是通过在层流区应用泊肃叶定律设计，该方法反映实际冠状动脉血流的理论基础。

虽然冠状动脉系统的心外膜部分通常没有血流阻力，但随着狭窄程度的增加，心肌血流量也会减少。为了弥补这一点，冠状动脉自身调节的作用是降低微血管阻力以保持对缺血心肌的血供。然而，

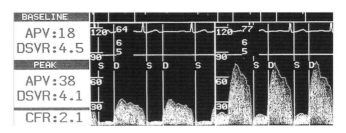

图24.1 测量冠状动脉血流储备的示例。冠状动脉血流储备为充血时平均峰值流速与基线APV的比率。APV，平均峰值速度；CFR，冠状动脉血流储备；DSVR，舒张期收缩期速度比

随着心外膜狭窄的恶化，冠状动脉血流量在达到最大充血时仍不能满足心肌需要，从而导致CFR降低。CFR用于预测冠状动脉狭窄的功能性意义的标准为2.0[12, 13]。

同时，由于CFR不仅受心外膜动脉狭窄的影响，还受微血管功能的影响，因此在解释所得结果时必须综合考虑这2个因素[14]。虽然CFR的优势在于它是一个整体反映心外膜动脉和微血管功能的指标，但CFR的局限性在于它不能特异性（或独立）地评价心外膜动脉或微血管功能[15]。此外，由于CFR受基线血流量影响，如果基线血流量异常增加（即高血压、左心室肥大、介入手术后、心肌梗死急性期），CFR可能会降低。此外，考虑到受左心室前负荷和心率等因素的影响，CFR"正常"截断值不明确，CFR作为评估心外膜狭窄功能意义的特异性指标存在许多局限性[14, 16]。因此，它不能用于功能性地评估心外膜狭窄的程度，而是主要用于评估梗死相关动脉的微血管功能或预测心肌活性和（或）成功血运重建后消除心外膜动脉狭窄的临床预后[17, 18]。最近一项研究评估了FFR>0.8的患者的CFR和微循环阻力指数（IMR）的预后价值，即使对于FFR阴性的患者，CFR和IMR均仍能独立显示出风险分层的改进。此外，低CFR、高IMR的患者预后最差[19]。

为了克服上述CFR的局限性，设计了相对CFR（rCFR）。rCFR是一种使用正常冠状动脉与被测靶血管CFR的比值评估狭窄严重程度的方法。虽然rCFR较CFR能更好地反映冠状动脉狭窄的功能意义，但是需要测量2支血管，不能用于多支血管疾病，因此更为复杂[20, 21]。其他局限性包括参考血管可能并非真正正常的，以及2个血管的微血管状态可能不同。因此，为评估心外膜狭窄的功能性意义，使用更多特异性指数可能更好。

24.2 充血性狭窄阻力

Spaan和Piek提出了充血性狭窄阻力（HSR），作为评估心外膜动脉狭窄导致冠状动脉血流阻力的指标。通过计算狭窄时压力梯度除以最大充血时冠状动脉血流速度的比值。正如Meuwissen等[22]证明，相对CFR或FFR，HSR可以更好地预测由冠状动脉狭窄引起的可逆性灌注缺损，因此可以期望在理论上提供评估给定狭窄功能意义的最准确信息，因为它同时考虑了狭窄的心外膜动脉压力梯度和血流。HSR的测量需要使用压力传感器导丝和多普勒超声导丝，在靶血管狭窄的远端进行冠状动脉内压力和流速的测量。为了克服实践应用中遇到的困难和昂贵费用，已经开发出具有双压力传感器的单导丝（ComboWire®，美国加利福尼亚州圣迭戈火山公司），并且在临床上已被用于整合测量方法中。它的测量精度已经被证明比使用2个独立的单传感器多普勒导丝和压力导丝更高[23]。图24.2展示了一个HSR

测量的例子。高HSR值表明不良的临床结果[24]；然而，需要进一步的研究确定一个简单的截断值及临床实用性。

24.3 静息状态下指标

尽管在冠状动脉介入治疗早期就开始对静息状态下的冠状动脉狭窄进行功能评估[25]，但由于设备体积庞大、精确度低，至今尚未用于临床实践。同时，需要通过使用药物增加狭窄血管的血流量从而诱发最大充血以区分狭窄。然而，人们一直关注外源性充血诱导的局限性，并努力开发可靠的静息生理指标[26-28]。通过减少手术时间和成本、避免不良反应或患者因充血药物引起的不适，以及能够持续在线测量，非充血状态下静息指数有助于评估心外膜动脉狭窄的功能程度。

24.3.1 瞬时无波形比值

瞬时无波形比值（iFR）是在心室舒张期，当微循环阻力"自然"恒定与心动周期的其余部分相比达到最小化时，静息状态下的远端冠状动脉压与主动脉压的比值[29]。它通过计算舒张期无波动期间的平均远端冠状动脉压（Pd）除以平均主动脉压（Pa）得到，该期间从舒张期的25%延伸至舒张期结束前5 ms。这个概念是以给定的任何狭窄的冠状动脉狭窄处保持静息血流，以Pd为代价（即使在静息状态时也会下降），微血管系统对狭窄的心外

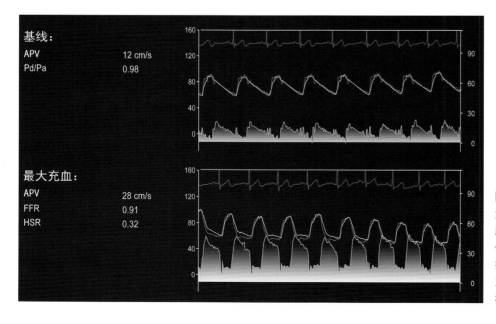

图24.2 充血性狭窄阻力指数的测量。充血性狭窄阻力是最大充血期间跨狭窄压力梯度与平均峰值速度的比值。APV，平均峰值速度；FFR，血流储备分数；HSR，充血性狭窄阻力；Pa，主动脉压；Pd，远端冠状动脉压。获得Elsevier版权许可

基线：
APV	12 cm/s
Pd/Pa	0.98

最大充血：
APV	28 cm/s
FFR	0.91
HSR	0.32

膜动脉补偿性血管舒张的情况下为基础。在无波形期间，电阻波静止并持续最小化时（图24.3）[30]，压力和流速呈线性相关，而狭窄处的压力比可反映自身产生的血流限制。无需药物诱发充血是iFR最显著的实用优势，从而促进了侵入性冠状动脉生理学的应用。iFR经严格验证与FFR密切相关，并被提议作为FFR的良好替代品。通过比较常规临床人群中的iFR和FFR，ADVISE注册试验发现分类匹配度达80%，这与DEFER试验中重复测量的FFR（85%匹配）相似[31]。在CLARIFY研究中，iFR和FFR与HSR相比，在匹配缺血分类上有相同的诊断效率（均为92%，两种测试方法之间没有显著差异）[32]。为了更清楚地验证其临床应用，现在正在开展的几项临床试验目的是研究基于iFR测量（iFR SWEDEHEART NCT02166736、DEFINE-FLAIR NCT02053038、SYNTAX-2 NCT02015832、J-DEFINE NCT02002910）的各种临床策略的价值。在等待临床结果数据的同时，组合的iFR-FFR策略可应用于日常临床实践[33]。该策略旨在与已有数据支持的FFR达成高度的诊断一致性，同时减少诱导最大充血的需求。在所有患者中测量iFR后，如果该值在一个狭窄的范围内，则给予如腺苷等充血剂测量FFR。根据所寻求的分类匹配：如果iFR值为0.86～0.93，需要腺苷检测以达到95%的匹配。60%～70%的患者不需要给予腺苷即可明确分类[33, 34]。这种杂交方法被应用在SYNTAX-2中。此外，DEFINE-FLAIR和iFR-SWEDEHEART正在进行中，以评估单一阈值意义的有效性和安全性，iFR为0.90是在RESOLVE研究中针对FFR截断值0.80确定的[35]。

24.3.2　静息状态的Pd/Pa

最近的热门研究是关于在非充血状态下测量压力对评估冠状动脉狭窄的严重程度是否有用。静息Pd/Pa是另一个非充血状态下指数，即在基线时整个心动周期内远端冠状动脉压与主动脉压的比值。它的计算方法与iFR相似，只是其测量的是包括收缩期和舒张期在内的整个心动周期平均时长的压力。静息状态Pd/Pa的最大实际优势在于，它比FFR等指标行充血测量前始终可用。目前研究指出Pd/Pa≈0.90的截断值可提供最佳的分类匹配，约80%，临床采用的FFR截断值为0.8[33, 35-37]。静息状态的Pd/Pa与FFR的联合应用似乎提供了一个更全面的冠状动脉狭窄的生理学评估和更紧密的基于压力的心肌血流储备评估[38]。iFR预测FFR值的准确度与单纯的基准Pd/Pa比值[39]相同；然而，韩国最近一项比较静息状态指数的研究表明，与FFR相比，iFR和全周期静息状态的Pd/Pa具有优异的诊断准确性，iFR比静息状态的Pd/Pa显示出更大的判别能力[40]，这与ADVISE注册试验的结果相似[31]。

24.4　小结

虽然FFR是评估心外膜动脉狭窄引起心肌缺血的最有力的证据指标，并且现在被认为是功能性评估CAD的参考侵入性方法，但应用其他生理性指标指导患者的诊断和治疗仍有余地（表24.1）。随着导管室技术的快速发展，非充血状态下的指标将取代充血性指标越来越多地用于冠状动脉狭窄功能评估，此外，强调结合压力和血流速度深刻了解整个冠状动脉的生理学，并提高生理学评估的准确性。由于缺血性心脏病不能仅由心外膜动脉狭窄解释，因此考虑到整个冠状动脉系统的压力、血流、阻力，从而形成的整合性生理学评估方法联合心外膜动脉的指标如FFR，可能带来更好的临床治疗策略。

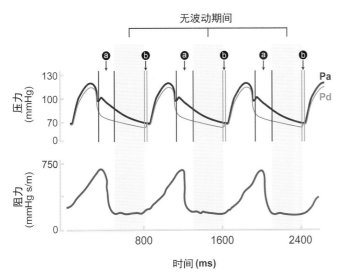

图24.3　用于瞬时无波形比值测量的远端压力迹线和瞬时阻力的图示。瞬时无波形比值是舒张期无波动期间的冠状动脉狭窄远端的压力（Pd）与主动脉压（Pa）的比值，该期间从舒张期的25%（a）延伸到舒张末期前的5 ms（b）的比值。获得Elsevier版权许可

表 24.1　FFR、iFR 和静息 Pd/Pa 的特征

	FFR	iFR	静息 Pd/Pa
冠脉内导丝	压力	压力	压力
充血	是	否	否
测量时间（min）	5 ~ 10	2 ~ 3	1 ~ 2
反应缺血的证据水平	+++	+	+/-
反应临床预后的证据水平	+++	正在评估	-

注：FFR，血流储备分数；iFR，瞬时无波形比值；Pd，冠状狭窄远端的动脉压力；Pa，主动脉压

（王申　姚道阔　译）

参考文献

1. De Bruyne B, McFetridge K, Toth G. Angiography and fractional flow reserve in daily practice: why not (finally) use the right tools for decision-making? Eur Heart J. 2013; 34(18): 1321-2.

2. Meijboom WB, Van Mieghem CA, van Pelt N, Weustink A, Pugliese F, Mollet NR, et al. Comprehensive assessment of coronary artery stenoses: computed tomography coronary angiography versus conventional coronary angiography and correlation with fractional flow reserve in patients with stable angina. J Am Coll Cardiol. 2008; 52(8): 636-43.

3. Patel MR, Rao SV. Ischemia-driven revascularization: demonstrating and delivering a mature procedure in a mature way. Circ Cardiovasc Qual Outcomes. 2013; 6(3): 250-2.

4. Fearon WF, Bornschein B, Tonino PA, Gothe RM, Bruyne BD, Pijls NH, et al. Economic evaluation of fractional flow reserve-guided percutaneous coronary intervention in patients with multivessel disease. Circulation. 2010; 122(24): 2545-50.

5. Kim YH, Park SJ. Ischemia-guided percutaneous coronary intervention for patients with stable coronary artery disease. Circ J. 2013; 77(8): 1967-74.

6. Pijls NH, Fearon WF, Tonino PA, Siebert U, Ikeno F, Bornschein B, et al. Fractional flow reserve versus angiography for guiding percutaneous coronary intervention in patients with multivessel coronary artery disease: 2-year follow-up of the FAME (fractional flow reserve versus angiography for multivessel evaluation) study. J Am Coll Cardiol. 2010; 56(3): 177-84.

7. Tonino PA, De Bruyne B, Pijls NH, Siebert U, Ikeno F, van't Veer M, et al. Fractional flow reserve versus angiography for guiding percutaneous coronary intervention. N Engl J Med. 2009; 360(3): 213-24.

8. Nallamothu BK, Tommaso CL, Anderson HV, Anderson JL, Cleveland JC Jr, Dudley RA, et al. ACC/ AHA/SCAI/AMA-Convened PCPI/NCQA 2013 performance measures for adults undergoing percutaneous coronary intervention: a report of the American College of Cardiology/American Heart Association Task Force on Performance Measures, the Society for Cardiovascular Angiography and Interventions, the American Medical Association-Convened Physician Consortium for Performance Improvement, and the National Committee for Quality Assurance. Circulation. 2014; 129(8): 926-49.

9. Patel MR, Dehmer GJ, Hirshfeld JW, Smith PK, Spertus JA. ACCF/SCAI/STS/AATS/AHA/ASNC/HFSA/SCCT 2012 appropriate use criteria for coronary revascularization focused update: a report of the American College of Cardiology Foundation Appropriate Use Criteria Task Force, Society for Cardiovascular Angiography and Interventions, Society of Thoracic Surgeons, American Association for Thoracic Surgery, American Heart Association, American Society of Nuclear Cardiology, and the Society of Cardiovascular Computed Tomography. J Am Coll Cardiol. 2012; 59(9): 857-81.

10. Task Force on Myocardial Revascularization of the European Society of Cardiology, the European Association for Cardio-Thoracic Surgery, European Association for Percutaneous Cardiovascular Interventions, Wijns W, Kolh P, Danchin N, et al. Guidelines on myocardial revascularization. Eur Heart J. 2010; 31(20): 2501-55.

11. Task Force M, Montalescot G, Sechtem U, Achenbach S, Andreotti F, Arden C, et al. 2013 ESC guidelines on the management of stable coronary artery disease: the task force on the management of stable coronary artery disease of the European Society of Cardiology. Eur Heart J. 2013; 34(38): 2949-3003.

12. Doucette JW, Corl PD, Payne HM, Flynn AE, Goto M, Nassi M, et al. Validation of a Doppler guide wire for intravascular measurement of coronary artery flow velocity. Circulation. 1992; 85(5): 1899-911.

13. Joye JD, Schulman DS, Lasorda D, Farah T, Donohue BC, Reichek N. Intracoronary Doppler guide wire versus stress single-photon emission computed tomographic thallium-201 imaging in assessment of intermediate coronary stenoses. J Am Coll Cardiol. 1994; 24(4): 940-7.

14. de Bruyne B, Bartunek J, Sys SU, Pijls NH, Heyndrickx GR, Wijns W. Simultaneous coronary pressure and flow velocity measurements in humans. Feasibility, reproducibility, and hemodynamic dependence of coronary flow velocity reserve, hyperemic flow versus pressure slope index, and fractional flow reserve. Circulation. 1996; 94(8): 1842-9.

15. Kern MJ, Samady H. Current concepts of integrated coronary physiology in the catheterization laboratory. J Am Coll Cardiol. 2010; 55(3): 173-85.

16. Ng MK, Yeung AC, Fearon WF. Invasive assessment of the coronary microcirculation: superior reproducibility and less hemodynamic dependence of index of microcirculatory resistance compared with coronary flow reserve. Circulation. 2006; 113(17): 2054−61.

17. Takahashi T, Hiasa Y, Ohara Y, Miyazaki S, Ogura R, Miyajima H, et al. Usefulness of coronary flow reserve immediately after primary coronary angioplasty for acute myocardial infarction in predicting long-term adverse cardiac events. Am J Cardiol. 2007; 100(5): 806−11.

18. Yoon MH, Tahk SJ, Yang HM, Woo SI, Lim HS, Kang SJ, et al. Comparison of accuracy in the prediction of left ventricular wall motion changes between invasively assessed microvascular integrity indexes and fluorine-18 fluorodeoxyglucose positron emission tomography in patients with ST-elevation myocardial infarction. Am J Cardiol. 2008; 102(2): 129−34.

19. Lee JM, Jung JH, Hwang D, Park J, Fan Y, Na SH, et al. Coronary flow reserve and microcirculatory resistance in patients with intermediate coronary stenosis. J Am Coll Cardiol. 2016; 67(10): 1158−69.

20. Baumgart D, Haude M, Goerge G, Ge J, Vetter S, Dagres N, et al. Improved assessment of coronary stenosis severity using the relative flow velocity reserve. Circulation. 1998; 98(1): 40−6.

21. Chamuleau SA, Meuwissen M, van Eck-Smit BL, Koch KT, de Jong A, de Winter RJ, et al. Fractional flow reserve, absolute and relative coronary blood flow velocity reserve in relation to the results of technetium-99m sestamibi single-photon emission computed tomography in patients with two-vessel coronary artery disease. J Am Coll Cardiol. 2001; 37(5): 1316−22.

22. Meuwissen M, Siebes M, Chamuleau SA, van Eck-Smit BL, Koch KT, de Winter RJ, et al. Hyperemic stenosis resistance index for evaluation of functional coronary lesion severity. Circulation. 2002; 106(4): 441−6.

23. Verberne HJ, Meuwissen M, Chamuleau SA, Verhoeff BJ, van Eck-Smit BL, Spaan JA, et al. Effect of simultaneous intracoronary guidewires on the predictive accuracy of functional parameters of coronary lesion severity. Am J Physiol Heart Circ Physiol. 2007; 292(5): H2349−55.

24. Meuwissen M, Chamuleau SA, Siebes M, de Winter RJ, Koch KT, Dijksman LM, et al. The prognostic value of combined intracoronary pressure and blood flow velocity measurements after deferral of percutaneous coronary intervention. Catheter Cardiovasc Interv. 2008; 71(3): 291−7.

25. Gruntzig AR, Senning A, Siegenthaler WE. Nonoperative dilatation of coronary-artery stenosis: percutaneous transluminal coronary angioplasty. N Engl J Med. 1979; 301(2): 61−8.

26. Echavarria-Pinto M, Gonzalo N, Ibanez B, Petraco R, Jimenez-Quevedo P, Sen S, et al. Low coronary microcirculatory resistance associated with profound hypotension during intravenous adenosine infusion: implications for the functional assessment of coronary stenoses. Circ Cardiovasc Interv. 2014; 7(1): 35−42.

27. Jeremias A, Filardo SD, Whitbourn RJ, Kernoff RS, Yeung AC, Fitzgerald PJ, et al. Effects of intravenous and intracoronary adenosine 5′-triphosphate as compared with adenosine on coronary flow and pressure dynamics. Circulation. 2000; 101(3): 318−23.

28. Jeremias A, Whitbourn RJ, Filardo SD, Fitzgerald PJ, Cohen DJ, Tuzcu EM, et al. Adequacy of intracoronary versus intravenous adenosine-induced maximal coronary hyperemia for fractional flow reserve measurements. Am Heart J. 2000; 140(4): 651−7.

29. Sen S, Escaned J, Malik IS, Mikhail GW, Foale RA, Mila R, et al. Development and validation of a new adenosine-independent index of stenosis severity from coronary wave-intensity analysis: results of the ADVISE (adenosine vasodilator independent stenosis evaluation) study. J Am Coll Cardiol. 2012; 59(15): 1392−402.

30. Wilson RF, White CW. Measurement of maximal coronary flow reserve: a technique for assessing the physiologic significance of coronary arterial lesions in humans. Herz. 1987; 12(3): 163−76.

31. Petraco R, Escaned J, Sen S, Nijjer S, Asrress KN, Echavarria-Pinto M, et al. Classification performance of instantaneous wave-free ratio (iFR) and fractional flow reserve in a clinical population of intermediate coronary stenoses: results of the ADVISE registry. EuroIntervention. 2013; 9(1): 91−101.

32. Sen S, Asrress KN, Nijjer S, Petraco R, Malik IS, Foale RA, et al. Diagnostic classification of the instantaneous wave-free ratio is equivalent to fractional flow reserve and is not improved with adenosine administration. Results of CLARIFY (classification accuracy of pressure-only ratios against indices using flow study). J Am Coll Cardiol. 2013; 61(13): 1409−20.

33. Petraco R, Park JJ, Sen S, Nijjer SS, Malik IS, Echavarria-Pinto M, et al. Hybrid iFR-FFR decision-making strategy: implications for enhancing universal adoption of physiology-guided coronary revascularisation. EuroIntervention. 2013; 8(10): 1157−65.

34. Escaned J, Echavarria-Pinto M, Garcia-Garcia HM, van de Hoef TP, de Vries T, Kaul P, et al. Prospective assessment of the diagnostic accuracy of instantaneous wave-free ratio to assess coronary stenosis relevance: results of ADVISE II international, multicenter study (adenosine vasodilator independent stenosis evaluation II). JACC Cardiovasc Interv. 2015; 8(6): 824−33.

35. Jeremias A, Maehara A, Genereux P, Asrress KN, Berry C, De Bruyne B, et al. Multicenter core laboratory comparison of the instantaneous wave-free ratio and resting Pd/Pa with fractional flow reserve: the RESOLVE study. J Am Coll Cardiol. 2014; 63(13): 1253−61.

36. Echavarria-Pinto M, van de Hoef TP, Garcia-Garcia HM, de Vries T, Serruys PW, Samady H, et al. Diagnostic accuracy of baseline distal-to-aortic pressure ratio to assess coronary stenosis severity: a post-hoc analysis of the ADVISE II study. JACC Cardiovasc Interv. 2015; 8(6): 834−6.

37. Kim JS, Lee HD, Suh YK, Kim JH, Chun KJ, Park YH, et al. Prediction of fractional flow reserve without hyperemic induction based on resting baseline Pd/Pa. Korean Circ J. 2013; 43(5): 309−15.

38. Echavarria-Pinto M, van de Hoef TP, van Lavieren MA, Nijjer S, Ibanez B, Pocock S, et al. Combining baseline distal-to-aortic pressure ratio and fractional flow reserve in the assessment of coronary stenosis severity. JACC Cardiovasc Interv. 2015; 8(13): 1681−91.

39. Plein S, Motwani M. Fractional flow reserve as the reference standard for myocardial perfusion studies: fool's gold? Eur Heart J Cardiovasc Imaging. 2013; 14(12): 1211−3.

40. Park JJ, Petraco R, Nam CW, Doh JH, Davies J, Escaned J, et al. Clinical validation of the resting pressure parameters in the assessment of functionally significant coronary stenosis; results of an independent, blinded comparison with fractional flow reserve. Int J Cardiol. 2013; 168(4): 4070−5.

25 解剖学和生理学指标的比较

Eun-Seok Shin

冠状动脉疾病（CAD）患者的临床结局取决于可逆性心肌缺血的程度，缓解这种缺血可减少症状并改善预后（图25.1）[1,2]。冠状动脉狭窄的血管造影严重程度历来被用来决定治疗血运重建或药物治疗CAD的主要指导者，但其无法确定导致心肌缺血的那些病变，特别是那些中等直径狭窄的病变，这是CAG的主要限制[3]。为了解决这一问题，一直以来人们对基于导丝的方法评估冠状动脉生理学有着长期的兴趣。本综述的目的是比较用于诊断导致心肌缺血病变的解剖学和生理学指标。

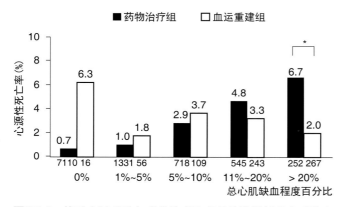

图25.1 接受血运重建与药物治疗患者的随访期间观察到的心脏死亡率作为导致缺血数量的函数。作为导致缺血的函数，心脏死亡频率增加，$P = 0.0001$

应用血运重建和积极药物评估的临床结果（COURAGE）试验表明，在患有稳定CAD的患者中，基于血管造影狭窄严重程度的首选经皮冠状动脉介入（PCI）治疗相比最佳药物治疗（OMT）并没有减少冠心病不良事件[4]。随机试验研究显示，与仅根据血管造影严重程度进行PCI[5]或初始药物治疗策略[6]相比，FFR指导的血运重建能获得更好的结果。与基于解剖学的血运重建相比，基于生理学的血运重建甚至可以减少不良事件（图25.2）[7]。然而，这些结论的有效性受到质疑，因为主要复合终点事件的显著降低是由于紧急血运重建的减少所致，被认为是介入偏倚，然而未观察到心肌梗死或死亡的差异。

此外，越来越明确的是，动脉粥样硬化疾病不良事件的基础不仅仅是单独的狭窄病变，而是斑块的形态及斑块成分原因的问题。高风险斑块是正性重塑，并含有大量富含脂质的由薄的和炎性的纤维帽覆盖坏死核心。

25.1 解剖性与生理性狭窄严重程度的对比

在过去的40年中，评估狭窄严重程度的解剖学和生理学测量指标并驾齐驱。狭窄严重程度及其压力或血流效应已被整合成流体动力学方程并在实验模型中得到验证。根据动物狭窄模型，70%直径缩小的概念确定了一种可降低冠状动脉血流量的"严重狭窄"[8]，至今仍然是血运重建的解剖截断值。然而，狭窄百分比的局限性已得到确认，尤其是在弥漫性疾病、多发性狭窄、异质性重塑和内皮功能障碍，文献记载这些疾病对冠状动脉血流量和压力都有复杂的累积影响，而不是由单一直径缩小所致[9]。多年来的介入证据证明，单纯应用管腔直径狭窄百分比指导处理靶病变严重程度并不充分。

25.2 冠状动脉解剖和预后

诸如直径狭窄和位置、冠状动脉斑块体积及疾病的总体程度的解剖学测量方法，大体上涵盖了评估导致个体心血管风险的方法。除了传统危险因素和左心室射血分数外，狭窄≥50%的血管是结局最有力的预测指标[10]（图25.3a）。因为动脉粥样硬化是大多数心肌梗死、猝死和脑卒中的基础，甚至通

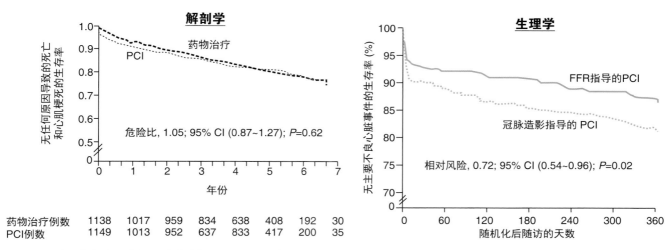

图25.2 基于解剖学的血运重建试验如COURAGE（左图）未能提高生存率。相比之下，FAME（右图）等基于生理学的血运重建试验证明了生存优势

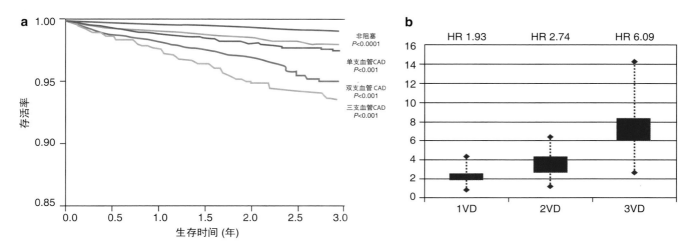

图25.3 （a）冠状动脉计算机断层扫描（CCTA）评估冠状动脉疾病的存在、程度和严重程度得到的未经调整的全因3年Kaplan–Meier生存曲线；（b）根据CCTA上任何非阻塞性冠状动脉粥样硬化的血管数量得到的全因死亡率的危险比（*HR*）分层。在这项研究中，2 583例接受CCTA并且狭窄<50%的患者均随访了3.1年。从非阻塞性单支病变（1VD）到非阻塞性2VD再到非阻塞性3VD，*HR*显著增加

常识别的非阻塞性病变（<50%直径狭窄），与冠状动脉计算机断层扫描（CCTA）显示无动脉粥样硬化的良好预后相比，预示着额外的风险[11]（图25.3b）。

25.3 冠状动脉解剖与血运重建的决策

鉴于冠状动脉解剖在确定未来事件方面的强大预测能力，对稳定型CAD患者的治疗，一个简单又直接的方法就是对所有无禁忌证的患者都进行选择性PCI或冠状动脉搭桥手术（CABG）。然而，COURAGE试验表明最初的OMT方法与PCI联合OMT在预防死亡或心肌梗死（MI）方面同样有效，并且约2/3稳定型CAD患者可安全推迟血运重

建。目前没有随机试验数据支持冠状动脉解剖方法在稳定型CAD中独立决定治疗策略的概念。最近由NHLBI赞助的缺血性心力衰竭手术治疗（STICH）10年生存期的试验报道，与OMT相比，患有缺血性心肌病的患者接受CABG治疗提高了存活率[12]。

总体而言，冠状动脉解剖可提供超越传统危险因素和风险评估得分的预后效用。然而，在大多数情况下，单纯解剖学依据在提高存活率和免于心肌梗死为主要目标时并不能帮助指导血运重建决策。

25.4 冠状动脉生理和预后

大量的负荷成像研究已经证实了缺血的严重程

度和范围与随后的心脏事件风险的梯度关系[13]。因此，在已发表的稳定型CAD试验中，纳入较低缺血水平的患者可以解释为什么血运重建不能改善预后。在COURAGE核心亚研究中，左心室缺血的平均数量仅为8.2%（通常认为10%为中度缺血）。在Cedars-Sinai注册中心的几篇报道中，与接受冠状动脉血运重建手术患者的死亡率明显减少相比，约10%或更多（即中度至重度）缺血心肌的患者在接受药物治疗时的死亡率几乎翻了一番[2,14]。

25.5　冠状动脉生理学与血运重建的决策

迄今为止，仍缺乏表明血运重建改善稳定型CAD患者的预后和非侵入性方法检测缺血的决定性数据。尽管犬冠状动脉的进行性狭窄导致了冠状动脉血流储备的可预测性下降，但在临床研究中，解剖学检查方法［包括血管内超声（IVUS）和光学相干断层扫描（OCT）］与生理学之间的关系远非完美（图25.4）[15]。

为了克服解剖成像的根本限制，带有传感器的导引导丝已被开发用于冠状动脉内压力和血流的测量。狭窄的生理影响特征可能是其对狭窄后压力（和流量）传递。狭窄后压力是独特形态学特征的狭窄血流和阻力的函数，其包括最小管腔面积（MLA）、病变长度、狭窄入口和出口构造的配置及正常参考血管部分的形状和大小（图25.5）[16]。

早期研究提示冠状动脉内多普勒血流速度测量可以确定冠状动脉病变的意义[17]。然而，这些方法因为无法获得有效的流速信号，并且在微循环中解释冠状动脉血流储备的地位是未知的，因而这些方法未应用于临床。但是FFR，即在药物诱导的最大充血时获得的狭窄后压力与主动脉压的比值，其与缺血指数的相关性明显高于静息状态下跨狭窄压力梯度。尽管建立完全充血的血液动力学效应需要完整的微循环，但它的推导是基于最大血流的压力，而且排除了微循环阻力，FFR在很大程度上与基础血流量、全身血液动力学或收缩性的变化无关[18]，有血流动力学意义的FFR截断值是通过与缺血性压力测试模式进行比较而建立的，随后在许多临床结果研究中得到验证。与传统的血管造影引导PCI相比，FFR指导PCI治疗的决策已经在许多单中心和多中心介入试验中显示出临床和经济优势。FAME试验中，在降低由于不稳定型心绞痛和MI导致的支架使用率和未来紧急血运重建率方面，FFR指导下的PCI

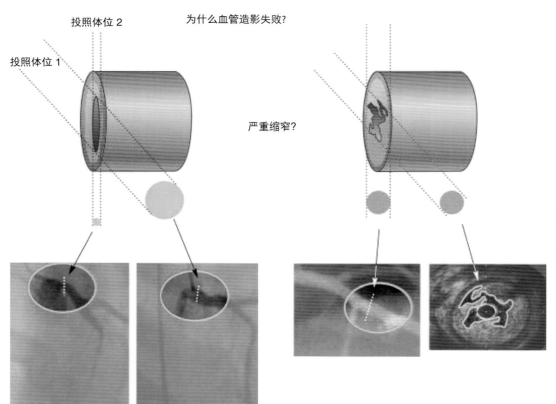

图25.4　为什么血管造影不能预测生理学特征？血管造影照片是三维结构的二维图像。大多数中间病变呈椭圆形，具有2个直径，一个狭窄和一个宽的尺寸。偏心病变的血管造影不能可靠地表明血流充分性。其他病变（右下）可能看起来模糊，但实际上并无狭窄，只是由于斑块破裂导致心绞痛，血管内超声行横断面可证明（右下）

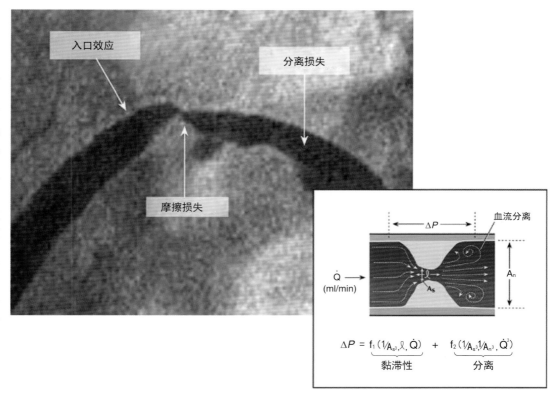

图25.5 产生冠状动脉血流阻力的因素。血管造影二维图像不能解释产生冠状动脉血流阻力和狭窄时压力损失的多种因素。偏心和不规则狭窄（上图）箭头显示，入口效应、摩擦和湍流区域解释了分离能量损失。计算狭窄时的压力损失（ΔP）（右下）包括长度（l）、区域狭窄（As）、参考区域（An）、血流（Q）及黏性摩擦和层流分离（f_1和f_2）的系数作为阻力和压力损失的因素

治疗策略优于血管造影引导下PCI治疗[1]。在FAME 2试验中，与单独使用OMT相比，FFR指导的血运重建导致进展性缺血症状及在2年内需要进行紧急或择期血运重建的发生率较低。值得注意的是，这些试验未设置盲法，死亡或心肌梗死的发生率并未因血运重建而显著降低。尽管如此，所有证据都强烈支持使用FFR指导PCI血运重建的决策。

值得注意的是，虽然血管内成像技术在评估斑块的几何形状和程度方面提供了超过血管造影的价值，但这样的技术仍然没有做到精确的缺血相关性。例如，与血管造影测量的简单直径狭窄相比，IVUS和OCT评估的MLA与FFR的相关性更好[7, 10, 19]。然而，在IVUS或OCT成像与FFR对比的25项研究中，MLA的最佳截断值范围为1.8～4.0 mm²（不包括左主干的最佳截断值为4.8～5.9 mm²），曲线下面积为0.63～0.90（图25.6）[3]。然而，尽管非左主干病变中MLA>4 mm²可预测91%病例的FFR>0.80，但MLA<4 mm²与FFR相关性较差，大多数研究报道中约50%的病例FFR<0.8[20-22]。IVUS截断值也取决于病变部位，而FFR截断值并非如此（图25.7）。位置明显影响IVUS/FFR关系的主要原因是参考血管的大小和狭窄血管对应心肌床的血流量都是计算经血管狭窄压力损失所需的重要变量。因此，IVUS不能

代替FFR作为缺血的有效测量方法。

尽管FFR已成为导管室中评估病变生理学的标准，但其临床应用尚未普及。需要药物充血是一个问题，这会产生额外的时间、成本和患者不适。临床研究比较了瞬时无波形比值和FFR，发现两者在约80%的病例中是一致的[23, 24]。在冠状动脉阻力短暂舒张期中瞬时无波形比值是低且恒定的，流量和压力呈线性相关并用于FFR的推导，瞬时无波形比值可能减少评估病变药物性充血的使用[25]。几项关于瞬时无波形比值与FFR指导PCI治疗的大规模结果试验正在开展。最后，还有许多非狭窄导致缺血的原因，包括弥漫性小血管和微血管疾病、原发性内皮功能障碍与冠状动脉痉挛等。在这方面，冠状动脉血流的有创或无创评估可能与转化压力测量相辅相成[26, 27]。

25.6 斑块形态学

无创和有创成像模式可以区分高危斑块的形态结构、物理特征和化学成分。侵入性IVUS、OCT和近红外光谱学可以检测高风险斑块的不同特征。在PROSPECT研究中，风险最高的斑块是IVUS分类下斑块负荷大（≥70%）、MLA ≤ 4 mm²的薄纤维帽

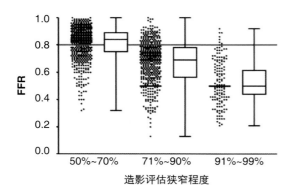

图25.6 冠状动脉狭窄血管造影严重程度与功能严重程度的比较。箱型图显示所有病变直径狭窄为50%～70%、71%～90%、91%～99%的血流储备分数（FFR）。红色水平线对应心肌缺血的FFR截断值（FFR≤0.80对应心肌缺血）

斑块[28]。具有这3个特征的斑块在3.4年随访期内发生事件的可能性为18.2%（风险比为11.1，95%置信区间为4.4～27.8；P<0.001）。PROSPECT研究表明斑块负荷与未治疗病变引发的后续事件之间的关系尤其显著[29]；随着斑块负荷增加，事件发生率呈指数上升，斑块负荷≥70%的病变发生率为9.5%。数千个斑块负荷<40%的没有发生这种事件，并且斑块负荷为40%～60%的病变3年事件发生率<1%。造成未来事件发生的病变平均血管造影直径狭窄达到基线水平仅占32%，但在随访期间迅速进展至平均65%的直径狭窄，并且通常伴血栓。因此PROSPECT研究表明，虽然血管造影显示轻度，但

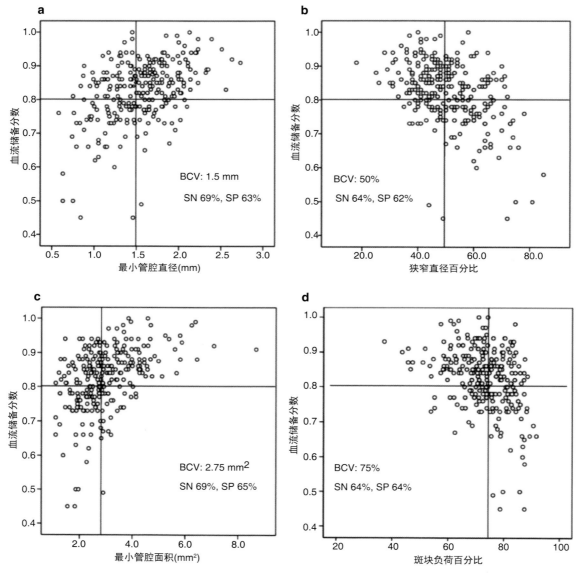

图25.7 FFR与血管造影和血管内超声（IVUS）参数之间的关系。血流储备分数（FFR）与最小管腔直径（a）呈正相关；FFR和狭窄直径百分比（b）、最小管腔面积（c）、斑块负荷百分比（d）呈负相关。预测血管造影狭窄直径百分比功能意义的最佳截断值（BCV）为50%，IVUS最小管腔面积为2.75 mm²

易损斑块实际上是斑块负荷大、富含坏死核心的严重狭窄[30]。

25.7　小结

解剖学和生理学机制都有可能导致稳定型CAD患者的预后恶化。基于生理学的血运重建方法是迄今为止最成功的策略。然而，所有仅依赖于解剖学、生理学或形态学病变表征的策略都与预测未来事件的低阳性预测值有关，这可能导致较高比例的患者采取不必要的血运重建。理想情况下，所有3个特征（解剖学、生理学和斑块形态学）需要结合起来进行最准确的预后和治疗决策。在这方面，重要的是认识到阻塞性、缺血性和病理性高危人群中的每一个病变都是良性和恶性病变的混合物，可以进一步进行风险分层。任何给定的病变都可以是解剖学、生理学和形态学相关的高风险特征的组合，因此仅基于这些特征中的任意一个尝试预测病变的预后是不完整的。

（王申　梁思文　译）

参考文献

1. De Bruyne B, Fearon WF, Pijls NH, et al. Fractional flow reserve-guided PCI for stable coronary artery disease. N Engl J Med. 2014; 371: 1208−17.

2. Hachamovitch R, Hayes SW, Friedman JD, Cohen I, Berman DS. Comparison of the short-term survival benefit associated with revascularization compared with medical therapy in patients with no prior coronary artery disease undergoing stress myocardial perfusion single photon emission computed tomography. Circulation. 2003; 107: 2900−7.

3. Tonino PA, Fearon WF, De Bruyne B, et al. Angiographic versus functional severity of coronary artery stenoses in the FAME study fractional flow reserve versus angiography in multivessel evaluation. J Am Coll Cardiol. 2010; 55: 2816−21.

4. Boden WE, O'Rourke RA, Teo KK, et al. Optimal medical therapy with or without PCI for stable coronary disease. N Engl J Med. 2007; 356: 1503−16.

5. Pijls NH, Fearon WF, Tonino PA, et al. Fractional flow reserve versus angiography for guiding percutaneous coronary intervention in patients with multivessel coronary artery disease: 2-year follow-up of the FAME (fractional flow reserve versus angiography for multivessel evaluation) study. J Am Coll Cardiol. 2010; 56: 177−84.

6. De Bruyne B, Pijls NH, Kalesan B, et al. Fractional flow reserve-guided PCI versus medical therapy in stable coronary disease. N Engl J Med. 2012; 367: 991−1001.

7. Johnson NP, Kirkeeide RL, Gould KL. Coronary anatomy to predict physiology: fundamental limits. Circ Cardiovasc Imaging. 2013; 6: 817−32.

8. Gould KL, Lipscomb K, Hamilton GW. Physiologic basis for assessing critical coronary stenosis. Instantaneous flow response and regional distribution during coronary hyperemia as measures of coronary flow reserve. Am J Cardiol. 1974; 33: 87−94.

9. White CW, Wright CB, Doty DB, et al. Does visual interpretation of the coronary arteriogram predict the physiologic importance of a coronary stenosis? N Engl J Med. 1984; 310: 819−24.

10. Kang SJ, Lee JY, Ahn JM, et al. Validation of intravascular ultrasound-derived parameters with fractional flow reserve for assessment of coronary stenosis severity. Circ Cardiovasc Interv. 2011; 4: 65−71.

11. Lin FY, Shaw LJ, Dunning AM, et al. Mortality risk in symptomatic patients with nonobstructive coronary artery disease: a prospective 2-center study of 2583 patients undergoing 64-detector row coronary computed tomographic angiography. J Am Coll Cardiol. 2011; 58: 510−9.

12. Velazquez EJ, Lee KL, Jones RH, et al. Coronary-artery bypass surgery in patients with ischemic cardiomyopathy. N Engl J Med. 2016; 374: 1511−20.

13. Shaw LJ, Berman DS, Picard MH, et al. Comparative definitions for moderate-severe ischemia in stress nuclear, echocardiography, and magnetic resonance imaging. JACC Cardiovasc Imaging. 2014; 7: 593−604.

14. Hachamovitch R, Rozanski A, Shaw LJ, et al. Impact of ischaemia and scar on the therapeutic benefit derived from myocardial revascularization vs medical therapy among patients undergoing stress-rest myocardial perfusion scintigraphy. Eur Heart J. 2011; 32: 1012−24.

15. Park SJ, Kang SJ, Ahn JM, et al. Visual-functional mismatch between coronary angiography and fractional flow reserve. JACC Cardiovasc Interv. 2012; 5: 1029−36.

16. Kern MJ, Samady H. Current concepts of integrated coronary physiology in the catheterization laboratory. J Am Coll Cardiol. 2010; 55: 173−85.

17. Kern MJ. Coronary physiology revisited: practical insights from the cardiac catheterization laboratory. Circulation. 2000; 101: 1344−51.

18. de Bruyne B, Bartunek J, Sys SU, Pijls NH, Heyndrickx GR, Wijns W. Simultaneous coronary pressure and flow velocity measurements in humans. Feasibility, reproducibility, and hemodynamic dependence of coronary flow velocity reserve, hyperemic flow versus pressure slope index, and fractional flow reserve. Circulation. 1996; 94: 1842−9.

19. Gonzalo N, Escaned J, Alfonso F, et al. Morphometric assessment of coronary stenosis relevance with optical coherence tomography: a comparison with fractional flow reserve and intravascular ultrasound. J Am Coll Cardiol. 2012; 59: 1080−9.

20. Ahmadi A, Stone GW, Leipsic J, et al. Prognostic determinants of coronary atherosclerosis in stable ischemic heart disease: anatomy, physiology, or morphology? Circ Res. 2016; 119: 317−29.

21. Koo BK, Yang HM, Doh JH, et al. Optimal intravascular ultrasound criteria and their accuracy for defining the functional significance of intermediate coronary stenoses of different locations. JACC Cardiovasc Interv. 2011; 4: 803−11.

22. Waksman R, Legutko J, Singh J, et al. FIRST: fractional flow reserve and intravascular ultrasound relationship study. J Am Coll Cardiol. 2013; 61: 917−23.

23. Jeremias A, Maehara A, Genereux P, et al. Multicenter core laboratory comparison of the instantaneous wave-free ratio and resting Pd/Pa with fractional flow reserve: the RESOLVE study. J Am Coll Cardiol. 2014; 63: 1253−61.

24. Sen S, Escaned J, Malik IS, et al. Development and validation of a new adenosine-independent index of stenosis severity from coronary wave-intensity analysis: results of the ADVISE (adenosine vasodilator independent stenosis evaluation) study. J Am Coll Cardiol. 2012; 59: 1392−402.

25. Petraco R, Park JJ, Sen S, et al. Hybrid iFR-FFR decision-making strategy: implications for enhancing universal adoption of physiology-guided coronary revascularisation. EuroIntervention. 2013; 8: 1157−65.

26. Johnson NP, Gould KL, Di Carli MF, Taqueti VR. Invasive FFR and noninvasive CFR in the evaluation of ischemia: what is the future? J Am Coll Cardiol. 2016; 67: 2772−88.

27. van de Hoef TP, Siebes M, Spaan JA, Piek JJ. Fundamentals in clinical coronary physiology: why coronary flow is more important than coronary pressure. Eur Heart J. 2015; 36: 3312−9a.

28. Calvert PA, Obaid DR, O'Sullivan M, et al. Association between IVUS findings and adverse outcomes in patients with coronary artery disease: the VIVA (VH-IVUS in vulnerable atherosclerosis) study. JACC Cardiovasc Imaging. 2011; 4: 894−901.

29. Motoyama S, Kondo T, Sarai M, et al. Multislice computed tomographic characteristics of coronary lesions in acute coronary syndromes. J Am Coll Cardiol. 2007; 50: 319−26.

30. Cheng JM, Garcia-Garcia HM, de Boer SP, et al. In vivo detection of high-risk coronary plaques by radiofrequency intravascular ultrasound and cardiovascular outcome: results of the ATHEROREMO-IVUS study. Eur Heart J. 2014; 35: 639−47.

26 临界病变或模糊病变的血流储备分数

Bong-Ki Lee

26.1 临界病变的定义

冠状动脉临界病变定义是指冠状动脉造影显示直径狭窄为40%～70%[1-3]。一项在12只犬进行的动物研究中，Gould等[2]证明冠状动脉直径狭窄在85%以下，静息冠状动脉血流不会改变，而狭窄达85%时最大冠状动脉血流仅下降30%～45%（图26.1）。在一项纳入35例患者研究中，Uren等[3]也显示无论狭窄严重程度（范围为17%～87%），基础血流均保持不变，并且充血期间流量与狭窄程度呈显著负相关。"冠状动脉扩张储备"（定义为充血期间血流量与基线血流量的比值，目前称为冠状动脉血流储备，CFR）从40%的直径狭窄开始下降，当狭窄≥80%时趋近一致（图26.2）。在一项meta分析中，31项研究比较了人体血流储备分数（FFR）与定量冠状动脉造影（QCA）的结果，直径狭窄30%～70%的病变总体一致性为61%，狭窄>70%的一致性为67%，狭窄<30%的一致性为95%[1]。在这个临界狭窄的区域，解剖学狭窄和生理血流相关性很差，因为单独的冠状动脉造影无法评估这种病变[4]。因此，确定中间冠状动脉病变的功能意义通常具有挑战性。

26.2 冠状动脉造影在临界病变中的局限性

Glagov等[5]在一项组织病理学尸体解剖研究中报道了来自人心脏的136条左冠状动脉主干，只有在斑块的横截面积接近总血管横截面积的40%～50%时，通常才检测到动脉狭窄的血管造影证据。外弹性膜（EEM）包围的动脉外壁会相应扩张以适应斑块的生长。这种代偿性扩大过程似乎是有限的，并且当斑块面积超过EEM区域的40%～50%时，斑块开始侵入管腔。此时，血管造影可能显示最小的管

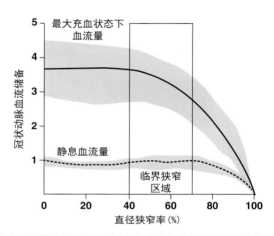

图26.1　连续纳入的12只犬冠状动脉内注射Hypaque后左回旋支的直径狭窄百分比与静息平均血流量（虚线）和充血反应（实线）的关系。血流量表示为在实验开始时控制静息平均值的比率。图中阴影部分由每只犬相关的限值范围绘制（有修改，经Gould KL, Lipscomb K, Hamilton GW许可，Physiologic basis for assessing critical coronary stenosis. Am J Cardiol. 1974; 33: 87–94. 1974 Elsevier版权所有）

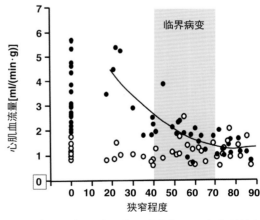

图26.2　以血管直径百分比表示狭窄与心肌血流量的相关性。基线（空心圆）患者血流量与狭窄程度无明显相关性；随着狭窄的增加，充血期的流量（实心圆）显著减少。狭窄百分比为40%～70%（阴影区）时充血与基础血流的比率变化不明显。21只对照组为0%狭窄（经过Uren等许可并已作修改，Relation between myocardial blood flow and the severity of coronary artery stenosis. N Engl J Med. 1994; 330: 1782–1788. 1994年麻省医学会版权所有）

腔狭窄[6]。

类似于三维空间中管子的手电筒投影，血管造影是沿着血管长度的动脉腔的二维X线阴影（图26.3）。因此，偏心的管腔从不同视角产生相互矛盾的血管造影直径狭窄程度，并引发与管腔大小及其与冠状动脉血流的关系的不确定性[7]。由于成角或

迂曲、冠状动脉重叠、短暂的"餐巾环狭窄"、进入扩张区域时的湍流或层流，或与狭窄不垂直的X射线束角度，动脉狭窄可能被错误评估。此外，长而适度的狭窄可能比短的局部严重狭窄具有更多的血流动力学意义（图26.4）。其他伪影包括血管短缩、分支重叠、起源和钙化进一步导致血管造影解释的

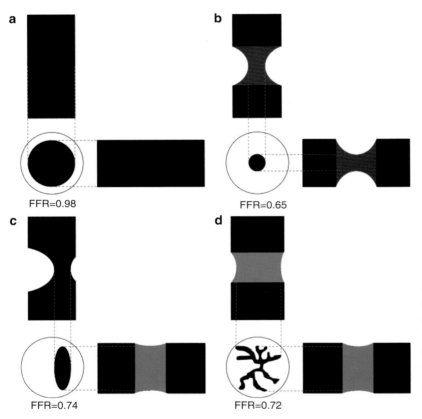

图26.3　各种病变的血管造影形态和血流储备分数（FFR）之间的差异示意图。（a）正常冠状动脉在不同角度下显示相似的宽血管造影直径和正常FFR；（b）同心腔狭窄在不同角度下显示相似的狭窄血管造影直径和FFR降低；（c）非对称狭窄病灶在不同角度下显示不同的直径和FFR降低；（d）不规则病灶显示看似直径正常但不同角度渐变消失及FFR降低（图片由Bong-Ki Lee提供）

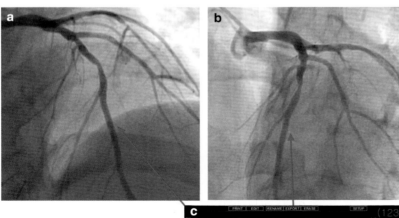

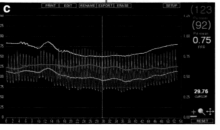

- 61/男，劳力后胸痛2个月
- 糖尿病 (+), 吸烟 (+)
- 弥漫性长的临界病变
  → 低的FFR值 → PCI

图26.4　弥漫性临界病变的示范性病例进行了血流储备分数（FFR）指导的经皮冠状动脉介入（PCI）治疗。后前位+头位（a）和左前斜+头位（b）冠状血管造影显示弥漫性长的临界病变，（c）FFR显著降低。随着动脉长度增加弥漫性长的动脉粥样硬化导致连续性压力下降

不确定性。

通过与理论上没有病变的"正常"参考血管段进行比较判断狭窄程度，而参考血管段通常亦存在由IVUS或组织病理学证实的显著疾病[8]。此外，在评估冠状动脉狭窄时存在显著的观察者自身和观察者之间的变化[9]。

26.3 不同临界病变之间FFR差异的原因是什么？

关于FFR，病变长度、开口角度、出口角度、斑块破裂、血液黏度和相对于灌注区域的绝对血流量等特征对于确定充血的血液动力学反应是重要的（图26.5）[10-13]。这些可能解释了在许多情况下心外膜观察到的管腔狭窄和基于FFR的病变生理学意义之间的差异（图26.6和图26.7）。

26.4 FFR评估临界病变

为了克服血管造影的局限性，FFR技术是评估临界或模糊冠状动脉病变功能重要意义的有用手段。例如在FAME研究中，仅35％的临界冠状动脉狭窄（血管造影术中直径狭窄为50％～70％）的FFR≤0.8[14]。因此，在血管造影诊断的临界病变中，重要的是在进行血运重建之前确定潜在的血流障碍。66项研究的meta分析显示，基于FFR的策略能够通过减少20％的心血管事件、10％的心绞痛症状缓解和接近50％的不必要血运重建改善CAD患者

的预后[15]。

多项研究表明，合并临界病变且FFR≥0.75（或≥0.80）的患者延迟经皮冠状动脉介入（PCI）治疗是安全的[16-21]。在这组患者中心脏事件的发生率极低，甚至低于在裸金属支架时代在延迟治疗组为避免再狭窄而预期进行PCI治疗的比例[16, 22]。与非侵入性技术（如运动心电图、负荷超声心动图和心肌灌注扫描）相比，FFR在预测病变的血流动力学意义方面更为准确[19]。FFR应用仍然是临界狭窄病变且血流动力学意义不明确的最佳适应证[9]。因此，FFR被认为是评价临界狭窄病变的"金标准"。

26.5 FFR对于临界病变的预后价值

对于临界冠状动脉病变患者，即使在多支血管病变中，与血管造影引导的PCI治疗相比，FFR已证明是一种具有更好临床预后的有效方法[17, 1, 20, 22-26]。

26.5.1 DEFER试验

DEFER试验是在裸金属支架时代开展的一项随机临床试验，将计划行PCI治疗的325例患者随机分为3组，报告了2、5和15年的结果[21, 22, 25]。如果FFR>0.75，患者被分配到延迟组（n = 91，接受CAD的药物治疗）或治疗组（n = 90，46％患者接受支架置入治疗）。如果FFR≤0.75，按计划进行PCI，患者分入对照组（n = 144，59％患者置入支架）。主要终点是24个月主要心血管不良事件（MACE），包括死亡、心肌梗死和血运重建。

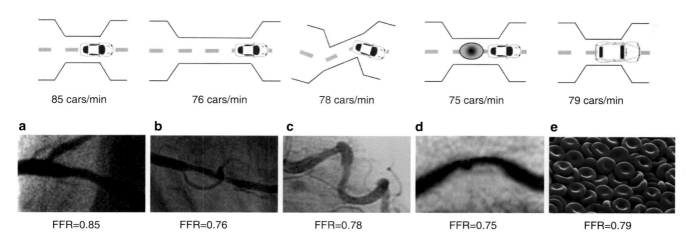

图26.5 不同临界病变导致血流储备分数（FFR）差异的各种特征的示意图。将血流量比作行驶中的车流量。(a) 临界狭窄且没有明显压力下降的简单病变；(b) FFR降低的弥漫性长的临界病变；(c) 显示较急的入口和出射角度呈降低FFR的临界病变；(d) 临界病变、斑块破裂及FFR降低；(e) 血液黏度越高，压力下降越多（Bong-Ki Lee绘制插图）

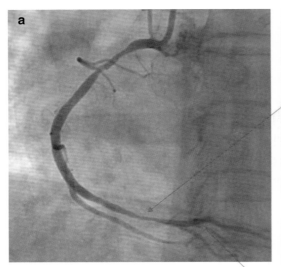

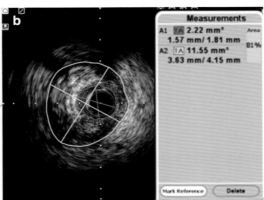

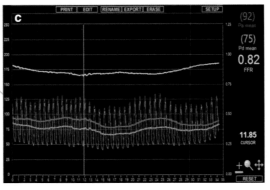

- 61岁，男，劳力型心绞痛1个月
- 高血压（+），糖尿病（+）
- 同时，LAD近段90%管状狭窄→PCI

图26.6 解剖功能不匹配的典型病例。(a) 右冠状动脉（RCA）血管造影显示串联的临界病变；(b) 血管内超声显示小的最小管腔面积（2.22 mm²），但（c）血流储备分数（FFR）为0.82，并且这些病变通过FFR指导延迟介入治疗。该患者中RCA的较小灌注区域可能导致这种解剖学功能的差异。LAD，左前降支；PCI，经皮冠状动脉介入

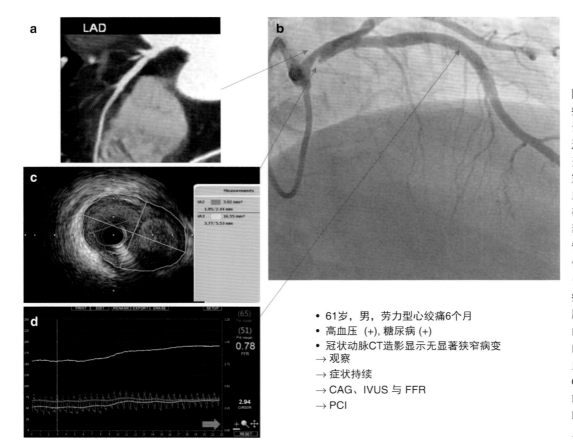

- 61岁，男，劳力型心绞痛6个月
- 高血压（+），糖尿病（+）
- 冠状动脉CT造影显示无显著狭窄病变
  → 观察
  → 症状持续
  → CAG、IVUS与FFR
  → PCI

图26.7 模糊病变的病例。(a) 冠状动脉计算机断层扫描血管造影显示在左前降支开口处破裂的斑块；冠状动脉造影（b）和血管内超声（c）显示破裂的斑块临界直径狭窄（50%）和最小管腔面积3.92 mm²。但（d）血流储备分数（FFR）为0.78，因此该病变通过经皮冠状动脉介入治疗。病变处的复杂几何形状和大的灌注区域可能导致血流扰动和压力下降。CAG，冠状血管造影；IVUS，血管内超声；PCI，经皮冠状动脉介入；LAD，左前降支

在随访24个月时，98％的患者获得了完整随访。延迟组和治疗组的无事件生存率相似（12个月时为92％ vs. 89％，24个月时为89％ vs. 83％；$P = 0.27$），但对照组中的生存率显著低于延迟组（12个月为80％和24个月为78％；$P = 0.03$）[22]。

在随访5年时，97％的患者完成了随访，延迟组和治疗组的无事件生存率没有明显差异（80％ vs. 73％，$P = 0.52$），但对照组显著更差（63％；$P = 0.03$）。延迟组、治疗组和对照组的心源性死亡和急性心肌梗死（MI）的复合发生率分别为3.3％、7.9％和15.7％（延迟组和治疗组比较，$P = 0.21$；对照组和其他2组比较，$P = 0.003$）。FFR正常患者的心源性死亡或MI的5年风险每年小于1％，并且不会因支架置入而降低[25]。与正常非侵入性检测患者的事件发生率相比，通过FFR指导治疗的患者与事件发生率低有关。

在随访15年时，92％的患者获得了完整随访。经过15年的随访，3组的死亡率没有明显差异，延迟组为33.0％、治疗组为31.1％、对照组为36.1％[延迟组与治疗组比较，相对风险比（RR）1.06，95％ CI：0.69 ～ 1.62，$P = 0.79$]。与治疗组相比，延迟组的MI发生率显著降低（2.2％ vs. 10.0％，$P = 0.03$）。在稳定型心绞痛患者中，功能异常不显著的冠状动脉狭窄，如FFR $\geqslant$ 0.75，即使在15年后，单纯药物治疗即显示出良好的预后。行这种血流动力学无显著障碍性狭窄的PCI治疗并不比药物治疗更有益[21]。

26.5.2 FAME试验

FAME试验将1 005例计划进行药物洗脱支架PCI治疗的患者随机分为2组：血管造影引导（血管造影组）和FFR指导组（FFR组）。分配到血管造影组的患者接受了对所有病变的支架置入，而分配到FFR组的患者仅对FFR $\leqslant$ 0.80的病变进行了支架置入术。主要终点是随访1年时的MACE，并在随访1年和5年后报告[20, 26]。

随访1年时，血管造影组的事件发生率为18.3％，FFR组为13.2％（$P = 0.02$）。无心绞痛的患者血管造影组为78％，FFR组为81％（$P = 0.20$）。试验显示，对于使用药物洗脱支架进行PCI治疗的多支冠状动脉疾病患者的FFR常规测量可显著降低MACE[20]。

随访5年时，血管造影组中31％的患者发生MACE，而FFR组中发生28％（$RR = 0.91$，95％ CI：0.75 ～ 1.10，$P = 0.31$）。在血管造影组每例患者置入的支架数量显著多于FFR组（2.7 ± 1.2 vs. 1.9 ± 1.3，$P<0.000\ 1$）。结果证实了FFR指导的PCI治疗在多支血管病变患者中的长期安全性。FFR指导PCI能够显著降低MACE的发生，该获益只在术后2年间得以体现。从第2年到第5年，两组的风险相似。FFR指导组的临床结果是通过置入较少数量的动脉支架和使用较少的资源实现的。这些结果表明，FFR指导的PCI治疗应该是大多数患者的标准治疗[26]。

26.5.3 DEFER-DES试验

DEFER-DES试验将229例计划接受药物洗脱支架PCI治疗的患者随机分为2组，分别为FFR指导和常规DES组。对于FFR指导组（$n = 114$），根据目标血管FFR结果确定治疗策略[FFR<0.75：DES置入（FFR-DES组）；FFR $\geqslant$ 0.75：延迟支架（FFR-Defer组）]。常规DES组在没有测量FFR的情况下进行DES置入（$n = 115$）。主要终点是MACE发生率。在分配到FFR指导的病变中，仅25％病变具有功能学意义（FFR<0.75）。

在2年的随访中，FFR指导组的MACE累积发生率为7.9％，常规DES组为8.8％（$P = 0.80$）。

在5年的随访时，FFR指导组累积MACE发生率为11.6％，常规DES组为14.2％（$P = 0.55$）。在5年的随访期间，两组间MACE发生率无显著差异（危险比为1.25，95％ CI：0.60 ～ 2.60）。在这项研究中，FFR指导为临界冠状动脉狭窄患者提供了一种量身定制的方法，这与血管造影引导的常规DES治疗方案相当，并且在相当一部分患者中避免了不必要的DES支架置入术[24]。

如表26.1所示，FFR指导提供了有用的预后信息，决定如何在导管室的日常实践中治疗临界冠状动脉病变患者（表26.1）。

26.6 目前的指南推荐（表26.2）

美国心脏病学会基金会/美国心脏协会/心脏血管造影和干预学会（ACCF/AHA/SCAI）指南推荐，FFR作为评估血管造影临界冠状动脉病变和指导血运重建决策的合理选择，为ⅡaA级推荐[27]。

欧洲心脏病学会（ESC）指南推荐FFR用于没

表 26.1　随机试验报告了在临界冠状动脉病变中基于 FFR 治疗决策的临床结果

文献	N	FFR 截断值	MACE（%）					p 值（FFR 指导组）	p 值（所有组）	随访时间（月）
			FFR-Medical	FFR-Defer	FFR-PCI	FFR-All	Angio-PCI			
Bech et al.[22]（DEFER）	325	>0.75	NR	11.1	29.2	20.3	17.8	0.27（D vs. P）	0.03	24
Pijls et al.[25]（DEFER 5 年）	325	>0.75	NR	21	39	29.2	27	0.52（D vs. P）	0.03	60
Courtis et al.[23]	107	0.75～0.80	23	NR	5	12.1	NR	0.005（M vs. P）	NR	13
Tonino et al.[20]（FAME）	1 005	≤0.80	NR	NR	13.2	NR	18.3	NR	0.02	12
De Bruyne et al.[17]（FAME 2）	1 220	≤0.80	12.7	3.0	4.3	6.6	NR	<0.001（M vs. P）	NR	12
Van Nunen et al.[26]（FAME 5 年）	1 005	≤0.80	NR	NR	28	NR	31	NR	0.31	60
Park et al.[24]（DEFER-DES）	229	≥0.75	NR	7.1	24.1	11.6	14.2	0.69（F vs. A）	0.05	60

注：FFR，血流储备分数；MACE，主要不良心脏事件；FFR-Medical，FFR 低于截断值的临界病变药物治疗；FFR-Defer，FFR 在截断值以上的临界病变药物治疗；FFR-PCI，在 FFR 低于截断值病变经皮冠状动脉介入（PCI）治疗；FFR-All，FFR 测量的受试者；Angio-PCI，冠状动脉造影指导的 PCI；NR，未报告。D vs. P，FFR-Defer 对比 FFR-PCI；M vs. P，FFR-Medical 对比 FFR-PCI；F vs. A，FFR 指导与血管造影引导

有缺血证据或多支血管病变的冠状动脉病变的功能评估，为 I A 推荐。对于 FFR<0.80 的狭窄病变，建议进行血运重建（ I B 级推荐）。该指南不建议没有相关缺血证据或没有 FFR<0.80 临界狭窄病变的血运重建，为 Ⅲ B 级推荐。

欧洲心脏病学会/欧洲心胸外科学会（ESC/EACTS）在其 2014 年的指南中提出，当无缺血证据时，在相关冠状动脉病变血流动力学稳定的患者中建议使用 FFR，并作为 I A 类推荐。在多支血管病变患者中使用 FFR 指导 PCI 的 Ⅱ A 类建议[29]。

表 26.2　冠状动脉临界病变的 FFR 建议

指南（年）	推荐	COR	LOE	参考文献
ACCF/AHA.SCAI（2011）	FFR 评价 SIHD 患者冠状动脉造影临界病变（直径狭窄 50%～70%）是合理的，有助于指导血运重建	Ⅱa	A	Levine et al.[27]
ESC（2013）	FFR 推荐用于识别无缺血证据患者的血流动力学相关的冠状动脉病变	I	A	Task Force Members et al.[28]
	FFR 指导的多支血管 PCI	Ⅱa	B	
	有心绞痛症状或运动试验阳性，FFR<0.80 狭窄推荐血运重建治疗	I	B	
	造影临界病变，如无相关缺血或无 FFR<0.80，不推荐血运重建治疗	Ⅲ	B	

(续表)

指南（年）	推荐	COR	LOE	参考文献
ESC/EACTS（2014）	FFR 用于识别无缺血症状稳定型冠心病患者血流动力学相关的冠状动脉病变	I	A	Authors/Task Force Members et al.[29]
	FFR 指导的多支血管 PCI	Ⅱa	B	

注：COR，推荐类别；LOE，证据水平；ACCF，美国心脏病学会基金会；AHA，美国心脏协会；SCAI，心血管血管造影和干预学会；FFR，血流储备分数；SIHD，稳定型缺血性心脏病；ESC，欧洲心脏病学会；EACTS，欧洲心胸外科协会；FFR，血流储备分数

（高翔宇　姚道阔　译）

参考文献

1. Christou MA, Siontis GC, Katritsis DG, Ioannidis JP. Meta-analysis of fractional flow reserve versus quantitative coronary angiography and noninvasive imaging for evaluation of myocardial ischemia. Am J Cardiol. 2007; 99(4): 450−6.

2. Gould KL, Lipscomb K, Hamilton GW. Physiologic basis for assessing critical coronary stenosis. Instantaneous flow response and regional distribution during coronary hyperemia as measures of coronary flow reserve. Am J Cardiol. 1974; 33(1): 87−94.

3. Uren NG, Melin JA, De Bruyne B, Wijns W, Baudhuin T, Camici PG. Relation between myocardial blood flow and the severity of coronary-artery stenosis. N Engl J Med. 1994; 330(25): 1782−8.

4. van de Hoef TP, Siebes M, Spaan JA, Piek JJ. Fundamentals in clinical coronary physiology: why coronary flow is more important than coronary pressure. Eur Heart J. 2015; 36(47): 3312−9a.

5. Glagov S, Weisenberg E, Zarins CK, Stankunavicius R, Kolettis GJ. Compensatory enlargement of human atherosclerotic coronary arteries. N Engl J Med. 1987; 316(22): 1371−5.

6. Mintz GS, Popma JJ, Pichard AD, Kent KM, Satler LF, Chuang YC, et al. Limitations of angiography in the assessment of plaque distribution in coronary artery disease: a systematic study of target lesion eccentricity in 1446 lesions. Circulation. 1996; 93(5): 924−31.

7. Meijboom WB, Van Mieghem CA, van Pelt N, Weustink A, Pugliese F, Mollet NR, et al. Comprehensive assessment of coronary artery stenoses: computed tomography coronary angiography versus conventional coronary angiography and correlation with fractional flow reserve in patients with stable angina. J Am Coll Cardiol. 2008; 52(8): 636−43.

8. Mintz GS, Painter JA, Pichard AD, Kent KM, Satler LF, Popma JJ, et al. Atherosclerosis in angiographically "normal" coronary artery reference segments: an intravascular ultrasound study with clinical correlations. J Am Coll Cardiol. 1995; 25(7): 1479−85.

9. Fisher LD, Judkins MP, Lesperance J, Cameron A, Swaye P, Ryan T, et al. Reproducibility of coronary arteriographic reading in the coronary artery surgery study (CASS). Catheter Cardiovasc Diagn. 1982; 8(6): 565−75.

10. Johnson NP, Kirkeeide RL, Gould KL. Coronary anatomy to predict physiology: fundamental limits. Circ Cardiovasc Imaging. 2013; 6(5): 817−32.

11. Kern MJ, Samady H. Current concepts of integrated coronary physiology in the catheterization laboratory. J Am Coll Cardiol. 2010; 55(3): 173−85.

12. Kimball BP, Dafopoulos N, LiPreti V. Comparative evaluation of coronary stenoses using fluid dynamic equations and standard quantitative coronary arteriography. Am J Cardiol. 1989; 64(1): 6−10.

13. Park SJ, Kang SJ, Ahn JM, Shim EB, Kim YT, Yun SC, et al. Visual-functional mismatch between coronary angiography and fractional flow reserve. JACC Cardiovasc Interv. 2012; 5(10): 1029−36.

14. Tonino PA, Fearon WF, De Bruyne B, Oldroyd KG, Leesar MA, Ver Lee PN, et al. Angiographic versus functional severity of coronary artery stenoses in the FAME study fractional flow reserve versus angiography in multivessel evaluation. J Am Coll Cardiol. 2010; 55(25): 2816−21.

15. Johnson NP, Toth GG, Lai D, Zhu H, Acar G, Agostoni P, et al. Prognostic value of fractional flow reserve: linking physiologic severity to clinical outcomes. J Am Coll Cardiol. 2014; 64(16): 1641−54.

16. Bech GJ, De Bruyne B, Bonnier HJ, Bartunek J, Wijns W, Peels K, et al. Long-term follow-up after deferral of percutaneous transluminal coronary angioplasty of intermediate stenosis on the basis of coronary pressure measurement. J Am Coll Cardiol. 1998; 31(4): 841−7.

17. De Bruyne B, Pijls NH, Kalesan B, Barbato E, Tonino PA, Piroth Z, et al. Fractional flow reserve-guided PCI versus medical therapy in stable coronary disease. N Engl J Med. 2012; 367(11): 991−1001.

18. Kern MJ, Donohue TJ, Aguirre FV, Bach RG, Caracciolo EA, Wolford T, et al. Clinical outcome of deferring angioplasty in patients with normal translesional pressure-flow velocity measurements. J Am Coll Cardiol. 1995; 25(1): 178−87.

19. Pijls NH, De Bruyne B, Peels K, Van Der Voort PH, Bonnier HJ, Bartunek JKJJ, et al. Measurement of fractional flow reserve to assess the functional severity of coronary-artery stenoses. N Engl J Med. 1996; 334(26): 1703−8.

20. Tonino PA, De Bruyne B, Pijls NH, Siebert U, Ikeno F, van't Veer M, et al. Fractional flow reserve versus angiography for guiding percutaneous coronary intervention. N Engl J Med. 2009; 360(3): 213−24.

21. Zimmermann FM, Ferrara A, Johnson NP, van Nunen LX, Escaned J, Albertsson P, et al. Deferral vs. performance of percutaneous coronary intervention of functionally non-significant coronary stenosis: 15-year follow-up of the DEFER trial. Eur Heart J. 2015; 36(45): 3182−8.

22. Bech GJ, De Bruyne B, Pijls NH, de Muinck ED, Hoorntje JC, Escaned J, et al. Fractional flow reserve to determine the appropriateness of

angioplasty in moderate coronary stenosis: a randomized trial. Circulation. 2001; 103(24): 2928−34.

23. Courtis J, Rodes-Cabau J, Larose E, Dery JP, Nguyen CM, Proulx G, et al. Comparison of medical treatment and coronary revascularization in patients with moderate coronary lesions and borderline fractional flow reserve measurements. Catheter Cardiovasc Interv. 2008; 71(4): 541−8.

24. Park SH, Jeon KH, Lee JM, Nam CW, Doh JH, Lee BK, et al. Long-term clinical outcomes of fractional flow reserve-guided versus routine drug-eluting stent implantation in patients with intermediate coronary stenosis: five-year clinical outcomes of DEFER-DES trial. Circ Cardiovasc Interv. 2015; 8(12): e002442.

25. Pijls NH, van Schaardenburgh P, Manoharan G, Boersma E, Bech JW, van't Veer M, et al. Percutaneous coronary intervention of functionally nonsignificant stenosis: 5-year follow-up of the DEFER study. J Am Coll Cardiol. 2007; 49(21): 2105−11.

26. van Nunen LX, Zimmermann FM, Tonino PA, Barbato E, Baumbach A, Engstrom T, et al. Fractional flow reserve versus angiography for guidance of PCI in patients with multivessel coronary artery disease (FAME): 5-year follow-up of a randomised controlled trial. Lancet. 2015; 386(10006): 1853−60.

27. Levine GN, Bates ER, Blankenship JC, Bailey SR, Bittl JA, Cercek B, et al. 2011 ACCF/AHA/SCAI guideline for percutaneous coronary intervention. A report of the American College of Cardiology Foundation/American Heart Association Task Force on Practice Guidelines and the Society for Cardiovascular Angiography and Interventions. J Am Coll Cardiol. 2011; 58(24): e44−122.

28. Task Force Members, Montalescot G, Sechtem U, Achenbach S, Andreotti F, Arden C, et al. 2013 ESC guidelines on the management of stable coronary artery disease: the Task Force on the management of stable coronary artery disease of the European Society of Cardiology. Eur Heart J. 2013; 34(38): 2949−3003.

29. Authors/Task Force Members, Windecker S, Kolh P, Alfonso F, Collet JP, Cremer J, et al. 2014 ESC/EACTS guidelines on myocardial revascularization: the Task Force on Myocardial Revascularization of the European Society of Cardiology (ESC) and the European Association for Cardio-Thoracic Surgery (EACTS) Developed with the special contribution of the European Association of Percutaneous Cardiovascular Interventions (EAPCI). Eur Heart J. 2014; 35(37): 2541−619.

27 复杂病变的血流储备分数

Hyun-Jong Lee and Joon-Hyung Doh

27.1 分叉病变

侧支（SB）开口狭窄在预测心肌缺血时在观察者之间有很大的变异性[1]和视觉-功能不匹配的可能性[2, 3]。观察者对SB开口狭窄的严重程度评估的不一致主要是由于SB的成角和图像缩短。之前的研究表明，与主支血管（MV）狭窄不同，解剖学成像如冠状动脉造影和血管内超声（IVUS）无法预测SB动脉狭窄的功能意义（图27.1）[4]。通常，与血流储备分数（FFR）相比，视觉估计多高估SB病变的严重程度。即使在明显狭窄的SB，FFR<0.75 ～ 0.8的比例也非常低（表27.1）。SB的术前FFR测量可以评估是否需要复杂介入操作，例如在真正的分叉病变中的双支架技术。此外，MV

支架治疗后FFR指导的SB治疗决策减少了不必要的SB干预。最近发表的DKCRUSH-Ⅵ研究随机比较了320例FFR指导和血管造影引导的SB治疗真性分叉病变的患者（SB直径≥2.5 mm）[5]。血管造影引导组接受了更多的侧支干预（血管成形术：63.1% vs. 56.3%，P = 0.07；支架置入：38.1% vs. 25.9%，P = 0.01），但1年内主要不良心脏事件没有任何获益（18.1% vs. 18.1%，P = 1.00）（图27.2）。相反，血管造影引导组主支血管远端再狭窄率较高（9.2% vs. 1.7%，P = 0.01）。与MV狭窄不同，SB中低FFR并不意味着狭窄SB对应的心肌存在临床相关的心肌缺血。与MV狭窄相比，伴有心肌缺血的SB狭窄具有较少的心肌负荷和较高侧支血管的形成[6]。因此，有必要在SB直径大于2.0 mm，或血供心肌超过10%的

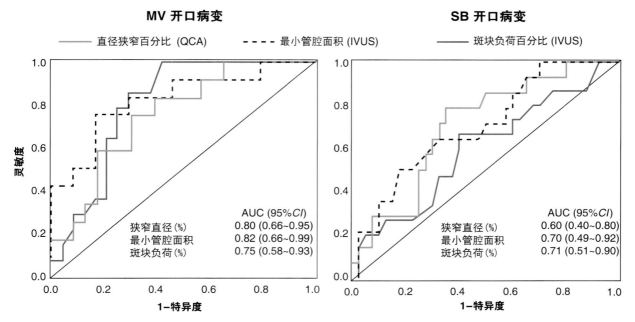

图27.1 受试者工作特征曲线分析评估血管造影或IVUS的诊断准确性以预测对于MV和SB病变的功能学价值。在MV开口病变中，血管造影直径狭窄、IVUS的MLA、斑块负荷百分比的最佳截断值（BCV）分别为53%、3.5 mm² 和70%，它们的曲线下面积（AUC）分别为0.80、0.82和0.75。然而，差异没有统计学意义的BCV具有良好的准确性以预测SB开口病变的功能学意义。Koh et al. JACC Cardiovasc Interv. 2012; 5: 409-415

表 27.1　MV 支架置入后 SB FFR<0.75 ～ 0.8 的发生率

文献	截断值	真正分叉病变的患病率	低 FFR 的发生率
Koo et al. [3]	0.75	69%（n=65）	27%（n=20）
Ahn et al. [2]	0.8	27%（n=61）	17.8%（n=41）
Chen et al. [5]	0.8	100%（n=145）	52%（n=75）

注：MV，主支血管；FFR，血流储备分数；SB，侧支

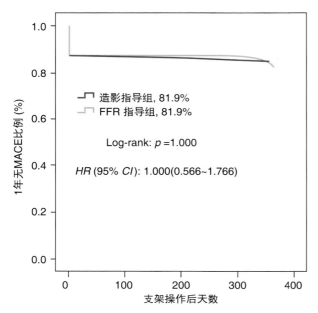

图27.2　DKCRUSH–Ⅵ研究显示真实冠状动脉分叉病变血管造影和FFR指导的临时SB支架置入具有相似的1年临床结果。FFR，血流储备分数；SB，侧支。Chen et al. JACC Cardiovasc Interv. 2015; 8: 536–546

中度至重度狭窄的SB患者中应用FFR指导介入治疗策略。迄今为止，尚没研究证明FFR指导的SB干预与血管造影引导的SB干预相比具有长期临床益处。

27.2　左主干病变

在左冠状动脉主干狭窄导致心肌缺血的患者中，无论是否伴随症状，与单独的药物治疗相比，血运重建治疗具有生存获益[7-9]。因此，对于准确评估左主干（LM）临界病变与非LM临界病变的功能差异的显著性非常关键。冠状动脉造影在评估实际狭窄严重程度方面的准确性有限，并且左冠状动脉主干的病变在观察者之间存在很大的差异[10, 11]。Hamilos等[10]比较FFR值和血管造影2种评估狭窄手段对213例左冠状动脉主干狭窄的差异。在55例（26%）患

者中，2种手段对LMCA狭窄显著、不显著或不确定的评估不一致。在2种策略一致的158例（74%）患者中，根据血管造影评估的48例患者（23%）被错误归类；23例患者估计DS>50%，而FFR>0.80；25例患者估计DS<50%，而FFR<0.80。在血管造影目测估计DS>50%的患者中，对预测FFR<0.80的灵敏度、特异度和诊断准确度分别为46%、79%和69%。49%的病变中存在分歧或错误分类。因此，对于左冠状动脉主干可疑狭窄的患者，仅依靠单独血管造影作出血运重建决策可能不够恰当，并且经常低估狭窄的功能意义（图27.3）。LM病变视觉功能"不匹配"发生率，即即使在冠状动脉造影中管腔狭窄>50%的患者中FFR>0.80的比例也低于非LM病变（35% vs. 57%）。此外，LM病变视觉功能"反向不匹配"的发生率，即即使冠状动脉造影管腔狭窄<50%的患者，FFR<0.80比例也高于非左主干病变（40% vs. 16%）（图27.4）[12]。Kang等报告在112例患有孤立的开口或中段左主干临界病变的患者中，IVUS最小管腔面积（MLA）预测FFR<0.8的截断值为4.5 mm²，诊断准确性良好（灵敏度为77%，特异度为82%，阳性预测值为84%，阴性预测值为75%，曲线下面积为0.83）（图27.5）[13]。目前的指南推荐IVUS对于预测左主干临界病变的心肌缺血是合理的（ⅡA类，证据水平B）[14]。尚不清楚临界左主干病变中FFR截断值0.75或0.8中哪个是决定采取再血管化治疗最佳值。考虑到对LM临界狭窄的安全性，优先使用具有高灵敏度的LM的FFR更高截断值。据报道，FFR阴性LM狭窄的延迟血运重建是安全的[10, 15]。迄今为止，没有前瞻性研究比较该亚组人群中血管造影和FFR指导PCI临床结果的差异。2/3的LM病变患者有左冠状动脉主干以外的多个狭窄病变。因此，在这些情况下，我们应该考虑左前降支或左回旋支病变对LM FFR的影响。最近，Fearon等[16]在LAD、LCX或同时对

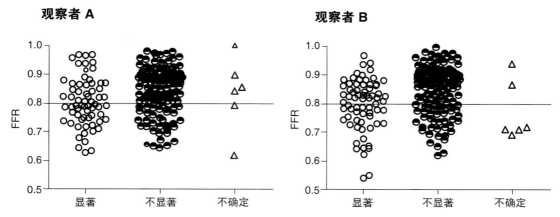

图27.3 血流储备分数（FFR）与两位观察者的肉眼评估结果之间的关系（病变被分类为显著、不显著和不确定）。Hamilos et al. Circulation 2009; 120: 1505−1512

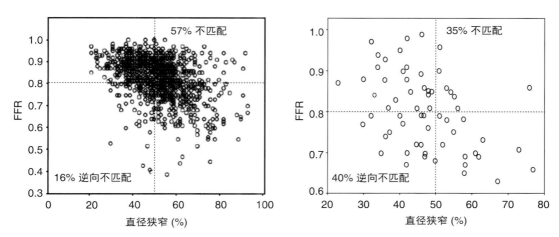

图27.4 1 066例非左冠状动脉主干（LMCA）病变和63例LMCA病变的血管造影直径狭窄与血流储备分数（FFR）的相关性。在非LMCA（$r = -0.395$，$P<0.001$）和LMCA（$r = -0.428$，$P<0.001$）组中血管造影直径狭窄（DS）和FFR之间存在显著但适度的相关性。在57%的非LMCA病变中，血管造影DS>50%，FFR>0.80（不匹配）。相反，在15%的非LMCA病变中，DS ≤ 50%，FFR<0.80（反向不匹配）。在LMCA组中，35%的病变中观察到不匹配，而40%的病变中观察到反向不匹配。与非LMCA组相比，LMCA组显示出显著的低不匹配频率（35% vs. 57%，$P = 0.032$）和更高的反向不匹配频率（40% vs. 16%，$P = 0.001$）。换言之，在中度左主干狭窄病变中，无视觉意义但有功能学意义的狭窄较常见。这一发现与LMCA提供的大心肌区域有关。Park et al. JACC Cardiovasc Interv. 2012; 5: 1029−1036

两者PCI之后使用放气的球囊导管人为模拟左冠状动脉主干临界狭窄以验证下游病变对LM FFR的影响。他们测量下游未患病的血管左冠状动脉主干的真实FFR，同时通过在新置入的支架内给血管成形术球囊充气产生下游狭窄（图27.6）[16]。他们证明LAD或LCX中存在显著的下游病变会增加研究中LM病变本身的真实FFR值。但是，LM FFR$_{真实}$和FFR$_{测量}$之间的差异很小，分别为0.81 ± 0.08和0.83 ± 0.08[11]。这种差异与下游病变的严重程度有关。

27.3 连续性病变

冠状动脉粥样硬化常呈弥漫性；心外膜冠状动

脉的连续性狭窄非常常见。当在一支冠状动脉内存在几处狭窄并且证实引起缺血时，重要的是评估哪个病变或哪个病变缺血更明显具有显著功能性意义。在最大充血状态下回撤并追踪测量FFR有助于识别罪犯血管中的连续临界病变中的罪犯缺血病变。近端和远端狭窄之间的相互影响可以改变狭窄病变特异性的FFR[17]。由于病变之间血液动力学的相互作用，每个狭窄病变的功能意义常被低估。建议首先对回撤压力追踪时出现最大压力跳跃的病变进行治疗，然后对残余临界病变进行重复性FFR测量以指导之后的治疗。Kim等[18]对141例患者的141个血管和298个连续性病变进行了FFR测量。在原发性靶病变支架置入后有182个病灶（61.1%）延迟了

最小管腔面积

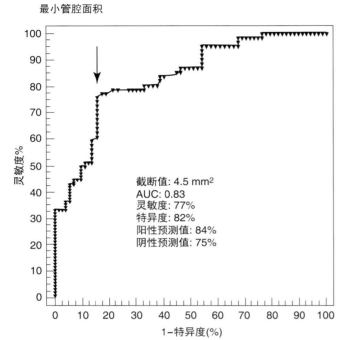

截断值: 4.5 mm²
AUC: 0.83
灵敏度: 77%
特异度: 82%
阳性预测值: 84%
阴性预测值: 75%

图27.5 112例孤立性开口和中段左冠状动脉主干（LMCA）中度狭窄患者中血流储备分数（FFR）≤0.80的血管内超声（IVUS）最小管腔面积（MLA）的截断值和相应的诊断准确性。对于FFR≤0.80，IVUS MLA的最佳截断值为4.5 mm²［灵敏度为77%，特异度为82%，曲线下面积（AUC）为0.83］。与非左主干临界狭窄相比，IVUS测定的MLA具有相对较高的准确度预测左主干中度狭窄的功能意义。Park et al. JACC Cardiovasc Interv. 2014; 7: 868−874

PCI治疗，并且在平均随访的501天仅有一个病变进行了延迟治疗。真实FFR（在排除其他狭窄后每个狭窄远端与近端的压力的比值）低于近端和远端狭窄的FFR测量值（远离每个狭窄的压力的比率），

在原发靶病变置入支架后非原发性靶病变的压力升高。有趣的是，当原发靶病变是远端血管病变时，支架置入后FFR的增加程度大于近端病灶（31.8% vs. 21.7%增量）（图27.7）。即使通过采用数学预测模型，在病变支架置入之前很难预测病变b的真实FFR。因此，必须通过测量FFR和对连续性病变的回撤进行压力追踪，以了解病变特异性缺血并采取正确治疗策略。

27.4　多支病变

既往研究表明在血管造影以外常规测量FFR，与仅通过血管造影引导的PCI相比，可显著改善冠状动脉多支病变患者的长期临床预后[19]。根据FAME研究，狭窄为50%～70%的病变中仅35%具有功能学意义。另一方面，病变狭窄在71%～90%范围内有20%的病变无显著的功能学意义。实际上，与血管造影引导的治疗策略相比，FFR指导的治疗策略可以避免37%的不必要的支架置入。因此，多支血管病变的常规FFR测量可以通过更准确地应用支架和实现功能学上的完全血运重建改善患者预后。SYNTAX评分（SS）是一种经过充分验证的基于冠状动脉造影的解剖学评分系统，它不仅可以量化病变的复杂性，还可以预测多支血管病变CAD患者PCI术后的预后[20]。通过结合FFR评估的缺血病变重新计算的SS，可以减少高危患者的例数并改善多支血管CAD患者

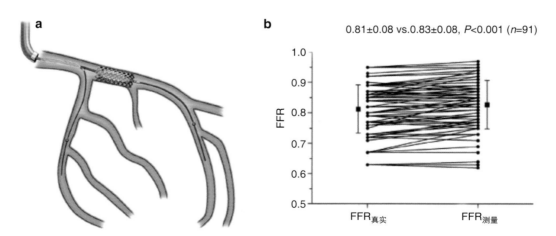

图27.6　（a）左主干中度狭窄是由左冠状动脉主干（LMCA）中的可放气球囊形成。在左前降支（LAD）支架段内的球囊逐渐膨胀以产生各种程度的下游LAD病变，同时记录来自未患病左旋支（LCX）中的压力曲线的LMCA的血流储备分数（FFR，FFR测量）；（b）下游病变对左主干冠状动脉FFR的影响。真实FFR意味着左主干本身病变而没有下游病变的FFR值。FFR测量表示左主干和下游病变的FFR值。在产生下游病变后LMCA的FFR值显著增加但数值较小，绝对平均差异为0.015（FFR真实与FFR测量分别为0.81±0.08与0.83±0.08）。在大多数情况下，下游病变对左主干FFR的影响似乎在临床上无关紧要

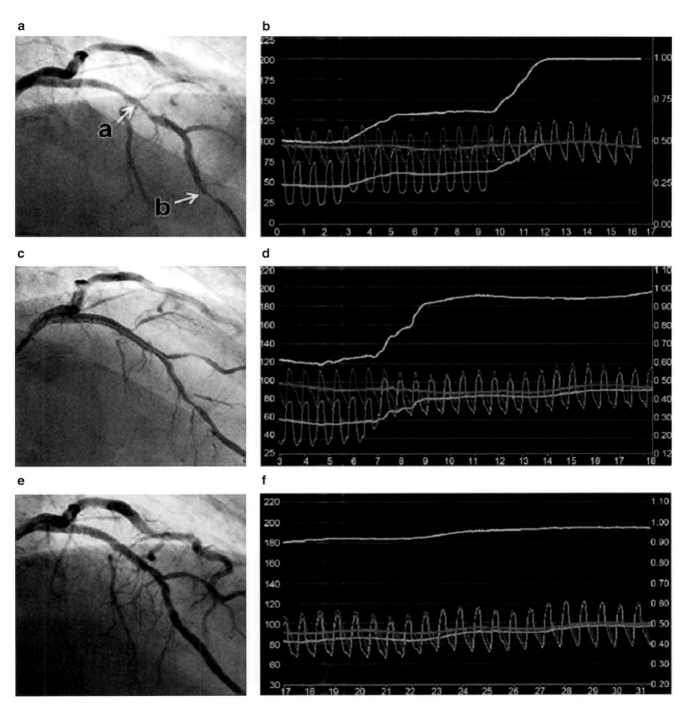

图27.7 在左前降支（a）观察到2个连续性的临界狭窄（箭头a和b）。当FFR为0.48时，进行回撤追踪压力同时监测冠状动脉内压（绿线）、主动脉压（红线）和测量FFR（黄线）。在最大充血状态回撤追踪压力期间观察到2次升高的冠状动脉内压力（b）。病变a和b的FFR测量值分别为0.67（病变的压力比a＝60/90）和0.75（病变的压力比b＝45/60）。由于在病变a（30 mmHg）处观察到比病变b（16 mmHg）更大的压力升高，近端狭窄被认为是主要的靶病变并且进行了支架置入（c）。支架置入病变后，再次进行回撤描记压力（d）。FFR为0.59，并且病变b内的冠状动脉内压升高为20 mmHg。因此，在远端狭窄支架置入后（e），病变b的真实FFR为0.73（55/75 mmHg）。换言之，没有病变a时病变b的真实FFR随着病变a的存在而增加，由0.73（55/75 mmHg）增加至0.75（45/60 mmHg）；存在病变a较没有病变a时，病变b的压力升高幅度有所降低（由20 mmHg降低至15 mmHg）。在对近端和远端病灶进行支架置入后，FFR为0.85，并且在病变a或b中未发现显著的压力升高（f）

的临床预后[21]（图27.8）。多支血管病变患者中病变血管之间存在血流的相互影响。临界病变的FFR值可能受到其他显著狭窄冠状动脉的影响。存在CTO病变的多支血管疾病是一个极端例子，可以

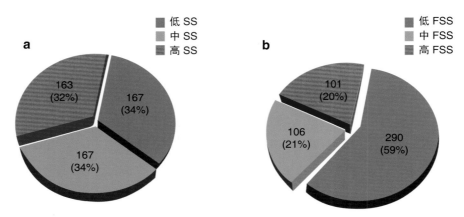

图27.8　根据经典SYNTAX评分（SS）三分位数的FAME研究。通过在仅计算血流储备分数（FFR）<0.80的缺血性病变后重新计算的SS，称为"功能性SYNTAX评分"（FSS），32%的患者从通过FSS计算的高风险组转移到经FSS计算低风险组。特别是，最高SS三分位数的患者中23%移至中间组，最高三分位数的15%移至最低组，中间SS三分位数中59%的患者移至最低组。这些变化在很大程度上是由血管造影3支血管的CAD转换为功能性单支或双支血管CAD。Nam et al. J Am Coll Cardiol. 2011; 58(12); 1211–1218

发现严重狭窄病变血管之间的相互影响。Sachdeva等报道，14例存在CTO和发出侧支动脉为临界病变的患者中，9例（64%）患者CTO血运重建后发出侧支的病变动脉的FFR值增加[22]。然而，尚未评估无CTO病变的多支血管病变患者的病变血管之间是否存在血流相互影响，如果存在，是否与临床相关。FFR测量通常被推荐应用于多支血管疾病患者完成严重狭窄病变的PCI治疗后进行其他临界病变的评估中。

结论

FFR可以指导是否需要血运重建，并减少病变，包括分叉、左主干、连续性病变和多支血管疾病的不必要的复杂性干预。FFR应用于复杂病变时，需要医生全面理解特殊复杂病变的生理和解剖学意义以及可能出现的误区。

（高翔宇　陈晖　译）

参考文献

1. Shin DH, Koo BK, Waseda K, Park KW, Kim HS, Corral M, et al. Discrepancy in the assessment of jailed side branch lesions by visual estimation and quantitative coronary angiographic analysis: comparison with fractional flow reserve. Catheter Cardiovasc Interv. 2011; 78: 720–6.

2. Ahn JM, Lee JY, Kang SJ, Kim YH, Song HG, Oh JH, et al. Functional assessment of jailed side branches in coronary bifurcation lesions using fractional flow reserve. JACC Cardiovasc Interv. 2012; 5: 155–61.

3. Koo BK, Kang HJ, Youn TJ, Chae IH, Choi DJ, Kim HS, et al. Physiologic assessment of jailed side branch lesions using fractional flow reserve. J Am Coll Cardiol. 2005; 46: 633–7.

4. Koh JS, Koo BK, Kim JH, Yang HM, Park KW, Kang HJ, et al. Relationship between fractional flow reserve and angiographic and intravascular ultrasound parameters in ostial lesions: major epicardial vessel versus side branch ostial lesions. JACC Cardiovasc Interv. 2012; 5: 409–15.

5. Chen SL, Ye F, Zhang JJ, Xu T, Tian NL, Liu ZZ, Lin S, et al. Randomized comparison of FFR-guided and angiography-guided provisional stenting of true coronary bifurcation lesions: the DKCRUSH-VI trial (double kissing crush versus provisional stenting technique for treatment of coronary bifurcation lesions VI). JACC Cardiovasc Interv. 2015; 8: 536–46.

6. Koo BK, Lee SP, Lee JH, Park KW, Suh JW, Cho YS, et al. Assessment of clinical, electrocardiographic, and physiological relevance of diagonal branch in left anterior descending coronary artery bifurcation lesions. JACC Cardiovasc Interv. 2012; 5: 1126–32.

7. Campeau L, Corbara F, Crochet D, Petitclerc R. Left main coronary artery stenosis: the influence of aortocoronary bypass surgery on survival. Circulation. 1978; 57: 1111–5.

8. Chaitman BR, Fisher LD, Bourassa MG, Davis K, Rogers WJ, Maynard C, et al. Effect of coronary bypass surgery on survival patterns in subsets of patients with left main coronary artery disease. Report of the collaborative study in coronary artery surgery (CASS). Am J Cardiol. 1981; 48: 765–77.

9. Taylor HA, Deumite NJ, Chaitman BR, Davis KB, Killip T, Rogers WJ. Asymptomatic left main coronary artery disease in the coronary artery surgery study (CASS) registry. Circulation. 1989; 79: 1171–9.

10. Hamilos M, Muller O, Cuisset T, Ntalianis A, Chlouverakis G, Sarno G, et al. Long-term clinical outcome after fractional flow reserve-guided treatment in patients with angiographically equivocal left main coronary artery stenosis. Circulation. 2009; 120: 1505–12.

11. Lindstaedt M, Spiecker M, Perings C, Lawo T, Yazar A, Holland-Letz T, et al. How good are experienced interventional cardiologists at predicting the functional significance of intermediate or equivocal left main coronary artery stenoses? Int J Cardiol. 2007; 120: 254–61.

12. Park SJ, Kang SJ, Ahn JM, Shim EB, Kim YT, Yun SC, et al. Visual-functional mismatch between coronary angiography and fractional flow reserve. JACC Cardiovasc Interv. 2012; 5: 1029−36.

13. Park SJ, Ahn JM, Kang SJ, Yoon SH, Koo BK, Lee JY, et al. Intravascular ultrasound-derived minimal lumen area criteria for functionally significant left main coronary artery stenosis. JACC Cardiovasc Interv. 2014; 7: 868−74.

14. Levine GN, Bates ER, Blankenship JC, Bailey SR, Bittl JA, Cercek B, et al. 2011 ACCF/AHA/SCAI guideline for percutaneous coronary intervention: executive summary: a report of the American College of Cardiology Foundation/American Heart Association Task Force on Practice Guidelines and the Society for Cardiovascular Angiography and Interventions. Circulation. 2011; 124: 2574−609.

15. Mallidi J, Atreya AR, Cook J, Garb J, Jeremias A, Klein LW, et al. Long-term outcomes following fractional flow reserve-guided treatment of angiographically ambiguous left main coronary artery disease: a meta-analysis of prospective cohort studies. Catheter Cardiovasc Interv. 2015; 86: 12−8.

16. Fearon WF, Yong AS, Lenders G, Toth GG, Dao C, Daniels DV, et al. The impact of downstream coronary stenosis on fractional flow reserve assessment of intermediate left main coronary artery disease: human validation. JACC Cardiovasc Interv. 2015; 8: 398−403.

17. Pijls NH, De Bruyne B, Bech GJ, Liistro F, Heyndrickx GR, Bonnier HJ, et al. Coronary pressure measurement to assess the hemodynamic significance of serial stenoses within one coronary artery: validation in humans. Circulation. 2000; 102: 2371−7.

18. Kim HL, Koo BK, Nam CW, Doh JH, Kim JH, Yang HM, et al. Clinical and physiological outcomes of fractional flow reserve-guided percutaneous coronary intervention in patients with serial stenoses within one coronary artery. JACC Cardiovasc Interv. 2012; 5: 1013−8.

19. Tonino PA, De Bruyne B, Pijls NH, Siebert U, Ikeno F, van't Veer M, FAME Study Investigators, et al. Fractional flow reserve versus angiography for guiding percutaneous coronary intervention. N Engl J Med. 2009; 360: 213−24.

20. Serruys PW, Morice MC, Kappetein AP, Colombo A, Holmes DR, Mack MJ, SYNTAX Investigators, et al. Percutaneous coronary intervention versus coronary-artery bypass grafting for severe coronary artery disease. N Engl J Med. 2009; 360: 961−72.

21. Nam CW, Mangiacapra F, Entjes R, Chung IS, Sels JW, Tonino PA, FAME Study Investigators, et al. Functional SYNTAX score for risk assessment in multivessel coronary artery disease. J Am Coll Cardiol. 2011; 58: 1211−8.

22. Sachdeva R, Agrawal M, Flynn SE, Werner GS, Uretsky BF. Reversal of ischemia of donor artery myocardium after recanalization of a chronic total occlusion. Catheter Cardiovasc Interv. 2013; 82: E453−8.

28 血流储备分数在急性冠脉综合征和非冠状动脉疾病中的应用

Jang Hoon Lee and Dong-Hyun Choi

FFR在急性冠脉综合征中的应用

冠状动脉血流储备分数（FFR）在冠状动脉稳定病变介入治疗策略的制定中具有显著意义[1, 2]。然而，由于急性冠脉综合征（ACS）患者潜在的微循环障碍，FFR在评估其罪犯病变或非罪犯病变中的作用尚不明确。本章我们查阅了目前所有相关资料，总结了FFR在ACS中的应用。

28.1 ST段抬高型心肌梗死

28.1.1 罪犯血管

在ST段抬高型心肌梗死（STEMI）患者中，心肌细胞坏死、梗死灶周围水肿、炎症、远段栓塞、局部血管痉挛等因素均影响着微循环功能[3]。微循环障碍会使最大充血状态下降，这将低估了血流动力学的严重程度，导致无法准确测定FFR（图28.1）。一项观察性研究纳入了33例在发病12 h内直接接受PCI治疗的STEMI患者，及15例择期接受PCI治疗的稳定型心绞痛患者，并对所有患者行FFR测定。尽管两组患者由血管内超声测定的指标没有显著差异，但STEMI患者PCI术后的FFR值高于稳定型心绞痛患者（0.95 ± 0.04 vs. 0.90 ± 0.04；$P = 0.002$）[4]。在STEMI组中，术前TIMI血流2级患者的术后FFR值优于术前TIMI血流3级的患者（0.98 ± 0.02 vs. 0.93 ± 0.05；$P = 0.017$）。因此，不推荐应用FFR对STEMI患者的罪犯血管进行评估。然而，微循环功能会随时间逐渐恢复，最大血流量会增加，原本测得较低FFR值的病变可能会得到显著改善。De Bruyne等[5]在急性心肌梗死（AMI）发作至少6天后进行FFR测定发现灌注心肌显著减少。研究者对57例患者PCI术前和术后FFR均进行测定及SPECT检查，发现0.75作为FFR

截断值特异度最高，能够契合SPECT的阳性或阴性结果。Samady等[6]研究发现，AMI早期，无创影像学检查证实梗死相关血管（IRA）的FFR值具有可逆性。48例患者在心肌梗死发生后3.7天接受FFR测定和SPECT检查，其中23例患者同时也接受了心肌声学造影（MCE）检查。并在随访11周行SPECT检查鉴别真阳性或真阴性。无论是SPECT还是MCE，FFR ≤ 0.75评估可逆性的灵敏度、特异度、阳性预测值、阴性预测值及一致性分别为88%、93%、91%、91%和91%（$P<0.001$）。无创影像学检查发现，对于急诊鉴别是否缺血的最优FFR值为0.78。由于微循环恢复的时间仍是变量，因此目前还不确定"微循环顿抑"需要多久才能解决。有时在心肌梗死发生6个月后微循环功能仍不正常[7]。此外，由罪犯血管灌注的心肌质量可影响FFR的有效性。如果较大面积的梗死区域仅残留较少的存活心肌，那么相同狭窄程度的病变测得的FFR值将会被高估（图28.2）。因此，可重复测定FFR值的最佳时机仍是一个变量，与心梗面积有关。

28.1.2 非罪犯血管

约一半的STEMI患者在首次行PCI治疗时造影证实为多支血管病变（MVD），并且在非罪犯血管存在至少一处的严重狭窄[8-11]。然而，在首次行PCI治疗时是否应该对非罪犯血管进行血运重建，目前仍存在争议，是否获益证据有限（表28.1）。2014年欧洲心脏病学会（ESC）指南推荐，除了心源性休克和对罪犯血管PCI治疗后仍有持续心肌缺血的情况下可以考虑完全血运重建外，其他情况下首次行PCI治疗应只处理罪犯血管（表28.2）。在首次行PCI治疗处理罪犯血管时，也应考虑对非罪犯血管的严重病变立即进行血运重建。2015年美国心脏病学会/美国心脏协会指南进行了更新，对于多支病变但血流

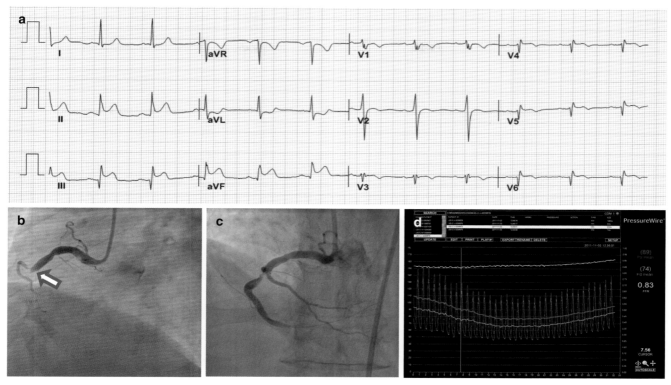

图28.1 ST段抬高型心肌梗死的罪犯血管进行血流储备分数（FFR）测定一例。（a）心电图显示Ⅱ、Ⅲ、aVF导联及V4～V6导联ST段抬高；（b）冠状动脉造影显示右冠状动脉完全闭塞（箭头所示）；（c）抽吸血栓后，造影示右冠状动脉存在充盈缺损，证实为严重狭窄病变；（d）在罪犯血管测得FFR值为0.83，明显低估了血流动力学的严重程度，这正是由于微循环障碍造成最大血流量的减少而导致FFR值被提高

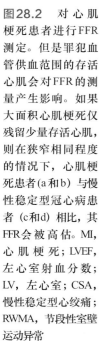

图28.2 对心肌梗死患者进行FFR测定。但是罪犯血管供血范围的存活心肌会对FFR的测量产生影响。如果大面积心肌梗死仅残留少量存活心肌，则在狭窄相同程度的情况下，心肌梗死患者(a和b)与慢性稳定型冠心病患者（c和d）相比，其FFR会被高估。MI，心肌梗死；LVEF，左心室射血分数；LV，左心室；CSA，慢性稳定型心绞痛；RWMA，节段性室壁运动异常

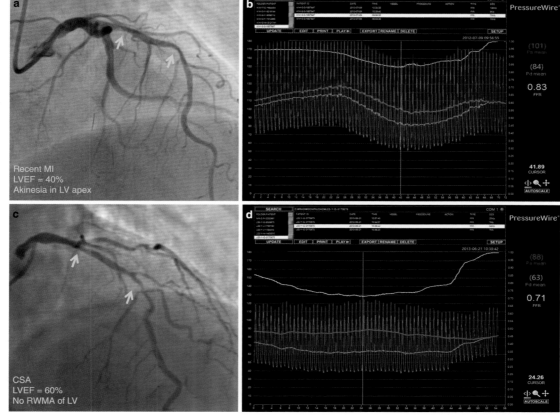

表 28.1   ST 段抬高型心肌梗死合并多支血管病变患者接受完全血运重建的利弊

完全血运重建的益处
不稳定斑块并非仅分布在罪犯血管
改善存活心肌灌注以减少梗死面积，并能获得更好的长期预后
通过减少再次血运重建治疗减轻经济负担
残留狭窄均得到处理，对患者而言更为安心
完全血运重建的弊端
非罪犯血管的狭窄程度可能会由于心肌梗死急性期冠状动脉广泛收缩而被高估
手术时间的延长会增加造影剂肾病的发生风险
对非罪犯血管进行经皮冠状动脉介入治疗会增加不必要的并发症出现
对多支血管进行经皮冠状动脉介入治疗会增加无复流及支架内血栓形成风险

表 28.2   关于直接经皮冠状动脉介入治疗是否同期处理非罪犯血管的最新建议

建议	推荐级别	证据水平
欧洲心脏病学会（12）		
除心源性休克或 PCI 处理罪犯血管后仍有持续缺血的情况外，首次行 PCI 治疗应仅处理罪犯血管	IIa	B
多支血管病变的 STEMI 患者在首次行 PCI 治疗后几天或几周内再次出现症状或缺血的情况时考虑分步血运重建	IIa	B
部分患者可考虑在首次行 PCI 处理罪犯血管后同期对非罪犯血管进行血运重建	IIb	B
对于持续缺血及 PCI 治疗无法处理梗死相关血管的患者应考虑 CABG	IIa	C
ACC/AHA/SCAI（13）		
多支血管病变的 STEMI 患者如果血流动力学稳定，应该考虑对非梗死相关血管进行 PCI 治疗，可在直接 PCI 治疗同期处理或计划分步处理	IIb	B-R

注：PCI，经皮冠状动脉介入；STEMI，ST 段抬高型心肌梗死；CABG，冠状动脉旁路移植术；ACC，美国心脏病学会基金会；AHA，美国心脏协会；SCAI，心血管造影及介入治疗协会

动力学稳定的患者在首次行 PCI 治疗时可以对非罪犯血管进行干预的推荐级别由 III 级调至 II b 级[13]。这些最新的指南推荐均基于一些大型观察性研究。研究发现，在首次行 PCI 治疗时处理非罪犯血管会增加术后 90 天的死亡率[14, 15]。相比之下，随机对照试验（RCT）就首次行 PCI 治疗仅处理罪犯血管和首次行 PCI 治疗处理多支病变进行比较，却得出了相互矛盾的结论。PRAMI 研究证实，与首次行 PCI 治疗仅处理罪犯血管相比，首次行 PCI 预防性处理非罪犯血管能够减少 14% 的主要终点事件发生（$HR = 0.35$，$95\%\ CI$：$0.21 \sim 0.58$；$P<0.001$）[16]。因此，FFR 可能识别受益的病变，从而指导首次行 PCI 治疗时对非罪犯血管进行干预。

几项研究关注了 STEMI 期间测定非罪犯血管的 FFR 的有效性（图 28.3）。首先，FFR 非常依赖于是否达到最大充血状态。对于 STEMI 患者，阻力血管的神经激素激活、左心室（LV）舒张末压的增大、左心室舒张压的升高、左心室收缩功能受损、心肌顿抑等因素影响着微循环功能，从而影响在非罪犯血管测得 FFR 的准确性。第二，由于罪犯血管的严重狭窄病变导致的远程效应可能会降低非罪犯血管的最大血流量[17]。然而，这个结论与其他利用多普勒超声测定的冠状动脉血流储备（CFR）研究的结果并不一致。即使在以前患有过心肌梗死的情况下，CFR 在非罪犯血管中仍得以保留[18]。Ntalianis 等[19]观察了应用 FFR 评估非罪

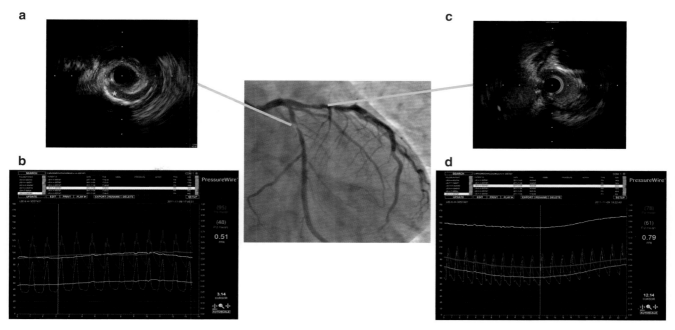

图28.3 非ST段抬高型急性冠脉综合征患者的罪犯血管及非罪犯血管血流储备分数（FFR）测定。(a) 血管内超声（IVUS）显示回旋支近段斑块破裂，证实了罪犯血管为回旋支；(b) 罪犯血管测得的FFR值为0.51，证实存在严重心肌缺血；(c) IVUS对造影显示前降支狭窄最严重的病变段（箭头所示）进行评估，发现该处斑块负荷较重但并没有破裂及血栓形成，证实前降支为非罪犯血管；(d) 非罪犯血管测得的FFR值为0.79

犯血管的可靠性，该研究纳入75例急性STEMI患者和26例非ST段抬高型心肌梗死患者。所有患者在PCI治疗处理罪犯血管后立即在非罪犯血管进行FFR测定，共在112处非罪犯病变于术中进行FFR测定，并在术后（35±4）天后进行复查[19]。尽管术后患者的左心室射血分数显著提高，但急性期和术后随访期测定的FFR值却无明显改变。仅2例患者在急性期测得的FFR值高于0.80，而在随访期测得的FFR值却低于0.75。一些亚组分析研究中，微循环阻力指数也保持不变。在另一研究中，对44例STEMI患者共55处目测狭窄程度＞50%的非罪犯病变均在PCI术后即刻及平均术后（42±10）天后测定FFR值[20]。尽管FFR值随时间推移有很小的下降（0.84±0.08 vs. 0.82±0.08，P = 0.025），但术后即刻和术后几天测定的FFR值仍具有良好的一致性（R = 0.85，P<0.001）。DANAMI-3-PRIMULTI研究是近期公布的一项临床试验，纳入伴有MVD的STEMI患者，将他们随机分为FFR指导下的完全血运重建和仅处理罪犯血管的部分血运重建两组，结果显示FFR指导下完全血运重建组的未来风险明显降低[21]。其风险降低主要归因于减少了再次血运重建。因此，为减少再次接受血运重建操作，可以在各项指标稳定的情况下对多支病变的患者即刻进行完全血运重建。

28.2 非ST段抬高型急性冠脉综合征

28.2.1 罪犯血管

由于存在微循环障碍，对于非ST段抬高型（NSTE）ACS患者应用FFR指导治疗策略制定仍存在理论方面的顾虑。一项前瞻性研究中，对纳入的50例NSTEMI患者、50例稳定型心绞痛患者及40例STEMI患者进行阻力储备分数测定，该指标反映了达到最大充血状态的能力[3]。该指标在不稳定型心绞痛患者的非罪犯血管为［2.9（2.3～3.9）］，与稳定型心绞痛患者的罪犯血管［2.8（1.7～4.8），P = 0.75］或NSTEMI患者的罪犯血管［2.46（1.6～3.9），P = 0.61］存在显著差异。表明在纳入的NSTEMI患者中，通过最大程度的扩张微循环达到最大充血状态，不论在罪犯血管还是非罪犯血管，得到的FFR值都会和在稳定型心绞痛测得的值一样可靠。FAME研究纳入了328例不稳定型心绞痛或NSTEMI的患者，随机分为造影引导PCI组178例和FFR指导PCI组150例[22]。FFR指导PCI组（UA或NSTEMI患者）术后发生主要心血管不良事件的风险，与慢性稳定型心绞痛患者相当（绝对风险减少 5.1% vs. 3.7%，$P =$ 0.92）。在合并多支冠状动脉病变的 UA 或 NSTEMI 患者中，与慢性稳定型心绞痛患者相比，FFR 指导 PCI 并未显示明显获益。然而，这只是对原 FAME 研究的次要终点分析，且这些患者在研究之前通常是稳定的[23]。因此，难以将该研究结论作为一项前瞻性研究推广至所有 NSTEMI 患者。Carrick 等[24] 在一项回顾性研究中对 NSTEMI 患者应用 FFR 指导介入策略的制定。有 5 位心脏病学专家对 100 例患者的临床资料及造影检查结果进行独立阅读及分析，并各自决定介入策略。在得知 FFR 之后，该 5 位心脏病学专家重新评估其最初决定，更改了 46% 的患者的最初介入策略（$P = 0.001\ 6$）。应用 FFR 使得选择药物治疗策略的患者比例得以提升（24%，$P = 0.001\ 6$）。一项法国的 FFR 注册研究纳入 1 075 例患者（其中 19% 近期发作 ACS），43% 的患者在测定 FFR 值后其治疗策略被更改[25]。Lessar 等[26] 在一项纳入了 70 例近期发生 UA 或 NSTEMI 患者的 RCT 研究中，发现应用 FFR 指导制定治疗策略与利用心肌核素显像检查指导治疗相比既缩短了住院时间又减少了住院费用。然而，该研究纳入患者均为病情稳定至少 48 小时以上者，并非真正意义上的 NSTE-ACS 患者。FAMOUS-NSTEMI 研究是一项多中心、前瞻性、随机对照研究，纳入 NSTEMI 患者被分为 FFR 指导治疗组与传统造影指导治疗组，比较两组治疗有效性、安全性及患者临床预后。对所有患者狭窄程度 ≥30% 的每支冠状动脉血管均进行 FFR 测定，并仅在 FFR 指导组将 FFR 值告诉术者。结果发现在 FFR 指导治疗组接受药物治疗的患者比例明显高于造影指导治疗组［22.7% vs. 13.2%，差值 95%（95% CI 为 1.4% ～ 17.7%），$P = 0.022$］。38

例（21.6%）患者的治疗策略在术者得知 FFR 值后被更改。就临床结果而言，FFR 指导治疗组 12 个月内的血运重建率也下降［79.0% vs. 86.8%，差值 7.8%（-0.2%，15.8%），$P = 0.054$］。

另一个关键问题在于对 NSTE-ACS 患者的罪犯血管，制定 FFR 截断值安全有效。Potvin 等[28] 随机观察了在 201 例包括 NSTEMI 和 STEMI 的 ACS 人群 FFR 值 ≤ 0.75 但血流不受限的患者，发现 7.5% 的患者心血管不良事件与未干预的残余狭窄病变有关。尽管延迟 PCI 似乎是安全的，但 FFR 的使用不应该盲目且随意。特别是在 NSTE-ACS 患者中，斑块破裂可能发生在中度狭窄且在血栓形成导致血流不畅的病变部位。如果这样，该病变则会引起压力梯度的稍许下降并导致 FFR 值被高估。问题在于稳定型心绞痛患者，稳定易损斑块的药物治疗对于预防缺血事件的价值可能不及预测稳定斑块的 FFR 值。尽管 FAME 研究和 FAMOUS-NSTEMI 研究均认为对 NSTE-ACS 患者 FFR 值 > 0.80 的非罪犯血管采取延迟 PCI 的策略安全有效，但是对于类似罪犯血管的治疗的相关数据却很少。Hakeem 等[29] 对比了基于 FFR 指导下未对任何病变进行 PCI 干预的 NSTE-ACS 患者和稳定型心绞痛患者的预后。NSTE-ACS 组患者远期主要心血管不良事件的发生率高于稳定型心绞痛组（25% vs. 12%，$P<0.000\ 1$）。精确预测主要心血管不良事件的 FFR 最佳截断值分别是 ACS 患者 < 0.84、稳定型心绞痛患者 < 0.81。2015 年 ESC 关于 NSTE-ACS 治疗指南指出，对于 NSTE-ACS 患者的 FFR 截断值目前尚无定论（表 28.3）。

28.2.2　非罪犯血管

对于 NSTE-ACS 而言，有时确定梗死相关血管

表 28.3　2015 年欧洲心脏病学会关于 NSTE-ACS 的治疗指南

2015 年欧洲心脏病学会
5.6.1.3　冠状动脉血流储备分数（FFR）
NSTEMI 患者达到最大充血状态不可预测，这与冠状动脉病变斑块的性质及与之相关的急性微循环障碍有关。FFR 值可能被高估，从而导致影响血流动力学的狭窄病变程度被低估
5.6.5.1　技术方面的挑战
尽管 FFR 在稳定型冠心病作为评估病变严重程度功能学金标准已为人所知，但在 NSTE-ACS 中的应用价值仍不明了

注：NSTEMI，非 ST 段抬高型心肌梗死；PCI，经皮冠状动脉介入治疗术；CAD，冠状动脉性心脏病；NSTE-ACS，非 ST 段抬高型急性冠脉综合征

并非易事，尤其是当心电图没有明确定位改变时、超声心动图没有发现节段性室壁运动异常时或造影时因为显影模糊、管腔不规则或充盈缺损导致没有典型征象时。有创影像检查如血管内超声或光学相干断层扫描有助于鉴别斑块破裂或夹层。但是，如果该病变没有引起前向血流受限，FFR则可能不会将其鉴定为罪犯病变。因此，FFR能够识别血管生理性血流下降及血流动力学不稳定。如前所述，对于STEMI患者，PCI术中应用FFR评估非罪犯血管的病变程度是可行的[3, 19]。

28.3 正在开展的有关急性冠脉综合征患者应用FFR指导PCI治疗的临床试验

对于STEMI合并多支血管病变的患者应用FFR指导PCI治疗的临床随机试验有COMPARE-ACUTE、COMPLETE、FRAME-AMI、FLOWER-MI和FULL REVASC研究（表28.4）。PRESSUREWire试验是一项国际注册的观察性研究，对比急性冠脉综合征和稳定型冠心病患者应用FFR指导治疗。

28.4 小结

尽管理论上存在担忧，但在非罪犯血管的评估

中，不论是对于STEMI还是NSTE-ACS患者，FFR的应用均得到了很好的验证（图28.4）。在最近的临床试验中，NSTE-ACS患者罪犯血管中应用FFR的安全性和有效性存在争议。不推荐对STEMI患者在直接行PCI治疗时罪犯血管行FFR测定，但可以在发病6天后进行。目前指南对FFR在ACS中的应用持谨慎态度。因此，表28.5总结了几项关于对ACS患者进行FFR测量的研究。

COMPARE-ACUTE 对合并MVD的急性STEMI患者就FFR指导血运重建策略与传统制定血运重建策略进行比较。COMPLETE直接PCI处理罪犯血管后立即行完全血运重建与仅处理罪犯血管进行比较。FRAME-AMI对合并多支病变的AMI患者就FFR指导介入治疗与传统造影引导介入治疗进行比较。FLOWER-MI FLOW评价FFR在合并多支病变的ST段抬高型心肌梗死中的应用。FULL REVASC FFR指导非罪犯血管的完全血运重建，以及在常规操作中压力导丝测量FFR及其他生理学指标：RCT随机对照试验，FFR血流储备分数，PCI经皮冠状动脉介入治疗，STEMI ST段抬高型心肌梗死，NSTEMI非ST段抬高型心肌梗死，MI心肌梗死，CVA脑血管事件。

FFR在非冠状动脉疾病中的应用

FFR还可以用于评估肾动脉狭窄（RAS）和外周动脉疾病（PAD）。

表28.4 正在开展的关于急性冠脉综合征患者应用血流储备分数（FFR）指导经皮冠状动脉介入（PCI）治疗的临床试验

临床试验	研究设计	研究目的	主要终点
COMPARE-ACUTE	RCT （$n = 800$）	比较急诊PCI中FFR指导下完全血运重建与分步PCI处理非罪犯血管（有明确缺血依据或再发症状）	死亡、非致命性心肌梗死、脑血管事件、12个月内再次血运重建
COMPLETE	RCT （$n = 3\,900$）	比较直接行PCI术后72 h内FFR指导下血运重建与优化药物治疗	4年内心源性死亡或心肌梗死（MI）的复合终点
FRAME-AMI	RCT （$n = 1\,400$）	比较急诊PCI中FFR指导下完全血运重建与急诊PCI中造影指导下对非罪犯血管进行PCI	2年内的死亡或非致死性MI的复合终点
FLOWER-MI	RCT （$n = 1\,170$）	比较对非罪犯血管应用FFR指导下干预与传统造影指导下干预	12个月内的死亡、非致死性MI或再次血运重建的复合终点
FULL REVASC	RCT （$n = 4\,052$）	比较FFR指导下干预非罪犯血管与药物保守治疗	12个月内的死亡和非致死性MI
PRESSUREWire	注册 （$n = 2\,000$）	入选ST段抬高型MI和非ST段抬高型MI、不稳定型心绞痛、稳定型心绞痛患者。由术者在PCI术中决定是否需要FFR评估	应用FFR和无创指标评估12个月后的临床表现

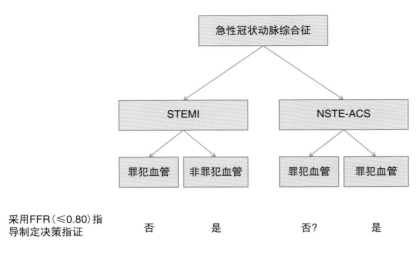

采用FFR（≤0.80）指
导制定决策指证　　　　否　　　是　　　否?　　　是

图28.4　急性冠脉综合征应用FFR指导介入治疗流程。STEMI，ST段抬高型心肌梗死；NSTE-ACS，非ST段抬高型急性冠脉综合征；FFR，血流储备分数

28.5　肾动脉狭窄

动脉粥样硬化性RAS是引起继发性高血压病的常见病因[30]，并增加了心血管疾病的风险[31]。动脉粥样硬化性RAS的发病率与年龄呈正相关，在冠心病人群中其发病率高达20%以上[32, 33]。尽管肾动脉支架置入术的成功率很高，但对于能否改善高血压仍不明确。有大型随机对照研究比较了肾动脉成形术与优化药物治疗对高血压的影响，并未发现肾动脉成形术能够带来更多获益[34]。此外，在高血压人群中RAS越发常见，仅小部分患者是肾血管性高血压[33]。因此，识别接受肾动脉成形术肯定获益的人群尤为重要。由于RAS远端压力下降继发肾素释放增加，也是造成肾血管性高血压的重要原因，通过压力导丝测定压力变化梯度提供了最精确的血流动力学评估方法[35]。更重要的是，应用有创手段评估RAS的生理学指标正成为研究热点。鉴于这一方面，研究发现造影判定的肾动脉内径狭窄程度与肾动脉FFR、以压力导丝测定的充血时收缩期压力阶差（HSG）、充血状态下平均压力阶差以及静息时收缩期压力阶差（RSG）均无明显相关性[35-37]。据称，肾动脉FFR被用来评估在合并RAS的高血压病患者中哪些患者能从肾动脉支架置入术中获益[38]。

28.5.1　诱导最大充血状态

冠状动脉内注射罂粟碱被用来评估冠状动脉狭窄病变的生理学指标，但其会引起QT间期延长以及多形性室性心动过速[39]。因此，目前普遍应用腺苷替代罂粟碱评估冠状动脉狭窄病变的生理学意义。然而，经肾动脉注射腺苷通过收缩入球小动脉导致肾小球滤过率下降，因此腺苷并不是诱发充血状态

的最佳选择[40]。相反，多项研究发现罂粟碱能够显著改善肾脏血流储备能力[41]。然而，并没有一种统一的方法能够评估RAS的生理学意义。肾动脉血运重建指南建议，静息时收缩期跨狭窄段压力阶差≥20 mmHg（1 mmHg=0.133 kPa）或静息时平均压力阶差≥10 mmHg可以认为RAS具备血流动力学意义[42]。一研究表明，在17例RAS患者置入肾动脉支架后，FFR<0.80患者的高血压改善情况优于FFR>0.80的患者[33]。另有研究认为，最大充血状态时的压力阶差>21 mmHg和FFR<0.90时，狭窄会造成肾动脉血流动力学障碍，是置入支架后高血压得到改善的预测因素[43]。另一方面，肾动脉造影定量分析肾动脉内径狭窄程度并不能预测术后高血压的改善情况[43]。

28.6　外周动脉疾病

尽管血管造影是公认的诊断PAD的"金标准"，但仍可能由于术者的主观判断导致高估或低估外周动脉病变程度[44, 45]。现有研究表明，FFR可以像评估冠状动脉一样，对外周动脉病变进行评估，其方法也是通过导管送入压力导丝对病变以远及近段的压力进行测量并进行比较[46, 47]。尽管尚无FFR在PAD中应用的文献报道，FFR仍被认为在指导外周动脉介入治疗中具有巨大潜力，能够使患者获益最大。

28.6.1　FFR在股浅动脉病变中的应用

股浅动脉（SFA）病变较为特殊，因为下肢运动时SFA在多个层面移动，导致其再狭窄率居高不下，1年再狭窄率高达33%。只有很少的研究应用

FFR对SFA病变进行评估[46, 47]。尤其对于需要介入治疗的SFA患者，生理学指标如FFR和收缩期峰值流速（PSV）的评估，对于预测患者预后及指导下一步介入策略非常重要[46]。FFR<0.95是未来再狭窄的预测因素。基线FFR和基线PSV有较好的相关性，FFR可作为评估弥漫狭窄造成的血流动力学障碍的一种有效手段，可以替代无创的PSV检查。FFR可以对PSV患者的预后进行评估，从而有助于识别再狭窄的高风险患者，并紧密随访。

应用FFR评估SFA病变进行操作中的问题是，导引鞘管应放置在何处才能最好地完成压力校对（EQ）。研究认为，如同在冠状动脉疾病（CAD）应用FFR测量时需先在左主干下方进行EQ一样，髂总动脉下方的位置可以进行EQ[47]。在CAD测量FFR时有一个缺点是导引导管会限制冠状动脉血流，尤其是当狭窄位于左主干开口或应用大腔导引导管时[48]。如果将大腔鞘管置于髂动脉水平，那么则相当于在SFA病变近段存在一处假性狭窄。因此测量的FFR可能会低估SFA损伤的严重程度。对SFA病变进行FFR测量的最好办法是，只将压力导丝放置于髂动脉而导引导管并不进入。压力导丝头端直径仅0.014英寸，将其置于髂动脉不会影响血流[47]。

28.6.2　诱导最大充血状态

研究表明，对PAD患者行FFR测量时应用罂粟碱诱发最大充血状态是安全的[47]。罂粟碱作为内皮依赖性血管舒张剂，生理学研究已证实可以将其用来诱导最大充血状态，包括髂总动脉[49]。研究认为，在SFA疾病中应用罂粟碱20～30 mg即可达到最大充血状态[47]，并且罂粟碱的剂量不会因性别、膝下动脉的数量有显著差异。

28.7　结论及未来方向

FFR将逐渐在非冠状动脉疾病，包括RAS和PAD的治疗中发挥举足轻重的作用。尤其是术者会参考FFR结果决定血运重建方案。目前已证实累积的FFR数据及血管造影数据是合理的。

表28.5　急性冠脉综合征应用血流储备分数的建议

一般建议
由于在达到最大充血状态下可能的微循环障碍，FFR有效性不确定
ST段抬高型心肌梗死
不推荐对罪犯血管进行FFR测定
STEMI发病6天后对罪犯血管进行FFR测定是相对可靠的
FFR在非罪犯血管中的应用需谨慎，部分是因为血流动力学不稳定及广泛的微循环障碍
对非罪犯血管进行FFR评估有助于介入策略的制定
非ST段抬高型急性冠脉综合征
对罪犯血管进行FFR评估似乎是可靠的
然而近期公布的研究结论仍有争议
对非罪犯血管进行FFR评估有助于介入策略的制定
应用FFR评估会影响血运重建策略的制定

注：FFR，血流储备分数；STEMI，ST段抬高型心肌梗死

（周力　李东宝　译）

参考文献

1. Puymirat E, Muller O, Sharif F, Dupouy P, Cuisset T, de Bruyne B, et al. Fractional flow reserve: concepts, applications and use in France in 2010. Arch Cardiovasc Dis. 2010; 103: 615–22.

2. Legalery P, Schiele F, Seronde MF, Meneveau N, Wei H, Didier K, et al. One-year outcome of patients submitted to routine fractional flow reserve assessment to determine the need for angioplasty. Eur Heart J. 2005; 26: 2623–9.

3. Layland J, Carrick D, McEntegart M, Ahmed N, Payne A, McClure J, et al. Vasodilatory capacity of the coronary microcirculation is preserved inselected patients with non-ST-segment-elevation myocardial infarction. Circ Cardiovasc Interv. 2013; 6: 231–6.

4. Tamita K, Akasaka T, Takagi T, Yamamuro A, Yamabe K, Katayama M, et al. Effects of microvascular dysfunction on myocardial fractional flow reserveafter percutaneous coronary intervention in patients with acute myocardialinfarction. Catheter Cardiovasc Interv. 2002; 57: 452–9.

5. De Bruyne B, Pijls NH, Bartunek J, Kulecki K, Bech JW, De Winter H, et al. Fractional flow reserve in patients with prior myocardial infarction. Circulation. 2001; 104: 157–62.

6. Samady H, Lepper W, Powers ER, Wei K, Ragosta M, Bishop GG, et al. Fractional flow reserve of infarct-related arteries identifies reversible defectson noninvasive myocardial perfusion imaging early after myocardial infarction. J Am Coll Cardiol. 2006; 47: 2187–93.

7. Uren NG, Crake T, Lefroy DC, de Silva R, Davies GJ, Maseri A. Reducedcoronary vasodilator function in infarcted and normal myocardium aftermyocardial infarction. N Engl J Med. 1994; 331: 222–7.

8. Steg PG, James SK, Atar D, Badano LP, Blömstrom-Lundqvist C, Borger MA, et al. ESC guidelines for the management of acute myocardial infarction in patients presenting with ST-segment elevation. Eur Heart J. 2012; 33: 2569–619.

9. O'Gara PT, Kushner FG, Ascheim DD, Casey DE Jr, Chung MK, de Lemos JA, et al. ACCF/AHA guideline for the management of ST-elevation myocardial infarction: a report of the American College of Cardiology Foundation/American Heart Association Task Force on Practice Guidelines. J Am Coll Cardiol. 2013; 2013: e78–140.

10. Muller DW, Topol EJ, Ellis SG, Sigmon KN, Lee K, Califf RM, Thrombolysis and Angioplasty in Myocardial Infarction (TAMI) Study Group. Multivessel coronary artery disease: a key predictor of short-term prognosis after reperfusion therapy for acute myocardial infarction. Am Heart J. 1991; 121: 1042–9.

11. Jaski BE, Cohen JD, Trausch J, Marsh DG, Bail GR, Overlie PA, et al. Outcome of urgent percutaneous transluminal coronary angioplasty in acute myocardial infarction: comparison of single-vessel versus multivessel coronary artery disease. Am Heart J. 1992; 124: 1427–33.

12. Windecker S, Kolh P, Alfonso F, Collet JP, Cremer J, Falk V, et al. 2014 ESC/EACTS guidelines on myocardial revascularization: the Task Force on Myocardial Revascularization of the European Society of Cardiology (ESC) and the European Association for Cardio-Thoracic Surgery (EACTS) Developed with the special contribution of the European Association of Percutaneous Cardiovascular Interventions (EAPCI). Eur Heart J. 2014; 35: 2541–619.

13. Levine GN, Bates ER, Blankenship JC, Bailey SR, Bittl JA, Cercek B, et al. 2015 ACC/AHA/SCAI focused update on primary percutaneous coronary intervention for patients with ST-elevation myocardial infarction: an update of the 2011 ACCF/AHA/SCAI guideline for percutaneous coronary intervention and the 2013 ACCF/AHA guideline for the management of ST-elevation myocardial infarction. J Am Coll Cardiol. 2016; 67: 1235–50.

14. Toma M, Buller CE, Westerhout CM, Fu T, O'Neill WW, Holmes DR Jr, APEX-AMI Investigators, et al. Non-culprit coronary artery percutaneous coronary intervention during acute ST-segment elevation myocardialinfarction: insights from the APEX-AMI trial. Eur Heart J. 2010; 31: 1701–7.

15. Kornowski R, Mehran R, Dangas G, Nikolsky E, Assalli A, Claessen BE, HORIZONS-AMI Trial Investigators, et al. Prognostic impact of staged versus "one-time" multivesselpercutaneous intervention in acute myocardial infarction: analysis from the HORIZONS-AMI (harmonizing outcomes with revascularization and stents in acute myocardial infarction) trial. J Am Coll Cardiol. 2011; 58: 704–11.

16. Wald DS, Morris JK, Wald NJ, Chase AJ, Edwards RJ, Hughes LO, PRAMI Investigators, et al. Randomizedtrial of preventive angioplasty in myocardial infarction. N Engl J Med. 2013; 369: 1115–23.

17. Uren NG, Marraccini P, Gistri R, de Silva R, Camici PG. Altered coronary vasodilator reserve and metabolism in myocardiumsubtended by normal arteries in patients with coronary artery disease. J Am Coll Cardiol. 1993; 22: 650–8.

18. Pizzuto F, Voci P, Mariano E, Puddu PE, Spedicato P, Romeo F. Coronary flow reserve of the angiographically normal left anterior descending coronary artery in patients with remote coronary artery disease. Am J Cardiol. 2004; 94: 577–82.

19. Ntalianis A, Sels JW, Davidavicius G, Tanaka N, Muller O, Trana C, et al. Fractional flow reserve for the asessment of nonculprit coronary artery stenoses in patients with acute myocardial infarction. JACC Cardiovasc Interv. 2010; 3: 1274–81.

20. Wood DA, Poulter R, Boone R, Owens C, Starovoytov A, Lim I, et al. Stability of non culprit vessel fractional flow reserve in patients with St-segment elevation myocardial infarction. Can J Cardiol. 2013; 29: S291–2.

21. Engstrøm T, Kelbæk H, Helqvist S, Høfsten DE, Kløvgaard L, Holmvang L, DANAMI–3—PRIMULTI Investigators, et al. Complete revascularisation versus treatment of the culprit lesion only in patients with ST-segment elevation myocardial infarction and multivessel disease (DANAMI–3—PRIMULTI): an open-label, randomised controlled trial. Lancet. 2015; 386: 665–71.

22. Sels JW, Tonino PA, Siebert U, Fearon WF, Van't Veer M, De Bruyne B, et al. Fractional flow reserve in unstable angina and non-ST-segment elevation myocardial infarction experience from the FAME (Fractional flow reserve versus Angiographyfor Multivessel Evaluation) study. JACC Cardiovasc Interv. 2011; 4: 1183–9.

23. Pim AL, Tonino PA, De Bruyne B, Pijls NH, Siebert U, Ikeno F, et al. Fractional flow reserve versus angiography for guiding percutaneous coronary angiography. N Engl J Med. 2009; 360: 213–24.

24. Carrick D, Behan M, Foo F, Christie J, Hillis WS, Norrie J, et al. Usefulness offractional flow reserve to improve diagnostic efficiency in patients with non-ST elevation myocardial infarction. Am J Cardiol. 2013; 111: 45–50.

25. Van Belle E, Rioufol G, Pouillot C, Cuisset T, Bougrini K, Teiger E, et al. Outcome impact of coronary revascularization strategy reclassification with fractional flow reserve at time of diagnostic angiography: insights from a large French multicenter fractional flow reserve registry. Circulation. 2014; 129: 173–85.

26. Leesar MA, Abdul-Baki T, Akkus NI, Sharma A, Kannan T, Bolli R. Use offractional flow reserve versus stress perfusion scintigraphy after unstableangina. Effect on duration of hospitalization, cost, procedural characteristics, and clinical outcome. J Am Coll Cardiol. 2003; 41: 1115–21.

27. Layland J, Oldroyd KG, Curzen N, Sood A, Balachandran K, Das R, onbehalf of the FAMOUS-NSTEMI investigators, et al. Fractional flow reserve vs. angiography in guiding management to optimize outcomes in non-STsegmentelevation myocardial infarction: the British Heart Foundation FAMOUS-NSTEMI randomized trial. Eur Heart J. 2014; 36(2): 100−11. pii: ehu338.

28. Potvin JM, Rodés-Cabau J, Bertrand OF, Gleeton O, Nguyen CN, Barbeau G, et al. Usefulness of fractional flow reserve measurements todefer revascularization in patients with stable or unstable angina pectoris, non-ST-elevation and ST-elevation acute myocardial infarction, or atypicalchest pain. Am J Cardiol. 2006; 98: 289−97.

29. Hakeem A, Edupuganti MM, Almomani A, Pothineni NV, Payne J, Abualsuod AM, et al. Long-term prognosis of deferred acute coronarysyndrome lesions based on nonischemic fractionalflow reserve. J Am Coll Cardiol. 2016; 68: 1181−91.

30. Caps MT, Perissinotto C, Zierler RE, et al. Prospective study of atherosclerotic disease progression in the renal artery. Circulation. 1998; 98: 2866−72.

31. Conlon PJ, Little MA, Pieper K, Mark DB. Severity of renal vascular disease predicts mortality in patients undergoing coronary angiography. Kidney Int. 2001; 60: 1490−7.

32. Buller CE, Nogareda JG, Ramanathan K, et al. The profile of cardiac patients with renal artery stenosis. J Am Coll Cardiol. 2004; 43: 1606−13.

33. Weber-Mzell D, Kotanko P, Schumacher M, Klein W, Skrabal F. Coronary anatomy predicts presence or absence of renal artery stenosis. A prospective study in patients undergoing cardiac catheterization for suspected coronary artery disease. Eur Heart J. 2002; 23: 1684−91.

34. Wheatley K, Ives N, Gray R, et al. Revascularization versus medical therapy for renal-artery stenosis. N Engl J Med. 2009; 361: 1953−62.

35. Colyer WR Jr, Cooper CJ, Burket MW, Thomas WJ. Utility of a 0.014″ pressure-sensing guidewire to assess renal artery translesional systolic pressure gradients. Catheter Cardiovasc Interv. 2003; 59: 372−7.

36. Subramanian R, White CJ, Rosenfield K, et al. Renal fractional flow reserve: a hemodynamic evaluation of moderate renal artery stenoses. Catheter Cardiovasc Interv. 2005; 64: 480−6.

37. Siddiqui TS, Elghoul Z, Reza ST, Leesar MA. Renal hemodynamics: theory and practical tips. Catheter Cardiovasc Interv. 2007; 69: 894−901.

38. Mitchell JA, Subramanian R, White CJ, et al. Predicting blood pressure improvement in hypertensive patients after renal artery stent placement: renal fractional flow reserve. Catheter Cardiovasc Interv. 2007; 69: 685−9.

39. Talman CL, Winniford MD, Rossen JD, Simonetti I, Kienzle MG, Marcus ML. Polymorphous ventricular tachycardia: a side effect of intracoronary papaverine. J Am Coll Cardiol. 1990; 15: 275−8.

40. Vallon V, Muhlbauer B, Osswald H. Adenosine and kidney function. Physiol Rev. 2006; 86: 901−40.

41. Manoharan G, Pijls NH, Lameire N, et al. Assessment of renal flow and flow reserve in humans. J Am Coll Cardiol. 2006; 47: 620−5.

42. Hirsch AT, Haskal ZJ, Hertzer NR, et al. ACC/AHA 2005 Practice Guidelines for the management of patients with peripheral arterial disease (lower extremity, renal, mesenteric, and abdominal aortic): a collaborative report from the American Association for Vascular Surgery/Society for Vascular Surgery, Society for Cardiovascular Angiography and Interventions, Society for Vascular Medicine and Biology, Society of Interventional Radiology, and the ACC/AHA Task Force on Practice Guidelines (Writing Committee to Develop Guidelines for the Management of Patients With Peripheral Arterial Disease): endorsed by the American Association of Cardiovascular and Pulmonary Rehabilitation; National Heart, Lung, and Blood Institute; Society for Vascular Nursing; Trans Atlantic Inter-Society Consensus; and Vascular Disease Foundation. Circulation. 2006; 113: e463−654.

43. Leesar MA, Varma J, Shapira A, et al. Prediction of hypertension improvement after stenting of renal artery stenosis: comparative accuracy of translesional pressure gradients, intravascular ultrasound, and angiography. J Am Coll Cardiol. 2009; 53: 2363−71.

44. Arvela E, Dick F. Surveillance after distal revascularization for critical limb ischaemia. Scand J Surg. 2012; 101: 119−24.

45. Fischer JJ, Samady H, McPherson JA, et al. Comparison between visual assessment and quantitative angiography versus fractional flow reserve for native coronary narrowings of moderate severity. Am J Cardiol. 2002; 90: 210−5.

46. Lotfi AS, Sivalingam SK, Giugliano GR, Ashraf J, Visintainer P. Use of fraction flow reserve to predict changes over time in management of superficial femoral artery. J Interv Cardiol. 2012; 25: 71−7.

47. Kobayashi N, Hirano K, Nakano M, et al. Measuring procedure and maximal hyperemia in the assessment of fractional flow reserve for superficial femoral artery disease. J Atheroscler Thromb. 2016; 23: 56−66.

48. De Bruyne B, Paulus WJ, Pijls NH. Rationale and application of coronary transstenotic pressure gradient measurements. Catheter Cardiovasc Diagn. 1994; 33: 250−61.

49. Sensier YJ, Thrush AJ, Loftus I, Evans DH, London NJ. A comparison of colour duplex ultrasonography, papaverine testing and common femoral Doppler waveform analysis for assessment of the aortoiliac arteries. Eur J Vasc Endovasc Surg. 2000; 20: 29−35.

29 血流储备分数在特殊类型病变中的应用

Hyun-Hee Choi and Sang Yeub Lee

29.1 经皮冠状动脉介入（PCI）术后血流储备分数（FFR）

FFR目前被一致推荐用于冠心病患者冠状动脉造影血管临界病变的功能学评价，并用于指导血运重建策略的选择[1, 2]。相反，很少在PCI术后对病变血管行FFR测定，亦无相应指南推荐。

近年来，研究指出PCI术后测定FFR能够为实现功能学意义上最优化的PCI治疗提供更多有用的信息，PCI术后FFR更是患者临床结局的有效预测指标。尽管PCI术后造影显示病变血管前向血流良好，后续FFR测定仍有可能鉴别干预效果不甚满意的狭窄部位，而此类患者的临床预后相对较差，也更能从后续的介入治疗中获益[3, 4]。

未发现第2个病变

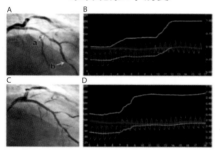

- 串联或连续病变
- PCI后FFR的必要性
- FFR的最大获益

弥散病变

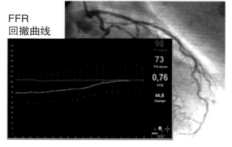

- PCI前选择的重要性
- PCI后高危
- PCI不再获益

压力漂移

压力感受器回撤至指引导管时FFR为0.95而不是1.0

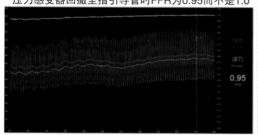

- 技术伪差
- 10% 发生率
- 重新平衡导丝

优化需要

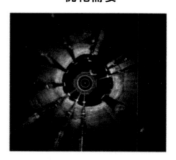

- 支架本身造成的压力梯度
- 大球囊高压扩展
- FFR获益期望值0.05

图29.1 经皮冠状动脉介入（PCI）术后低血流储备分数（FFR）的机制

对于PCI术后FFR减低有4种可能的解释（图29.1）。第一，未发现或未识别的串联病变，使跨狭窄处的压力差增大，FFR降低。第二，弥漫性病变，通常与局灶性病变共存，对介入治疗效果不佳。第三，压力导丝回撤，即人为引起FFR降低，并不反映病变功能学的真实情况。第四，支架置入本身导致病变的压力梯度增加，FFR降低[5]。

既往研究显示，针对疾病负荷较轻的单支冠状动脉病变，PCI术后FFR>0.90被认为是病变血管在介入治疗后能达到的最佳功能学终点，此类患者往往具有较好的临床预后[6]。Shiv等通过对病变血管行PCI术后FFR测定发现，约20%干预后造影结果满意的病变血管仍存在功能学意义的狭窄，有待后续的介入治疗。该研究还指出PCI术后测定FFR旨在实现最优化的功能学血运重建，对于仍有功能学意义的狭窄部位，进一步干预可使PCI后FFR升高约0.05。此外，PCI术后FFR降低是预后不良的独立危险因素，在参考临床指标及造影结果的基础上，治疗后FFR≤0.86可进一步预测患者主要不良心血管事件[7]。

29.2　心肌桥FFR

心肌桥通常经冠状动脉造影检出，大部分心肌桥被认为是一种良性病变，其本身并没有临床意义。但也有研究指出，心肌桥与心肌缺血、急性冠脉综合征、心律失常及心源性猝死的发生有关[8, 9]。因此，有必要对心肌桥下冠状动脉行FFR测定，舒张期FFR有助于明确此段血管狭窄的功能学意义。

Diefenbach等[10]研究证实使用正性肌力刺激（如β受体激动剂）可提高常规造影下隐匿性心肌桥的检出率，Escaned等[11]在12例运动试验阳性且有心肌缺血症状的患者中，证实多发酚丁胺负荷试验能够提高FFR对心肌桥下冠状动脉生理学评估的诊断效能。在注射多发酚丁胺后，整个心动周期的FFR与舒张期FFR均显著下降，但舒张期FFR能够识别5例患者中具有血流动力学意义的心肌桥下冠状动脉狭窄（舒张期FFR<0.76），而常规FFR只能识别1例（FFR<0.75）。

与心外膜冠状动脉固定狭窄处的功能学评估相比，常规使用腺苷后检测FFR往往会低估心肌桥下冠状动脉的功能学狭窄程度，但使用高剂量多巴酚丁胺［40 μg/（kg·min）］后检测FFR能有效克服这一问题，多发酚丁胺负荷后FFR也有望成为心肌桥下冠状动脉新的功能学评估指标之一[12]（图29.2）。

29.3　非罪犯血管FFR

近半数急性心肌梗死（AMI）患者合并冠状动脉多支血管病变[13, 14]。目前，学术界对AMI患者非罪犯血管（或非梗死相关血管）的干预策略仍有争议。

相比单支血管病变的AMI患者，合并多支血管病变的AMI患者发生心力衰竭[15]、再发ACS[16]以及再次血运重建[17]的概率明显升高，总体预后更差[18]。

在临床实践中，术者在直接PCI治疗同时测定非罪犯血管FFR有诸多不便之处，例如单次辐射及造影剂使用剂量过多、需要额外的手术器械、手术时间延长等。但现有证据仍支持对MI患者测定FFR仍安全、可靠。

Ntalianis等研究证实，在MI急性期测定非罪犯血管FFR不仅可靠，且可重复性高。研究者分别在靶血管PCI术后即刻以及术后35天内对112例非罪犯血管进行FFR测定，结果显示大多数患者急性期与随访期间非罪犯血管的FFR大致相同，差异无统计学意义。仅2例患者FFR波动较大，由急性期PCI术后的FFR>0.8降至随访期的0.75[19]。

对AMI患者非罪犯血管进行FFR测定可进一步明确病变血管的功能学意义，有利于指导随后的血运重建，也有利于对患者进行更好的危险分层评估（图29.3）。

29.4　支架内再狭窄与FFR

FFR已被广泛用于冠状动脉的功能学评估以及PCI术后效果的评价[20]。目前，支架内再狭窄（ISR）是支架置入后由于支架内金属成分的干扰，术者难以通过常规造影评价[21]。

研究发现，对于金属裸支架术后发生再狭窄，尤其是中等程度的再狭窄，冠状动脉造影定量分析和FFR之间并无明显的相关性。对于中等狭窄程度（40%～70%）且FFR≥0.75的再狭窄病变，应用药物保守治疗是安全有效的，此类病变联合FFR评估可以避免以往单纯依据造影结果而进行的非必要的血运重建[22]（图29.4）。

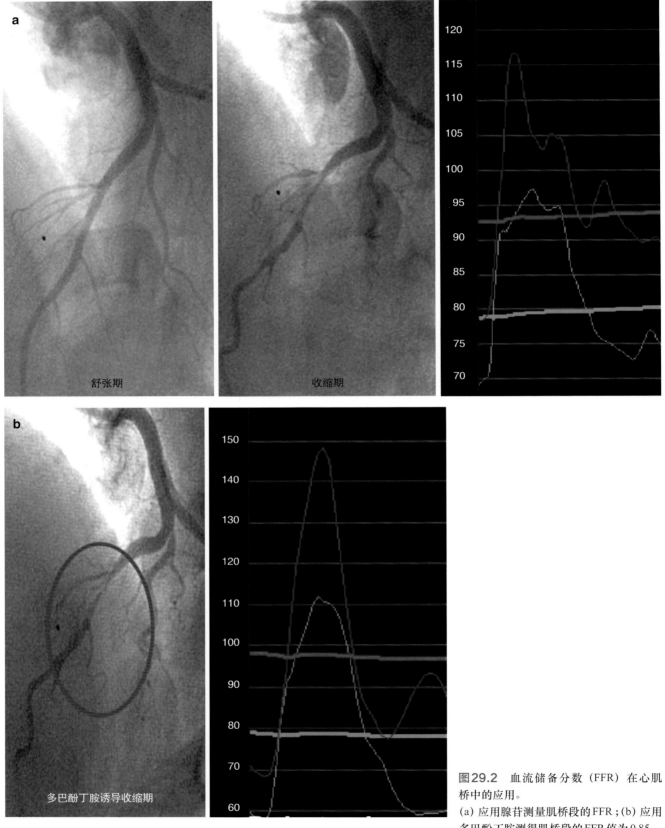

图29.2　血流储备分数（FFR）在心肌桥中的应用。
（a）应用腺苷测量肌桥段的FFR；（b）应用多巴酚丁胺测得肌桥段的FFR值为0.85

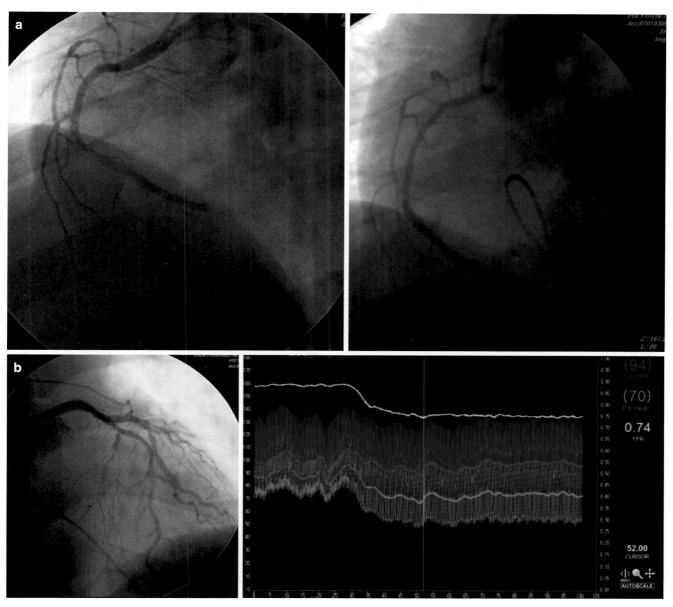

图29.3　FFR在非罪犯血管中的应用。(a) 急性下壁心肌梗死；(b) 测得非罪犯血管LAD的FFR为0.74

对于药物洗脱支架（DES）置入后发生ISR的患者，造影显示的在中度或弥散型再狭窄病变管腔直径狭窄百分比与FFR测定的心肌缺血程度同样存在差异。接受FFR指导治疗的患者随访12个月内不良事件的发生率为18.0%，其中FFR<0.8与FFR>0.8组的不良事件发生率分别为23.3%和10.0%。FFR指导后选择延迟血运重建的DES置入后ISR患者的临床预后较好[23]。另一项研究评估了紫杉醇洗脱支架置入后发生中度ISR的患者，结果显示再狭窄处FFR无明显降低，其在功能学上引起的心肌缺血损伤亦相对局限。尽管PES与de novo两组患者再狭窄处造影显示的直径狭窄百分比大致相似[PES

组，（40.6 ± 11.2）%；de novo组，（40.6 ± 9.0）%，P = 0.981]，但PES组患者再狭窄处的心肌供血明显高于de novo组（FFR：PES组为0.86 ± 0.07；de novo组为0.79 ± 0.10，P = 0.002）。因此，对于DES置入后发生中度ISR的患者，应当在充分的功能学评估后谨慎决定是否行血运重建治疗[24]。值得注意的是，无论BMS或DES后发生ISR，再狭窄处FFR保留的患者预后相对更好。

29.5　左心室肥厚FFR

左心室肥厚（LVH）是高血压相关靶器官损

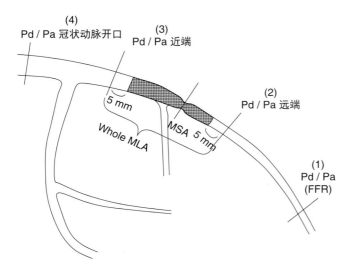

图29.4　应用压力导丝及血管内超声（IVUS）对病变进行评估。压力导丝测量获得的远端Pd/Pa比值即为冠状动脉血流储备分数（FFR）（1），支架远端Pd/Pa比值（2），支架近端Pd/Pa比值（3），冠状动脉开口处Pd/Pa比值（4）。IVUS对支架内以及支架两端均进行了探查。MSA：最小支架内面积，MLA：最小管腔面积

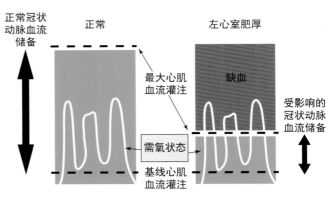

图29.5　左心室肥厚会影响冠状动脉血流储备分数的测定，其机制众多，包括增生的心肌超过增生的微循环血管，导致心肌氧供无法满足

害的重要标志，更是患者心血管预后的独立预测因素[25]，而LVH患者预后不良的具体机制尚不十分明确。目前认为冠状动脉微循环障碍（CMD）及心肌结构异常在肥厚型心肌病（HCM）及原发性高血压患者LVH的发病机制中占有重要地位，并与临床预后密切相关[26]。目前，尚无法直接测定冠状动脉微循环血流，但涉及心肌血流（MBF）及冠状动脉血流储备（CFR）的功能学指标能够综合反映心外膜冠状动脉以及心肌内微循环的血流情况，从而被用于LVH患者心肌缺血的生理学评估[26]。心肌结构异常与LVH患者发生CMD密切相关。心肌内冠状动脉可发生形态学重塑，其中以血管壁增厚为主，机制则涉及中膜平滑肌细胞肥大、胶原沉积增加以及内膜不同程度的增厚[26]。在没有心外膜冠状动脉明显阻塞的情况下，病理性LVH患者的冠状动脉血流减低主要由CMD导致[27]（图29.5）。既往研究显示LVH患者的冠状动脉新生速度与心室肌肥厚程度并不匹配[28]，因此人们认为心肌血管床的CFR随LVH进展而下降，故FFR不适合以0.75为诊断截断值，而应随LVH的严重程度相应增加。另有研究将患者分为左心室质量指数（LVMI）升高组及LVMI正常组，选取两组患者造影狭窄程度相近的病变血管行FFR测定，结果发现两组病变血管的FFR并无显著差异，提示高左心室质量不应成为冠状动脉病变

FFR测定的限制因素[29]。左心室质量对FFR值的影响尚无定论，临床实践中应当谨慎解读LVH患者FFR的含义。

29.6　心脏移植术后FFR

　　心脏移植物血管病变（CAV）是导致患者心脏移植术后心血管发病率及死亡率居高不下的主要原因[30]。无创影像学评估或造影检查对CAV的诊断价值有限[31]，而血管内超声（IVUS）能够清晰地识别出CAV，为病变性质及CAV进展的评估提供了解剖学证据[32]。FFR主要用于心外膜冠状动脉狭窄的功能学评估，而微循环阻力指数（IMR）主要用于评估心肌内微循环功能，FFR及IMR均能有效预测缺血性心脏病患者的临床预后[33]。研究发现，心脏移植术后患者的冠状动脉FFR变化与IVUS参数相关，FFR降低或IMR升高更是该人群CAV发展及心功能恶化的独立预测因素[34]。因此，心脏移植术后早期行有创的冠状动脉生理学评估（如FFR及IMR）能够有效预测患者晚期死亡及再次移植的风险（图29.6）。另有研究证实，患者心脏移植后分别于基线及1年后检测IMR，若IMR下降则提示患者冠状动脉微循环功能改善，相比于微循环功能恶化的患者有更好的预后及远期生存率[35]。

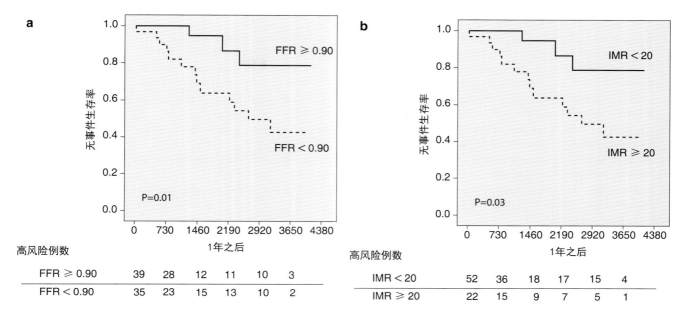

图 29.6 （a）Kaplan–Meier 生存曲线显示，基线冠状动脉血流储备分数（FFR）＜0.90 的患者其无死亡或再移植事件的生存率均较低；（b）Kaplan–Meier 生存曲线显示，微循环阻力指数（IMR）≥20 的患者在移植术后 1 年的无死亡或再移植事件的生存率较低

（高斯德　姚道阔　译）

参考文献

Fractional Flow Reserve (FFR) in Post-Percutaneous Coronary Intervention (PCI)

1. Kolh P, Windecker S, Alfonso F, Collet J-P, Cremer J, Falk V, et al. 2014 ESC/EACTS guidelines on myocardial revascularization the task force on myocardial revascularization of the European Society of Cardiology (ESC) and the European Association for Cardio-Thoracic Surgery (EACTS) developed with the special contribution of the European Association of Percutaneous Cardiovascular Interventions (EAPCI). Eur J Cardiothorac Surg. 2014; 46(4): 517−92.

2. Levine GN, Bates ER, Blankenship JC, Bailey SR, Bittl JA, Cercek B, et al. 2011 ACCF/AHA/SCAI guideline for percutaneous coronary intervention. A report of the American College of Cardiology Foundation/American Heart Association Task Force on Practice Guidelines and the Society for Cardiovascular Angiography and Interventions. J Am Coll Cardiol. 2011; 58(24): e44−122.

3. Leesar MA, Satran A, Yalamanchili V, Helmy T, Abdul-Waheed M, Wongpraparut N. The impact of fractional flow reserve measurement on clinical outcomes after transradial coronary stenting. EuroIntervention. 2011; 7(8): 917−23.

4. Pijls NHJ. Coronary pressure measurement after stenting predicts adverse events at follow-up: a multicenter registry. Circulation. 2002; 105(25): 2950−4.

5. Tonino PA, Johnson NP. Why is fractional flow reserve after percutaneous coronary intervention not always 1.0? JACC Cardiovasc Interv. 2016; 9(10): 1032−5.

6. Leesar MA. Baseline fractional flow reserve and stent diameter predict event rates after stenting: a further step, but still much to learn. JACC Cardiovasc Interv. 2009; 2(4): 364−5.

7. Agarwal SK, Kasula S, Hacioglu Y, Ahmed Z, Uretsky BF, Hakeem A. Utilizing post-intervention fractional flow reserve to optimize acute results and the relationship to long-term outcomes. JACC Cardiovasc Interv. 2016; 9(10): 1022−31.

FFR in Myocardial Bridge

8. Bourassa MG, Butnaru A, Lespérance J, Tardif J-C. Symptomatic myocardial bridges: overview of ischemic mechanisms and current diagnostic and treatment strategies. J Am Coll Cardiol. 2003; 41(3): 351−9.

9. Mookadam F, Green J, Holmes D, Moustafa SE, Rihal C. Clinical relevance of myocardial bridging severity: single center experience. Eur J Clin Investig. 2009; 39(2): 110−5.

10. Diefenbach C, Erbel R, Treese N, Bollenbach E, Meyer J. Incidence of myocardial bridges after adrenergic stimulation and decreasing afterload in patients with angina pectoris, but normal coronary arteries. Z Kardiol. 1994; 83(11): 809−15.

11. Escaned J, Cortés J, Flores A, Goicolea J, Alfonso F, Hernández R, et al. Importance of diastolic fractional flow reserve and dobutamine challenge in physiologic assessment of myocardial bridging. J Am Coll Cardiol. 2003; 42(2): 226−33.

12. Yoshino S, Cassar A, Matsuo Y, Herrmann J, Gulati R, Prasad A, et al. Fractional flow reserve with dobutamine challenge and coronary microvascular endothelial dysfunction in symptomatic myocardial bridging. Circ J. 2014; 78(3): 685−92.

FFR in Non-culprit Vessel

13. Grines CL, Cox DA, Stone GW, Garcia E, Mattos LA, Giambartolomei A, et al. Coronary angioplasty with or without stent implantation for acute

myocardial infarction. N Engl J Med. 1999; 341(26): 1949−56.

14. Sorajja P, Gersh BJ, Cox DA, McLaughlin MG, Zimetbaum P, Costantini C, et al. Impact of multivessel disease on reperfusion success and clinical outcomes in patients undergoing primary percutaneous coronary intervention for acute myocardial infarction. Eur Heart J. 2007; 28(14): 1709−16.

15. Kim DH, Burton JR, Fu Y, Lindholm L, Van de Werf F, Armstrong PW, et al. What is the frequency and functional and clinical significance of complex lesions in non-infarct-related arteries after fibrinolysis for acute ST-elevation myocardial infarction? Am Heart J. 2006; 151(3): 668−73.

16. Goldstein JA, Demetriou D, Grines CL, Pica M, Shoukfeh M, O'Neill WW. Multiple complex coronary plaques in patients with acute myocardial infarction. N Engl J Med. 2000; 343(13): 915−22.

17. Lee SG, Lee CW, Hong MK, Kim JJ, Park SW, Park SJ. Change of multiple complex coronary plaques in patients with acute myocardial infarction: a study with coronary angiography. Am Heart J. 2004; 147(2): 281−6.

18. Parodi G, Memisha G, Valenti R, Trapani M, Migliorini A, Santoro GM, et al. Five year outcome after primary coronary intervention for acute ST elevation myocardial infarction: results from a single centre experience. Heart. 2005; 91(12): 1541−4.

19. Nam CW, Hur SH, Cho YK, Park HS, Yoon HJ, Kim H, et al. Relation of fractional flow reserve after drug-eluting stent implantation to one-year outcomes. Am J Cardiol. 2011; 107(12): 1763−7.

FFR in In-Stent Restenosis

20. Tanaka N, Takazawa K, Shindo N, Kobayashi H, Teramoto T, Yamashita J, et al. Decrease of fractional flow reserve shortly after percutaneous coronary intervention. Circ J. 2006; 70: 1327−31.

21. Pijls NH, De Bruyne B, Peels K, Van Der Voort PH, Bonnier HJ, Bartunek JKJJ, Koolen JJ. Measurement of fractional flow reserve to assess the functional severity of coronary-artery stenoses. N Engl J Med. 1996; 334: 1703−8.

22. Lopez-Palop R, Pinar E, Lozano I, Saura D, Pico F, Valdes M. Utility of the fractional flow reserve in the evaluation of angiographically moderate in-stent restenosis. Eur Heart J. 2004; 25: 2040−7.

23. Nam CW, Rha SW, Koo BK. Usefulness of coronary pressure measurement for functional evaluation of drugeluting stent restenosis. Am J Cardiol. 2011; 107: 1783−6.

24. Yamashita J, Tanaka N, Fujita H. Usefulness of functional assessment in the treatment of patients with moderate angiographic paclitaxel-eluting stent restenosis. Circ J. 2013; 77: 1180−5.

FFR in Left Ventricular Hypertrophy

25. Ruilope LM, Schmieder RE. Left ventricular hypertrophy and clinical outcomes in hypertensive patients. Am J Hypertens. 2008; 21: 500−8.

26. Camici PG, Olivotto I, Rimoldi OE. The coronary circulation and blood flow in left ventricular hypertrophy. J Mol Cell Cardiol. 2012; 52: 857−64.

27. Lanza GA, Crea F. Primary coronary microvascular dysfunction: clinical presentation, pathophysiology, and management. Circulation. 2010; 121: 2317−25.

28. Marcus ML, Mueller TM, Gascho JA, Kerber RE. Effects of cardiac hypertrophy secondary to hypertension on coronary circulation. Am J Cardiol. 1979; 44: 1023−31.

29. Kenichi Tsujita K, Yamanaga K, Komura N. Impact of left ventricular hypertrophy on impaired coronary microvascular dysfunction. Int J Cardiol. 2015; 187: 411−3.

FFR in Post-heart Transplantation

30. Hosenpud JD, Bennett LE, Keck BM, Boucek MM, Novick RJ. The registry of the International Society for Heart and Lung Transplantation: eighteenth official report — 2001. J Heart Lung Transplant. 2001; 20: 805−15.

31. Fang JC, Rocco T, Jarcho J, Ganz P, Mudge GH. Noninvasive assessment of transplant-associated arteriosclerosis. Am Heart J. 1998; 135: 980−7.

32. Mehra MR, Ventura HO, Stapleton DD, et al. Presence of severe intimal thickening by intravascular ultrasonography predicts cardiac events in cardiac allograft vasculopathy. J Heart Lung Transplant. 1995; 14: 632−9.

33. Johnson NP, Tóth GG, Lai D, Zhu H, Açar G, Agostoni P, Appelman Y, Arslan F, Barbato E, Chen SL, Di Serafino L, Domínguez-Franco AJ, Dupouy P, Esen AM, Esen OB, Hamilos M, Iwasaki K, Jensen LO, Jiménez-Navarro MF, Katritsis DG, Kocaman SA, Koo BK, López-Palop R, Lorin JD, Miller LH, Muller O, Nam CW, Oud N, Puymirat E, Rieber J, Rioufol G, Rodés-Cabau J, Sedlis SP, Takeishi Y, Tonino PA, Van Belle E, Verna E, Werner GS, Fearon WF, Pijls NH, De Bruyne B, Gould KL. Prognostic value of fractional flow reserve: linking physiologic severity to clinical outcomes. J Am Coll Cardiol. 2014; 64: 1641−54.

34. Fearon WF, Nakamura M, Lee DP, Rezaee M, Vagelos RH, Hunt SA, Fitzgerald PJ, Yock PG, Yeung AC. Simultaneous assessment of fractional and coronary flow reserves in cardiac transplant recipients: physiologic investigation for transplant arteriopathy (PITA study). Circulation. 2003; 108: 1605−10.

35. Yang HM, Khush K, Luikart H, Okada K, Lim HS, Kobayashi Y, Honda Y, Yeung AC, Valantine H, Fearon WF. Invasive assessment of coronary physiology predicts late mortality after heart transplantation. Circulation. 2016; 133: 1945−50.

30 微循环的有创评估

Kyungil Park and Myeong-Ho Yoon

临床试验表明无论是否合并严重的心外膜冠状动脉血管病变，微血管病变是患者预后不良的独立预测指标[1-3]。然而，目前人冠状动脉微血管还未实现可视化。大多数用于评价微血管功能的参数依赖于量化的冠状动脉血流。多项使用有创技术评估冠状动脉生理学的研究已积累了大量数据，以更好地理解冠状动脉微血管功能障碍。

30.1 心肌梗死溶栓治疗心肌灌注分级（TMPG）

TMPG是一种广泛使用的评估冠心病冠状动脉血流的方法。在冠状动脉内注射造影剂后，远端毛细血管延迟充盈，这表明在心外膜冠状动脉区域心肌之间存在造影剂滞留。为了显示心肌染色，需保留一段比常规冠状动脉造影更长时间的电影记录。减少或消失的心肌灌注与持续的ST段抬高、更大的梗死面积、更高死亡率密切相关。表30.1为冠状动脉血流分级。

虽然TMPG广泛用于评估血管造影结果，但因其重复性差、半定量及主观性使得应用受限。此外，除了主观性之外，传统的血流分级系统是绝对的，也没有连续的反映冠状动脉血流的造影指标存在。

表30.1 心肌梗死溶栓心肌灌注分级

0级	无心肌染色、充盈显影
1级	少许心肌染色，没有造影剂清除（下一次注射前造影剂仍然存在）
2级	心肌染色清除缓慢，少量清除或至少3个心动周期不能清除
3级	心肌充盈、排空迅速，3个心动周期后只有少量染色存在

为了克服这些问题，心肌梗死溶栓（TIMI）治疗临床试验帧计数作为一种更加定量的指标评价冠状动脉血流[4]（图30.1～图30.7）。

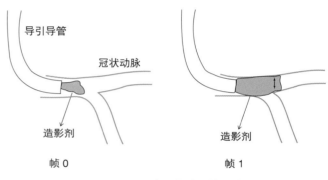

图30.1 心肌梗死溶栓帧计数第一帧的定义

30.2 TIMI帧计数（TFC）

TFC是一种简单的微循环临床工具，由C. Michael Gibson等[4]提出。定义为在罪犯血管中造影剂达到标准的远端冠状动脉标志所需的帧计数。TFC的第一帧是造影剂完全进入动脉的第一个计数帧（图30.1）[4]。最后一帧是造影剂远端血管标记显影的一帧。不需要远端分支的完全显影。该数字根据30帧/s的电影速度表示。因此，30帧计数意味着造影剂充盈动脉需要1 s。使用电子帧计数器计数TIMI血流帧数。

这些标志是：左前降支远端分叉、离冠状动脉口最远的左室侧壁动脉远端支回旋支以及左心室后支第一分支右冠状动脉[4]。临床上计算TFC时的常用体位包括：在右足位显示前降支和回旋支，在左头位展示右冠状动脉。

TIMI帧计数不受造影剂注射速度和导管型号的影响。然而，在正常和病变的冠状动脉，使用硝酸

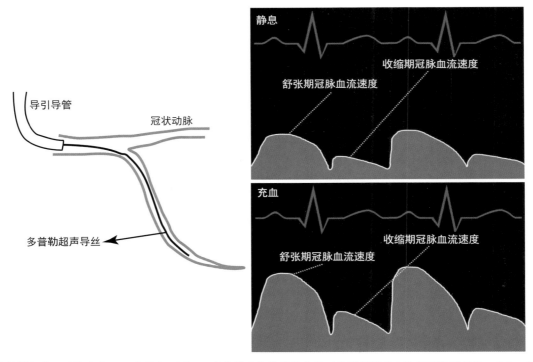

图30.2　多普勒超声导丝技术在CFR中的应用图示。充血状态与静息状态的平均峰值速度之比用于计算CFR。CFR，冠状动脉血流储备

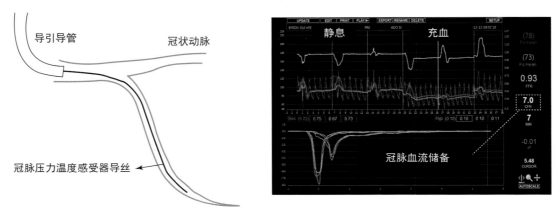

图30.3　热稀释技术测量冠状动脉血流储备（CFR）图示。静息时的平均传导时间为0.72 s（蓝色），充血时的平均传导时间为0.10 s（黄色）。CFR为7.0

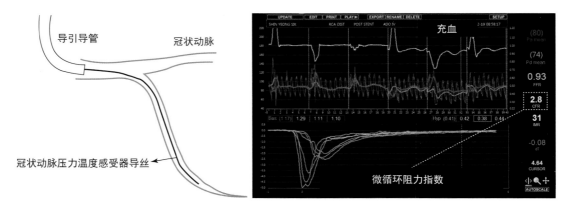

图30.4　热稀释技术测量IMR图示。充血时平均传导时间为0.41 s（黄色）。远端压力为74 mmHg（绿色）。IMR为31（=0.41×74）。在简化的形式下，假设冠状动脉血流量和心肌血流量相等，侧支流量的贡献可以忽略不计。IMR，微循环阻力指数

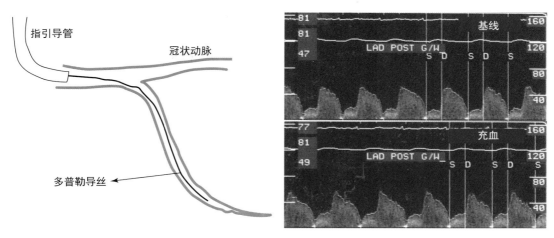

图30.5　一例48岁急性前壁心肌梗死女性患者。虽然CFR为1.37，相对较低，但有高基线和充血状态下平均峰值速度（APV）、下降的充血状态下微循环阻力指数和大于600 ms的舒张期减速时间（DDT）。基础APV为30 cm/s，收缩期APV为17 cm/s，DDT为712 ms；充血状态APV为41 cm/s，收缩期APV为18 cm/s，DDT为764 ms

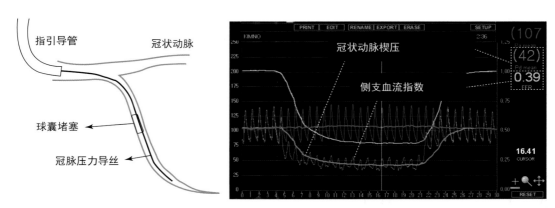

图30.6　冠状动脉楔压（Pcw）：球囊堵塞时远端冠状动脉压力。压力衍生侧支血流指数（CFI）：(Pcw–Pv)/(Pa–Pv)，简化为Pcw和Pa的比值。Pa，主动脉压

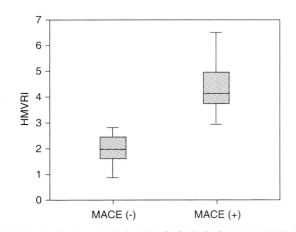

图30.7　有和无心血管主要不良事件患者HMVRI的比较。HMVRI充血状态微血管阻力指数，MACE主要心血管不良事件（来自Jin等[5]）

甘油会明显增加TIMI帧计数。此外，TIMI帧计数随着身高、动脉血压、年龄和性别而波动[6]。虽然注射机械力的影响小且不明显，但也可能影响TIMI帧计数。

30.2.1　校正TIMI帧计数（CTFC）

根据血管长度调整后的帧计数，定义为校正的TIMI帧计数。在校正的TIMI帧计数中，需要一个校正因子补偿左前降支相对于回旋支和右冠状动脉的长度。由于前降支平均长度较长，校正因子1.7被用来校正TIMI帧计数。CTFC是一种简单、客观的评价冠状动脉血流的连续指数，可广泛且廉价地应用。这项技术和多普勒导丝测量的CFR高度相关[7]。它还与体积流量和静息远端平均峰值速度相关[8]。

30.2.2　转换的TIMI帧计数

转换系数2.4、2和1.2可以分别用来转换12.5、15、25帧/s的电影速度，从而调节最初冠状动脉造影时30帧/s的速度。

30.3　冠状动脉血流储备（CFR）

CFR是冠状动脉血流增加的程度，可以用最大微血管扩张状态和基础状态微血管血流的比值表示。CFR可以用冠状动脉内多普勒导线技术或热稀释法测量。利用冠状动脉多普勒导丝技术，CFR可以用腺苷或其他药物诱发的最大充血状态下平均血流峰值流速（hAPV）和基础血流峰值流速（bAPV）的比值（hAPV/bAPV）测量（图30.2）。

此外，采用热稀释技术可以用带导丝的单根压力温度传感器测量冠状动脉压力，同时估算冠状动脉血流量[9, 10]。CFR的测量方法：在冠状动脉内连续注射3 ml室温生理盐水3次（3 ml/s），测量基础状态的冠状动脉血流。然后诱发冠状动脉最大充血状态，另外在冠状动脉注入3次3 ml的室温生理盐水，测定冠状动脉血流峰值，以峰值平均传导时间为指标。这种方法可以检测室温生理盐水注入冠状动脉的平均传导时间（Tmn），并且与冠状动脉绝对血流呈负相关[11]。最大充血状态和基础状态平均传导时间的比值为CFR（图30.3）。在实验模型和人体试验研究中，基于热稀释法的CFR都与多普勒导丝法检测的CFR有很好的相关性[9, 10]。CFR小于2.5是不正常的[12, 13]。

CFR代表整个冠状动脉系统，包括心外膜动脉和微循环。正常CFR表明心外膜和最小可达的微血管床阻力低且正常。然而，当CFR不正常时，其无法区别冠状动脉血管哪一部位异常。此外，CFR在很大程度上受与心率、前负荷、收缩性以及PCI治疗后相关的基础冠状动脉血流速度（CFV）影响[14, 15]。因此，用CFR评价微循环有其局限性。

30.4　微循环阻力指数（IMR）

随着最近的技术进步，使用相同的压力导丝以这种热稀释法计算IMR，可以测量冠状动脉微循环。利用该导丝和优化软件，可以计算经冠状动脉内注射的室温生理盐水的Tmn。研究结果表明，Tmn与绝对流量呈负相关。一根0.014英寸的冠状动脉温度和压力感受器导丝（美国圣犹大医疗公司）用来进行压力记录。它与导引导管内主动脉压力均衡。尖端的压力传感器穿过支架段罪犯血管的中远端部分。在简化形式中，假设冠状动脉血流和心肌血流量相等并且侧支血流的贡献可忽略不计，则IMR为平均远端冠状动脉压力乘以热稀释衍生的充血性Tmn（图30.4）[11]。

在试验研究和临床应用中，IMR是一种经过充分验证的反映微血管功能的工具。与CFR相比，IMR极少受心外膜疾病和血液动力学变化的影响[15]。IMR与3个月超声心动图室壁运动评分（WMS）显著相关（$r = 0.59$，$P = 0.002$）。与IMR ≤ 32 U组患者相比，IMR>32 U组患者随访3个月有更低的WMS[16]。IMR与局部心肌氟脱氧葡萄糖（FDG）摄取显著相关（$r = -0.738$，$P<0.001$），且与心室前壁WMS的百分比变化显著相关（$r = -0.464$，$P = 0.003$）[17]。IMR>40患者的1年主要终点事件的发生率明显高于IMR ≤ 40的患者（17.1% vs. 6.6%，$P = 0.027$）。IMR>40与高死亡率或心力衰竭再入院风险有关[危险比（HR）为2.1，$P = 0.034$]，与死亡有关（$HR = 3.95$，$P = 0.028$）[18]。

在存在严重心外膜冠状动脉血管狭窄的情况下，心肌血流是冠状动脉和侧支血流的集合[19]。如果未校正侧支血流量，将会高估IMR。因此，为了计算真实的IMR，已开发了一个更复杂的公式，包括以冠状动脉楔压测量侧支压力[19]。因此，在阻塞的冠状动脉中测量IMR时，冠状动脉楔压（Pcw）和静脉压（Pv）应该被用于估计IMR，计算公式如下：

$$校正IMR = [(Pa-Pv) \times Tmn] \times [(Pd-Pcw)/(Pa-Pcw)]$$

当无法获得冠状动脉楔压和静脉压时，可以用以下公式估算IMR[19]：

$$IMR = Pa \times Tmn \times FFRcor$$

其中，FFR cor = 1.34 × FFR−0.32。

30.5　阶段性冠状动脉血流速度模式（CFV模式）

根据CFV模式可以更加定量地评估微血管损伤。使用一根0.014英寸的冠状动脉内多普勒导丝测量冠状动脉血流速度。通过使用速度计的快速傅里叶变换，实时进行多普勒信号的频率分析，同时连续监测ECG和血压。一旦获得基线流速数据，可通过冠状动脉内给予12 ～ 18 μg腺苷获得充血期数据。相位模式下冠状动脉内多普勒导丝测量的冠状动脉血流也与心肌损伤有关，因为当心肌微血管受损时微血管池减少，且可以反映到CFV模式。

在严重透壁性心肌梗死的患者中，微血管解剖完整性丧失[20,21]，将严重影响CFV模式。在AMI的PCI治疗时，许多机制可能会导致冠状动脉微循环不足，如氧自由基损伤钙超载、微血管痉挛、微血管中性粒细胞堵塞、血栓的扩散和病变中崩解的动脉粥样化的内容物移至冠状动脉血管的远端引起冠状动脉微血管组织水肿或栓塞[20,22-24]。这些现象导致梗死相关动脉的血管池减少和梗死相关心肌的微血管系统减少。因此，可以降低收缩期冠状动脉血流速度或发生早期收缩期逆转流动迅速降低舒张期血流速度。该方法受到实质性变异的限制。

30.6 冠状动脉侧支血流指数或冠状动脉楔压

通过同时测量平均主动脉压、球囊堵塞期间的平均远端冠状动脉压和平均中心静脉压确定冠状动脉侧支血流指数（CFI）（图30.6）[25]。考虑静脉压通过压力计算的CFI，根据以下公式计算CFI：CFI =（Pw-Pv）/（Pa-Pv），其中Pv是理想状态下从右心房测量的静脉压，Pa是从导引导管中测量的主动脉压。

冠状动脉楔压是球囊堵塞期间的远端冠状动脉压，可以通过压力导丝测量。冠状动脉楔压也可以在PCI治疗期间测量，并且在微血管功能障碍或损伤时升高。

CFI或冠状动脉楔压与左心室壁运动变化和最终壁运动评分指数密切相关[26,27]。CFI也受到侧支血流量和前负荷的影响，但目前尚无相关临床数据公布。

30.7 充血性微血管阻力指数（HMVRI）

使用压力导丝，HMVRI为最大充血状态下远端冠状动脉压力和远端冠状动脉最小速度（平均峰值速度）的比值。用由压力传感器和温度传感器的双传感器组成Combo导丝同时测量。将导线的尖端放置在罪犯病变部位的远端，以评估整个缺血区域的微血管功能。在心导管实验室，HMVRI能够在直接行PCI治疗后立即区分非透壁型和透壁型心肌梗死[28]。并且在ST段抬高型心肌梗死患者直接行PCI治疗后立即测量的HMVRI与随访6个月时的左心室壁运动和心脏PET中的FDG摄取率有关[27]。最近研究发现，与没有心血管事件的STEMI患者比较，有心血管事件的STEMI患者直接行PCI术后即刻使用多普勒超声导丝测量的HMVRI更高（图30.7）[5]。

（公绪合 梁思文 译）

参考文献

1. Fearon WF, Balsam LB, Farouque HM, Caffarelli AD, Robbins RC, Fitzgerald PJ, Yock PG, Yeung AC. Novel index for invasively assessing the coronary microcirculation. Circulation. 2003; 107: 3129–32.

2. Rosenblum WI, El-Sabban F. Platelet aggregation in the cerebral microcirculation: effect of aspirin and other agents. Circ Res. 1977; 40: 320–8.

3. Wu Z, Ye F, You W, Zhang J, Xie D, Chen S. Microcirculatory significance of periprocedural myocardial necrosis after percutaneous coronary intervention assessed by the index of microcirculatory resistance. Int J Cardiovasc Imaging. 2014; 30: 995–1002.

4. Gibson CM, Cannon CP, Daley WL, Dodge JT, Alexander B, Marble SJ, McCabe CH, Raymond L, Fortin T, Poole WK, Braunwald E. TIMI frame count: a quantitative method of assessing coronary artery flow. Circulation. 1996; 93: 879–88.

5. Jin X, Yoon MH, Seo KW, Tahk SJ, Lim HS, Yang HM, Choi BJ, Choi SY, Hwang GS, Shin JH, Park JS. Usefulness of hyperemic microvascular resistance index as a predictor of clinical outcomes in patients with ST-segment elevation myocardial infarction. Korean Circ J. 2015; 45: 194–201.

6. Faile B, Guzzo J, Tate D, et al. Effect of sex, hemodynamics, body size, and other clinical variables on the corrected thrombolysis in myocardial infarction frame count used as an assessment of coronary blood flow. Am Heart J. 2000; 140: 308–14.

7. Manginas A, Gatzov P, Chasikidis C, Voudris V, Pavlides G, Cokkinos DV. Estimation of coronary flow reserve using the thrombolysis in myocardial infarction (TIMI) frame count method. Am J Cardiol. 2000; 83: 1562–5.

8. Stankovic G, Manginas A, Voudris V, Pavlides G, Athanassopoulos G, Ostojic M, Cokkinos DV. Prediction of restenosis after coronary angioplasty by use of a new index: TIMI frame count/minimal luminal diameter ratio. Circulation. 2000; 101: 962–8.

9. De Bruyne B, Pijls NH, Smith L, Wievegg M, Heyndrickx GR. Coronary thermodilution to assess flow reserve: experimental validation. Circulation. 2001; 104: 2003–6.

10. Pijls NH, De Bruyne B, Smith L, Aarnoudse W, Barbato E, Bartunek J, Bech GJ, Van De Vosse F. Coronary thermodilution to assess flow reserve: validation in humans. Circulation. 2002; 105: 2482–6.

11. Fearon WF, Balsam LB, Farouque HM, Caffarelli AD, Robbins RC, Fitzgerald PJ, Yock PG, Yeung AC. Novel index for invasively assessing the coronary microcirculation. Circulation. 2003; 107: 3129–32.

12. Reis SE, Holubkov R, Conrad Smith AJ, Kelsey SF, Sharaf BL, Reichek N, Rogers WJ, Merz CN, Sopko G, Pepine CJ, WISE Investigators.

Coronary microvascular dysfunction is highly prevalent in women with chest pain in the absence of coronary artery disease: results from the NHLBI WISE study. Am Heart J. 2001; 141: 735−41.

13. Serruys PW, di Mario C, Piek J, Schroeder E, Vrints C, Probst P, de Bruyne B, Hanet C, Fleck E, Haude M, Verna E, Voudris V, Geschwind H, Emanuelsson H, Mühlberger V, Danzi G, Peels HO, Ford AJ Jr, Boersma E. Prognostic value of intracoronary flow velocity and diameter stenosis in assessing the short- and long-term outcomes of coronary balloon angioplasty: the DEBATE study (Doppler endpoints balloon angioplasty trial Europe). Circulation. 1997; 96: 3369−77.

14. Leung DY, Leung M. Non-invasive/invasive imaging: significance and assessment of coronary microvascular dysfunction. Heart. 2011; 97: 587−95.

15. Ng MK, Yeung AC, Fearon WF. Invasive assessment of the coronary microcirculation: superior reproducibility and less hemodynamic dependence of index of microcirculatory resistance compared with coronary flow reserve. Circulation. 2006; 113: 2054−61.

16. Fearon WF, Shah M, Ng M, Brinton T, Wilson A, Tremmel JA, Schnittger I, Lee DP, Vagelos RH, Fitzgerald PJ, Yock PG, Yeung AC. Predictive value of the index of microcirculatory resistance in patients with ST-segment elevation myocardial infarction. J Am Coll Cardiol. 2008; 51: 560−5.

17. Lim HS, Yoon MH, Tahk SJ, Yang HM, Choi BJ, Choi SY, Sheen SS, Hwang GS, Kang SJ, Shin JH. Usefulness of the index of microcirculatory resistance for invasively assessing myocardial viability immediately after primary angioplasty for anterior myocardial infarction. Eur Heart J. 2009; 30: 2854−60.

18. Fearon WF, Low AF, Yong AS, et al. Prognostic value of the index of microcirculatory resistance measured after primary percutaneous coronary intervention. Circulation. 2013; 127: 2436−41.

19. Yong AS, Layland J, Fearon WF, Ho M, Shah MG, Daniels D, Whitbourn R, Macisaac A, Kritharides L, Wilson A, Ng MK. Calculation of the index of microcirculatory resistance without coronary wedge pressure measurement in the presence of epicardial stenosis. JACC Cardiovasc Interv. 2013; 6: 53−8.

20. Kloner RA, Ganote CE, Jennings RB. The "no-reflow" phenomenon after temporary coronary occlusion in the dog. J Clin Invest. 1974; 54: 1496−508.

21. Van't Hof AWJ, Liem A, Suryapranata H, Hoorntje JC, de Boer MJ, Zijlstra F. Angiographic assessment of myocardial reperfusion in patients treated with primary angioplasty for acute myocardial infarction: myocardial blush grade. Circulation. 1998; 97: 2302−6.

22. Antoniucci D, Valenti R, Migliorini A, Moschi G, Bolognese L, Cerisano G, Buonamici P, Santoro GM. Direct infarct artery stenting without predilation and no-reflow in patients with acute myocardial infarction. Am Heart J. 2001; 142: 684−90.

23. Grech ED, Dodd NJF, Jackson MJ, Morrison WL, Faragher EB, Ramsdale DR. Evidence for free radical generation after primary percutaneous transluminal coronary angioplasty recanalization in acute myocardial infarction. Am J Cardiol. 1996; 77: 122−7.

24. Tanaka A, Kawarabayashi T, Nishibori Y, Sano T, Nishida Y, Fukuda D, Shimada K, Yoshikawa J. No-reflow phenomenon and lesion morphology in patients with acute myocardial infarction. Circulation. 2002; 105: 2148−52.

25. Seiler C, Fleisch M, Garachemani A, Meier B. Coronary collateral quantitation in patients with coronary artery disease using intravascular flow velocity or pressure measurements. J Am Coll Cardiol. 1998; 32: 1272−9.

26. Yamamoto K, Ito H, Iwakura K, et al. Pressure-derived collateral flow index as a parameter of microvascular dysfunction in acute myocardial infarction. J Am Coll Cardiol. 2001; 38: 1383−9.

27. Yoon MH, Tahk SJ, Yang HM, et al. Comparison of accuracy in the prediction of left ventricular wall motion changes between invasively assessed microvascular integrity indexes and fluorine-18 fluorodeoxyglucose positron emission tomography in patients with ST-elevation myocardial infarction. Am J Cardiol. 2008; 102: 129−34.

28. Kitabata H, Imanishi T, Kubo T, et al. Coronary microvascular resistance index immediately after primary percutaneous coronary intervention as a predictor of the transmural extent of infarction in patients with ST-segment elevation anterior acute myocardial infarction. JACC Cardiovasc Imaging. 2009; 2: 263−72.

31 无创评估心肌缺血

Jin-Ho Choi, Ki-Hyun Jeon, and Hyung-Yoon Kim

31.1 无创评估的必要性

尽管侵入性生理性检测技术和设备非常先进，但无创生理评估仍然存在极大的临床需求。首先，对生理学参数的间接评估基于对冠状动脉病理生理学的深刻理解和冠状动脉生理学的精确建模。例如，血流储备分数（FFR）的计算模型高度依赖冠状动脉循环的精确建模。第二，在有创生理评估受限的情况下，无创评估能够进行大量或群体的冠状动脉生理学研究。第三，在将患者送入导管室之前进行无创性生理评估，可能会发现有创冠状动脉造影或生理学检查无法获益的患者，并减少不必要的手术操作。最后，使用无创技术替代有创性生理评估可以大大减轻医疗费用负担。

冠状动脉CT血管造影（CCTA）是描绘冠状动脉解剖结构最佳的无创方法。然而，解剖学狭窄并不是生理学严重程度的良好预测因素，经常低估或高估冠状动脉狭窄的生理学严重程度。FFR<0.80是被广泛接受的、有生理学意义评估冠状动脉狭窄的"金标准"，可引起心肌缺血，在冠状动脉狭窄≥50%的严重狭窄血管中不到一半的血管被检出FFR<0.8，并且发现解剖狭窄与生理严重程度之间的不一致性高达40%[1, 2]。冠状动脉的主要作用是提供足够含有心肌所需的氧气或葡萄糖等重要物质的血液。因此，心肌供血不足可通过心肌灌注减少、压力梯度降低或狭窄处的动脉血流或最小管腔面积的相对比例定义，最小管腔面积反映了缺血心肌质量的最大供血量。这些内容构成了无创评估心肌缺血的原理（图31.1）。

31.2 灌注CT

灌注成像的强度可以反映心肌代谢所依赖的心肌血流。灌注磁共振与核灌注成像或心脏磁共振成像（CMR）使用相同内容。利用心肌和左心室收缩功能或时间衰减曲线可以计算区域心肌灌注的程度或与其他区域心肌灌注进行比较。在完整的心动周期（动态灌注成像）或快速成像（静态灌注成像）进行灌注成像。配备双能量源的扫描仪可用于灌注成像，并且主要用于静态灌注成像（图31.2）。灌注CT在预测功能性显著狭窄方面的性能被认为与核灌注成像、负荷CMR或负荷超声心动图相似，并且正通过FFR进行验证[3-5]。标准冠状动脉造影可以与灌注成像一起完成，从而使心脏功能评估和冠状动脉解剖学评估能够同时进行。因此，灌注CT结合CCTA可用为一站式成像模式在一次治疗中同时评估

心肌压力灌注　　计算流体动力学　　腔内衰减梯度　　狭窄血管供血心肌的质量　　不良斑块特点

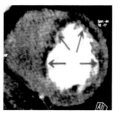

压力

正常　梯度

严重狭窄　梯度

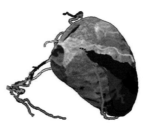

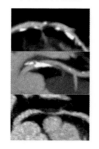

图31.1　无创评估心肌缺血的内容

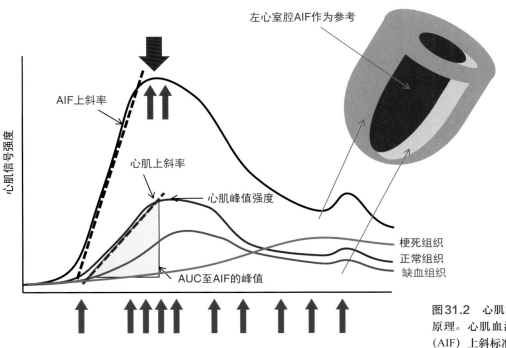

图31.2　心肌灌注计算机断层扫描（CT）的原理。心肌血流之间的差异与动脉输入函数（AIF）上斜标准化的上斜率、心肌信号强度直至 AIF 峰值的曲线下面积（AUC）或心肌峰值信号强度相关。正常组织和缺血组织的差异被在灌注缺损成像上显示（红色箭头直线）

解剖和功能性狭窄[6]。

31.2.1　灌注 CT 成像的技术特点

使用药物应激诱发冠状动脉充血，静脉注射腺苷被广泛使用，2 min 或 3 min 连续注射，剂量为 140 μg/（kg·min）。瑞加德松比腺苷的血浆半衰期更长，并且是单药给药。它也是一种选择性腺苷 2A 受体激动剂，可用于哮喘或呼吸系统疾病。而心肌 β_1 受体激动剂多巴酚丁胺或腺苷受体阻滞剂双嘧达莫已不常用（表31.1）。

表 31.1　心肌灌注 CT 的负荷方法

项目	优点	缺点
运动	最符合生理	运动伪影→不适用于 CT 或 MR
	费用最少	体力依赖性
腺苷	目前公认的标准	潜在支气管痉挛风险（对慢性阻塞性肺疾病、哮喘、咖啡因使用者不利）
		心动过速、房室传导阻滞
双嘧达莫	便宜	作用时间长
		心动过速、房室传导阻滞
		可能需要氨茶碱
瑞加德松，比诺地松	弹丸式注射	价格昂贵
	在 COPD，哮喘患者中很少副作用	作用时间长
		心动过速

（续表）

项目	优点	缺点
多巴酚丁胺	符合生理	较低的灵敏性/特异性 心动过速 可以引起心肌缺血

静态或快速灌注CT可以同时评估心肌收缩分布，并且与动态灌注CT相比其射线暴露较少。动态灌注CT可以通过复杂的数学建模直接定量心肌血流量（MBF）、心肌血容量和心肌血流储备（表31.2）。在诊断效能方面，静态灌注CT的灵敏度为0.85（95% CI：0.70～0.93），特异度为0.81（95% CI：0.59～0.93），曲线下面积为0.90（95% CI：0.87～0.92）[7]。最新的动态灌注CT的诊断效能与CMR相当（表31.3）[8-20]。与灌注MR相比，灌注CT更适合进行心肌血流的定量。基于核灌注研究，静息心肌血流量的标准值为0.9 ml/（μg·min）。据报道，灌注CT提示有血流动力学狭窄的临界值为0.75～0.78 ml/（μg·min）[16]。

表 31.2　心肌灌注计算机断层扫描（CT）技术

项目	优点	缺点
静态灌注CT	• 适用于大多数CT扫描 • 适用于标准的冠状动脉CT血管造影 • 辐射最低（1～3 mSv） • 心肌透壁灌注率（TRP）	• 受图像采集时间影响很大 • 可能需要多层面重建以减少伪影（射束硬化、运动、部分扫描伪影） • 需要特殊的扫描仪（256层或320层，或128层定量血流分析）
动态灌注CT	• 不易受伪影影响 • 定量血流分析（心肌血流量或血流储备）	• 高辐射（>10 mSv） • 轴向覆盖可能不足 • 需要分开的冠状动脉CT血管造影 • 有限的临床数据
双能量灌注CT	• 碘分布图→更好的组织分辨力 • 定量心肌血池	• 受图像采集时间影响 • 需要标准化的碘谱解释 • 大多是静态灌注CT

31.3　血流储备分数（FFR）的计算模拟

在大多数活动中，一般需要将心肌血流量需要增加至2～3倍以达到相匹配的心输出量。冠状动脉微血管是冠状动脉循环中阻力或压力下降最多的血管。心肌血流量的增加主要受微血管阻力降低的控制。因此，显著的心外膜冠状动脉功能性狭窄可被定义为诱导阻力血管在最大充血状态下血流量未能增加。FFR被定义为最大充血状态下通过冠状动脉狭窄段的血流量与假设无狭窄情况下血流量的比值。压力下降超过20%或FFR ≤ 0.8是血管特异性生理学意义且可导致心肌缺血的冠状动脉狭窄的"金标准"。

FFR在有创心导管术中进行测量，需要一根压力导丝通过血管狭窄处，可能存在测量不稳定和信号移位。压力导丝放在狭窄周边或压力恢复区附近可能导致高估FFR。无创FFR检测可避免这些操作流程缺陷和压力导丝、有创心导管术的费用，极有

表 31.3　灌注 CT 的诊断效能

文献	技术（扫描仪）	样本量 N	观察指标	狭窄（%）	灵敏度（%）	特异度（%）	阴性预测值（%）	阳性预测值（%）	分析依据
Rocha-Filho et al. [8]	静态（64层双源CT）	35	ICA	50	91	91	86	93	血管
Feuchtner et al. [9]	静态（128层双源CT）	25	ICA	70	91	78	53	97	血管
Nasis et al. [10]	静态（320多排CT）	20	SPECT/ICA	70	100	74	97	100	血管
Carrascosa et al. [11]	静态，快速的kV开关转换	25	SPECT	50	94	98	94	98	血管/周边区域
Magalhaes et al. [12]	静态（320多排CT）	381	ICA+SPECT，MR	70	79	91	73	93	血管
Huber et al. [13]	静态（256多排CT）	32	ICA	—	73	95	—	—	血管
Rossi et al. [14]	动态（128层双源CT）	80	ICA	50	98	96	98	96	区域
Bamberg et al. [15]	动态（128层双源CT）	33	FFR	50	58	86	87	55	血管
Bamberg et al. [16]	动态（128层双源CT）	31	心脏MR	—	76	100	90	100	血管
Ko et al. [17]	动态（64层双源CT）	45	ICA	50	78	75	91	51	血管/周边
Wang et al. [18]	动态（128层双源CT）	30	ICA/SPECT	50	88	90	98	77	血管
Kim et al. [19]	动态（128层双源CT）	50	心脏MR	—	93	87	75	97	血管
Wichmann et al. [20]	动态（128层双源CT）	71	目测评估	50	100	75	100	92	血管
					93	86	88	91	血管
					90	81	58	97	血管/周边
					77	94	53	98	血管/周边
					100	88	100	43	周边

注：CT，计算机断层扫描；ICA，有创冠状动脉造影；SPECT，单光子发射计算机断层扫描；MR，磁共振；FFR，血流储备分数

价值。

31.3.1 模拟FFR的计算

与其他流体系统相似，心血管系统中的血流也遵循质量守恒、动量守恒和能量守恒物理定律。因此，其可以通过数学模型计算。对于患者特定的冠状动脉循环，基于计算流体动力学的、可以计算复杂流动模式的三维数值模型较应用于大血管的零维模型或集总参数模型更为可取。FFR计算是基于区域物理几何学、边界条件（即该区域边界的行为和性质）及该区域流体的物理规律推导。

FFR可被描述为在最大充血状态下跨越血管狭窄段的压力梯度。解剖狭窄、心肌质量和微血管阻力构成FFR值，可以根据患者特定的复杂冠状动脉解剖模型、血管特异性心肌质量和微血管阻力确定FFR临界值[21-22]。CT图像可提供患者特定的局部几何解剖模型、个体冠状动脉形态和体积以及心肌质量。根据这些数据，通过使用异速生长标度法可以计算心输出量和基线冠状动脉血流量[23-25]。这种计算方法源于一个通用模型，该模型描述了通过空间填充分形分支网络传输基本材料，并基于形式-功能关系[26]。直径-流量关系根据默里定律[27]和泊肃叶方程确定，它考虑了内皮表面的剪切应力和重塑以维持体内平衡[28]。形态测定法也适用于获得冠状动脉分支引起的流动的生理学阻力[29]。基线和最大充血期间的微血管阻力，这是FFR测量的基础，可以根据腺苷对整体人群冠状动脉血流影响的数据获得[30]（图31.3）。

31.3.2 计算FFR的临床结果

包括DISCOVER-FLOW[31]、DeFACTO[32]和NXT[33]在内的标志性试验证实，FFR-CT是一种专有的计算FFR，在鉴别中度冠状动脉狭窄患者缺血时具有很高的诊断性能。NXT试验报道，FFR-CT诊断冠状动脉中度狭窄患者发生缺血（定义为有创检查FFR < 0.80）的灵敏度和阴性预测值分别为80%和92%[33]。最近一项基于833例患者1 377个血管的FFR-CT的meta分析发现FFR-CT识别缺血性血管有中等程度的诊断效能，灵敏度为84%，特异为76%[34]（表31.4）。PLATFORM研究表明冠状动脉CT血管成像和FFR-CT联合应用获得的临床结果可以媲美有创FFR检查，并能够降低33%的费用[35]。因此，FFR-CT可以有效地识别导致心肌缺

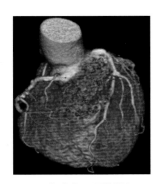

冠状动脉CT原始数据

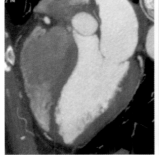 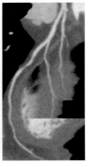

患者特异性心肌和冠状动脉树的分段

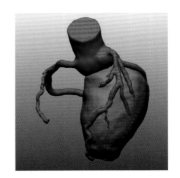

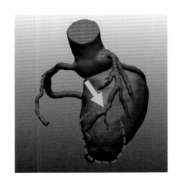

计算血管特异性心肌质量

$$\frac{\partial \vec{U}}{\partial t} + (\vec{U} \cdot \nabla)\vec{U} - \upsilon\nabla^2\vec{U} = -\frac{1}{\rho}\nabla P$$

应用虚拟充血并进行计算血流动力学

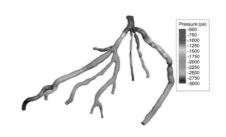

计算FFR

图31.3 计算血流储备分数（FFR）的概念

表 31.4 计算 FFR 无创检查结果

文献	技术	血管数目 N	灵敏度（%）	特异度（%）	阳性预测值（%）	阴性预测值（%）	准确度（%）	每根血管的曲线下面积	与FFR比较的相关系数	计算时间
FFR-CT, DISCOVER-FLOW, Koo et al.[31]	Heartflow ver 1.0	159	88	82	74	92	84	0.9	0.72	小时，非现场
FFR-CT, DeFACTO, Min et al.[32]	Heartflow ver 1.2	408	80	63	56	84	84	0.69	0.81	小时，非现场
FFR-CT, NXT, Norgaard et al.[33]	Heartflow ver 1.4	484	84	87	62	95	86	0.93	0.82	小时，非现场
FFR-CT, Kim et al.[19]	Heartflow ver 1.2	48	85	57	83	62	77	—	0.6	小时，非现场
cFFR	Siemens cFFR ver 1.4	67	85	85	71	93	85	0.92	0.66	<1 h，独立
cFFR	Siemens cFFR ver 1.4	189	88	65	65	88	75	0.83	0.59	<1 h，独立
cFFR	Siemens cFFR ver 1.7	23	83	76	56	93	78	—	0.77	<1 h，独立
汇总分析	—	1 330	84	76	63	91	79	0.86	—	—

显示每个血管的数据

血的临界病变，还可以避免不必要的冠状动脉粥样硬化和有创 FFR 检查。

31.4 冠状动脉管腔内造影剂衰减梯度分析

31.4.1 冠状动脉管腔内造影剂衰减梯度（TAG）和校正的管腔内对比度衰减梯度（CCO）

标准冠状动脉 CT 图像是由血流驱动的血管内造影的动态转移的快照。因此，冠状动脉 CT 不仅仅是简单的静态解剖成像，也包含了冠状动脉血流动力学的信息。冠状动脉内造影剂的充盈受到通过冠状动脉入口的输入功能和血液流速的控制。基于这种直观的概念，冠状动脉管腔内衰减梯度（TAG）定义为沿血管轴的冠状动脉内衰减的差异，反映了对比动力学，并且可以从常规冠状动脉 CT 血管成像中轻松获得，无需额外的辐射或长时间计算[36]。TAG 在理论上取决于 Z 轴覆盖的时间均匀性和足够的对比度增强曲线（图 31.4）。TAG 已经被在动物和人类研究中验证，也显示了解剖和功能性狭窄的相关性较差[37-42]。已经提出通过降低主动脉密度差［校正的管腔内对比度衰减梯度（CCO）］或排除由支架或钙化段引起的非线性值校正 TAG，但结果喜忧参半[38, 42, 43]。由于冠状动脉 CT 图像是冠状动脉内实时变化造影剂团对流的快照，因此 TAG 代表造影剂浓度沿血管轴的空间分散情况。因此，考虑到解剖学狭窄、FFR 和冠状动脉血流储备（CFR）之间众所周知的不一致性，TAG 与解剖或功能性狭窄之间的不一致不足为奇。

31.4.2 管腔内衰减血流编码

基于左心室腔与心肌增强动力学比较的灌注扫描心肌血流评估原理可应用于标准冠状动脉 CT 血管成像数据的修正[44, 45]。该概念使得能够根据造影剂密度的时间依赖性变化计算冠状动脉血流量，作为对比队列的输入函数，造影剂填充动脉容量反映血流速度的管腔内对比度梯度。所有这些输入参数都可以轻松且快速地从目前常规 CT 中获得[46]。基于这个概念，Lardo 等[47]报道了一种完美的工程解决方案，并将其命名为管腔内衰减流量编码（TAFE，图 31.5）。冠状动脉 CT 图像是冠状动脉内造影剂实时流动的快照。因此，TAG 代表了造影剂浓度沿血管轴的空间分散水平。利用来自动脉输入功能的附

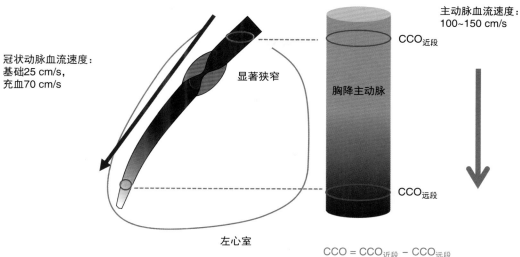

图31.4 冠状动脉管腔内造影剂衰减梯度（TAG）和校正的冠状动脉管腔内对比度衰减梯度（CCO）的概念

$$TAG = (HU_{近段} - HU_{远段}) / 长度$$
$$= (HU_{近段} - HU_{远段}) / (速度 × 时间)$$

$$CCO = CCO_{近段} - CCO_{远段}$$

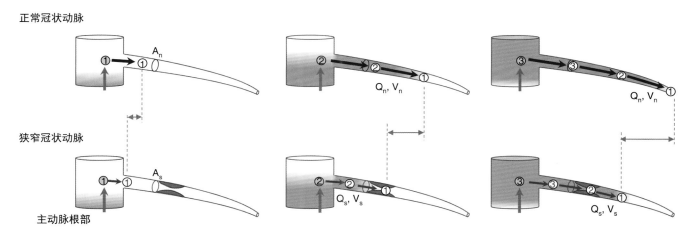

图31.5 管腔内衰减血流编码（TAFE）。动脉输入功能（AIF，黄色箭头）的增加将时间域添加到TAG（= ΔHU/动脉长度），并且能够计算血管特异性冠状动脉血流。与正常动脉相比，狭窄动脉的流速较低。圆圈中的数字代表时间点

加数据，TAFE公式将TAG的空间分散解码为血管特异性冠状动脉血流量的时间分散。在动物模型中，TAFE与心肌血流量（MBF）表现出极好的相关性，这需要在人体研究中进行验证。

31.5 冠状动脉狭窄及供应的心肌质量

FFR是最大充血状态下跨过狭窄段的平均压力梯度。影响FFR值的主要成分包括解剖学狭窄、心肌质量和微血管阻力[21]。解剖学测量的主要未知因素是心肌质量和微血管阻力。因此，可以通过增加下游心肌质量解决供血动脉的解剖狭窄，从而减少

解剖学-生理学的不一致性（图31.6）。基于流体连续性原理，狭窄血管的功能严重程度与动脉管腔面积或供应血管直径表示的心肌质量及供血量之比成比例增加[48, 49]。在人体血管树和其于在分支血管的层次分形网络中高效地提供氧等物质在生物体的机制中起着关键作用的心肌组织结构中，考虑到效率或最小能量损失概念的原理[50]。

已经在生命科学中广泛使用的两个数学原理可用于计算血管尺寸与对向心肌质量之间的关系（表31.5）。维诺图基于血管和心肌发生的几何学特征。异速生长标度法是生命科学中的大小、功能和能量消耗之间一个简单且普遍观察到的对数关系[26]。描

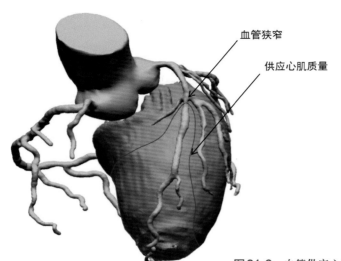

血管狭窄

供应心肌质量

图31.6 血管供应心肌质量的概念

述结构和功能之间收缩舒张功能的树冠模型已经在动物和人类研究中进行了理论和实验验证[51, 52]。在临床研究中，对于血管大小与对侧心肌质量之间的关系，泰森多边形和异速生长法研究则显示出相同的结果（表31.6）[53, 54]。

表 31.5 血管直径和供应心肌质量关系的数学原理

方法	原理	计算公式
维诺图	几何和数学	$Rk = \{x \in X / d(x, Pk) \leq d(x, Pj) \text{ for all } j \neq k\}$
异速生长标度法	生命科学中对数关系的假设	$Y = K Xb^a$ or $\log(Y) = a \log(X) + \log K$

表 31.6 功能性显著狭窄血管供应心肌质量血管直径的检测结果

文献	技术	血管数目（N）	观察指标	参考值	灵敏度（%）	特异度（%）	阳性预测值（%）	阴性预测值（%）	准确度（%）	每支血管的曲线下面积	与FFR比较的相关系数
Kim et al.[53]	异速生长标度法	724	心肌质量、冠状动脉造影最小管腔直径	FFR ≤ 0.80	78	72	75	75	75	0.84	0.61
Kang et al.[54]	维诺图	103	心肌质量、IVUS最小管腔面积	FFR ≤ 0.80	88	90	86	92	90	0.94	0.78

注：显示每支血管的数据。FFR，血流储备分数

特定冠状动脉供应的心肌质量这一概念可以延伸到除了血管对应的缺血外，并且可以导致心血管医学中更好的诊断和治疗的决定，包括以下临床问题。例如它可能被用于判断由供需不平衡引起的心肌梗死（2型心肌梗死）[55]。它还可以阐明血运重建的必要性和最佳临界值。通过血管造影评分系统地

半定量地估计心肌缺血程度及需要血运重建心肌的数量。由于FFR可以根据缺血表现重新分类血运重建的必要性，依据存活的缺血心肌数量，特定血管供应的心肌质量可能会重新评估血运重建策略[56-59]。血管特异性心肌质量的概念解释了分叉病变血管侧支和慢性完全闭塞病变（CTO）血运重建临床获益有限的原因[60]，因为分叉血管的侧支和慢性闭塞性病变的供应较小的血管或梗死心肌质量[61-64]。

31.6 局限性

无创生理评估最重要的局限性是CT图像需要的辐射暴露，尤其是灌注CT成像。联合静息和负荷心肌灌注CT可达到放射剂量>15 mSv。尽管认为CT的辐射暴露低于核成像的辐射暴露，但应尽可能采用合理减少辐射的策略（图31.7）。

空间和时间分辨率不足是导致结果不充分的主要原因。CT图像的典型各向同性空间分辨率最多为0.5 mm。因此，即使直径为3.0 mm的血管中的单体素差也会导致17%的血管直径差异（图31.8）。具有直径狭窄程度为50%的这种血管腔中仅有7～9个体素。单个体素的增加或删除导致33%的最小管腔直径或

11%的最小管腔面积的差异（图31.8）。正在开发通过亚体素分辨技术和避免部分体积效应进行数学校正的方法。

在心脏正电子发射型计算机断层显像（PET）和冠状动脉CT检查时，可能发生灌注缺损和狭窄或非狭窄冠状动脉不匹配的情况。与传统的17段冠状动脉分型相比，血管特异性心肌区域的概念可以减少错误匹配的误差[53, 54, 65]。

计算流动力学中的边界条件是计算FFR结果的关键，但包括了几个假设的参数，这些参数不能通过常规冠状动脉CT中获得。血压、心率、冠状动脉血流储备、侧支血流程度的个体差异可以解释计算FFR与有创获得的FFR之间的差异（DISCOVERFLOW研究中相关系数 $r = 0.72$）[31]。计算时间和繁重计算资源是计算FFR的另一个局限性，但可以通过基于大数据的机器学习克服[66]。

单一测量或模式可能代表但不能显示冠状动脉疾病的每个方面，并且不足以决定治疗策略。通过经皮冠状动脉介入治疗或冠状动脉旁路移植术进行血运重建可缓解患者症状，但不能改善所有患者的临床结果[67]。无创生理评估可以极大地提高冠状动脉疾病评估的预测价值，并且可以作为当前临床决策的附加因素（图31.9）

适当的年度，累积或单次暴露 (mSv)

切尔诺贝利事故受害者的剂量	6 000	5 000 死亡率 > 50%
福岛核事故最大剂量 (2011-03-15)	450	1 000 急性放射病
		260 伊朗拉姆萨尔自然辐射
在美国接受多次121 SPECT检查的患者3年累计剂量(Einstein, JAMA 2010)	121	100 紧急情况下辐射工作人员的剂量限制，辐射诱发癌症阈值
		50 辐射工作人员的剂量限制
在美国接受心脏影像学检查的患者累积3年剂量 (Chen JACC 2010)	25	
美国心肌梗死患者的剂量 (Kaul, Circulation 2010)	15	
CAG, PCI	10	10 巴西瓜拉帕里自然辐射
SPECT	6	
		4 飞机机组人员自然辐射
冠脉 CT (最佳的)	3	3 大多数地理区域的自然辐射
低剂量肺 CT		1 一般人群的人工辐射剂量限制
	0.5	0.2 跨大陆航班
乳腺X线摄影	0.1	0.05 核电站的年剂量限制
胸片		0.001 核电站引起的人为辐射

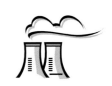

图31.7 射线辐射暴露

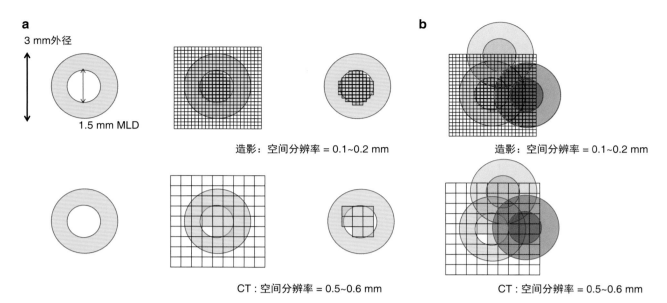

图31.8 空间分辨率和运动伪影的局限性。(a) 少于10个体素包括直径为3.0 mm狭窄50%的典型冠心病。单个体素的删除或添加显著影响计算FFR的结果。(b) 运动伪影可能会恶化空间分辨率的限制。MLD，最小管腔直径

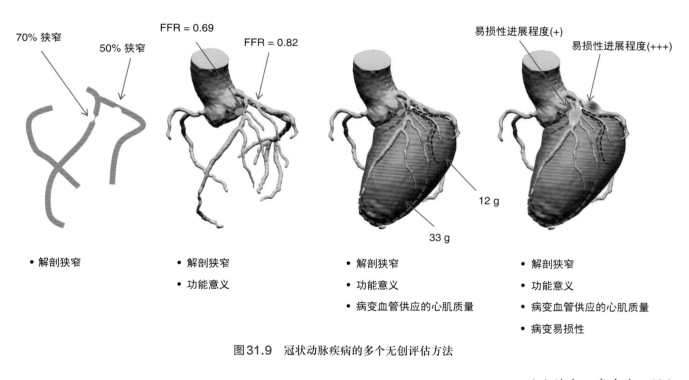

图31.9 冠状动脉疾病的多个无创评估方法

（公绪合　李东宝　译）

参考文献

1. Blankstein R, Di Carli MF. Integration of coronary anatomy and myocardial perfusion imaging. Nat Rev Cardiol. 2010; 7: 226−36.

2. Toth G, Hamilos M, Pyxaras S, et al. Evolving concepts of angiogram: fractional flow reserve discordances in 4000 coronary stenoses. Eur Heart J. 2014; 35: 2831−8.

3. Yang DH, Kim YH, Roh JH, et al. Stress myocardial perfusion CT in patients suspected of having coronary artery disease: visual and quantitative analysis-validation by using fractional flow reserve. Radiology. 2015; 276: 715.

4. Greenwood JP, Maredia N, Younger JF, et al. Cardiovascular magnetic resonance and single-photon emission computed tomography for diagnosis of coronary heart disease (CE-MARC): a prospective trial. Lancet. 2012; 379: 453−60.

5. Takx RA, Blomberg BA, El Aidi H, et al. Diagnostic accuracy of stress myocardial perfusion imaging compared to invasive coronary angiography with fractional flow reserve meta-analysis. Circ Cardiovasc Imaging. 2015; 8: e002666.

6. Williams MC, Newby DE. CT myocardial perfusion imaging: current status and future directions. Clin Radiol. 2016; 71: 739−49.

7. Sorgaard MH, Kofoed KF, Linde JJ, et al. Diagnostic accuracy of static CT perfusion for the detection of myocardial ischemia. A systematic review and meta-analysis. J Cardiovasc Comput Tomogr. 2016; 10: 450.

8. Rocha-Filho JA, Blankstein R, Shturman LD, et al. Incremental value of adenosine-induced stress myocardial perfusion imaging with dual-source CT at cardiac CT angiography. Radiology. 2010; 254: 410−9.

9. Feuchtner G, Goetti R, Plass A, et al. Adenosine stress high-pitch 128-slice dual-source myocardial computed tomography perfusion for imaging of reversible myocardial ischemia: comparison with magnetic resonance imaging. Circ Cardiovasc Imaging. 2011; 4: 540−9.

10. Nasis A, Ko BS, Leung MC, et al. Diagnostic accuracy of combined coronary angiography and adenosine stress myocardial perfusion imaging using 320-detector computed tomography: pilot study. Eur Radiol. 2013; 23: 1812−21.

11. Carrascosa PM, Deviggiano A, Capunay C, et al. Incremental value of myocardial perfusion over coronary angiography by spectral computed tomography in patients with intermediate to high likelihood of coronary artery disease. Eur J Radiol. 2015; 84: 637−42.

12. Magalhaes TA, Kishi S, George RT, et al. Combined coronary angiography and myocardial perfusion by computed tomography in the identification of flow-limiting stenosis — the CORE320 study: an integrated analysis of CT coronary angiography and myocardial perfusion. J Cardiovasc Comput Tomogr. 2015; 9: 438−45.

13. Huber AM, Leber V, Gramer BM, et al. Myocardium: dynamic versus single-shot CT perfusion imaging. Radiology. 2013; 269: 378−86.

14. Rossi A, Uitterdijk A, Dijkshoorn M, et al. Quantification of myocardial blood flow by adenosine-stress CT perfusion imaging in pigs during various degrees of stenosis correlates well with coronary artery blood flow and fractional flow reserve. Eur Heart J Cardiovasc Imaging. 2013; 14: 331−8.

15. Bamberg F, Becker A, Schwarz F, et al. Detection of hemodynamically significant coronary artery stenosis: incremental diagnostic value of dynamic CT-based myocardial perfusion imaging. Radiology. 2011; 260: 689−98.

16. Bamberg F, Marcus RP, Becker A, et al. Dynamic myocardial CT perfusion imaging for evaluation of myocardial ischemia as determined by MR imaging. JACC Cardiovasc Imaging. 2014; 7: 267−77.

17. Ko BS, Cameron JD, Leung M, et al. Combined CT coronary angiography and stress myocardial perfusion imaging for hemodynamically significant stenoses in patients with suspected coronary artery disease: a comparison with fractional flow reserve. JACC Cardiovasc Imaging. 2012; 5: 1097−111.

18. Wang Y, Qin L, Shi X, et al. Adenosine-stress dynamic myocardial perfusion imaging with second-generation dual-source CT: comparison with conventional catheter coronary angiography and SPECT nuclear myocardial perfusion imaging. AJR Am J Roentgenol. 2012; 198: 521−9.

19. Kim SM, Chang SA, Shin W, Choe YH. Dual-energy CT perfusion during pharmacologic stress for the assessment of myocardial perfusion defects using a second-generation dual-source CT: a comparison with cardiac magnetic resonance imaging. J Comput Assist Tomogr. 2014; 38: 44−52.

20. Wichmann JL, Meinel FG, Schoepf UJ, et al. Semiautomated global quantification of left ventricular myocardial perfusion at stress dynamic CT: diagnostic accuracy for detection of territorial myocardial perfusion deficits compared to visual assessment. Acad Radiol. 2016; 23: 429−37.

21. Gould KL, Johnson NP, Bateman TM, et al. Anatomic versus physiologic assessment of coronary artery disease. Role of coronary flow reserve, fractional flow reserve, and positron emission tomography imaging in revascularization decision-making. J Am Coll Cardiol. 2013; 62: 1639−53.

22. Min JK, Taylor CA, Achenbach S, et al. Noninvasive fractional flow reserve derived from coronary CT angiography: clinical data and scientific principles. JACC Cardiovasc Imaging. 2015; 8: 1209−22.

23. Choy JS, Kassab GS. Scaling of myocardial mass to flow and morphometry of coronary arteries. J Appl Physiol. 2008; 104: 1281−6.

24. Kassab GS. Scaling laws of vascular trees: of form and function. Am J Physiol Heart Circ Phys. 2006; 290: H894−903.

25. Lindstedt SL, Schaeffer PJ. Use of allometry in predicting anatomical and physiological parameters of mammals. Lab Anim. 2002; 36: 1−19.

26. West GB, Brown JH, Enquist BJ. A general model for the origin of allometric scaling laws in biology. Science. 1997; 276: 122−6.

27. Murray CD. The physiological principle of minimum work: I. The vascular system and the cost of blood volume. Proc Natl Acad Sci U S A. 1926; 12: 207−14.

28. Kamiya A, Togawa T. Adaptive regulation of wall shear stress to flow change in the canine carotid artery. Am J Phys. 1980; 239: H14−21.

29. Wischgoll T, Choy JS, Kassab GS. Extraction of morphometry and branching angles of porcine coronary arterial tree from CT images. Am J Physiol Heart Circ Physiol. 2009; 297: H1949−55.

30. Wilson RF, Wyche K, Christensen BV, Zimmer S, Laxson DD. Effects of adenosine on human coronary arterial circulation. Circulation. 1990; 82: 1595−606.

31. Koo BK, Erglis A, Doh JH, et al. Diagnosis of ischemia-causing coronary stenoses by noninvasive fractional flow reserve computed from coronary computed tomographic angiograms. Results from the prospective multicenter DISCOVER-FLOW (diagnosis of ischemia-causing Stenoses obtained via noninvasive fractional flow reserve) study. J Am Coll Cardiol. 2011; 58: 1989−97.

32. Min JK, Leipsic J, Pencina MJ, et al. Diagnostic accuracy of fractional flow reserve from anatomic CT angiography. JAMA. 2012; 308: 1237−45.

33. Norgaard BL, Leipsic J, Gaur S, et al. Diagnostic performance of noninvasive fractional flow reserve derived from coronary computed tomography angiography in suspected coronary artery disease: the NXT trial (analysis of coronary blood flow using CT angiography: next steps). J Am Coll Cardiol. 2014; 63: 1145−55.

34. Wu W, Pan DR, Foin N, et al. Noninvasive fractional flow reserve derived from coronary computed tomography angiography for identification of ischemic lesions: a systematic review and meta-analysis. Sci Rep. 2016; 6: 29409.

35. Douglas PS, De Bruyne B, Pontone G, et al. 1-year outcomes of FFRCT-guided care in patients with suspected coronary disease: the PLATFORM study. J Am Coll Cardiol. 2016; 68: 435−45.

36. Choi JH, Min JK, Labounty TM, et al. Intracoronary transluminal attenuation gradient in coronary CT angiography for determining coronary artery stenosis. JACC Cardiovasc Imaging. 2011; 4: 1149−57.

37. Choi JH, Kim EK, Kim SM, et al. Noninvasive evaluation of coronary collateral arterial flow by coronary computed tomographic angiography. Circ Cardiovasc Imaging. 2014; 7: 482−90.

38. Stuijfzand WJ, Danad I, Raijmakers PG, et al. Additional value of transluminal attenuation gradient in CT angiography to predict hemodynamic significance of coronary artery stenosis. JACC Cardiovasc Imaging. 2014; 7: 374−86.

39. Wong DT, Ko BS, Cameron JD, et al. Comparison of diagnostic accuracy of combined assessment using adenosine stress computed tomography perfusion + computed tomography angiography with transluminal attenuation gradient + computed tomography angiography against invasive fractional flow reserve. J Am Coll Cardiol. 2014; 63: 1904−12.

40. Steigner ML, Mitsouras D, Whitmore AG, et al. Iodinated contrast opacification gradients in normal coronary arteries imaged with prospectively ECG-gated single heart beat 320-detector row computed tomography. Circ Cardiovasc Imaging. 2010; 3: 179−86.

41. Yoon YE, Choi JH, Kim JH, et al. Noninvasive diagnosis of ischemia-causing coronary stenosis using CT angiography: diagnostic value of transluminal attenuation gradient and fractional flow reserve computed from coronary CT angiography compared to invasively measured fractional flow reserve. JACC Cardiovasc Imaging. 2012; 5: 1088−96.

42. Choi JH, Koo BK, Yoon YE, et al. Diagnostic performance of intracoronary gradient-based methods by coronary computed tomography angiography for the evaluation of physiologically significant coronary artery stenoses: a validation study with fractional flow reserve. Eur Heart J Cardiovasc Imaging. 2012; 13: 1001−7.

43. Chow BJ, Kass M, Gagne O, et al. Can differences in corrected coronary opacification measured with computed tomography predict resting coronary artery flow? J Am Coll Cardiol. 2011; 57: 1280−8.

44. Gewirtz H, Dilsizian V. Integration of quantitative positron emission tomography absolute myocardial blood flow measurements in the clinical management of coronary artery disease. Circulation. 2016; 133: 2180−96.

45. Bovenschulte H, Krug B, Schneider T, et al. CT coronary angiography: coronary CT-flow quantification supplements morphological stenosis analysis. Eur J Radiol. 2013; 82: 608−16.

46. Ko BS, Wong DT, Norgaard BL, et al. Diagnostic performance of transluminal attenuation gradient and noninvasive fractional flow reserve derived from 320-detector row CT angiography to diagnose he modynamically significant coronary stenosis: an NXT substudy. Radiology. 2016; 279: 75−83.

47. Lardo AC, Rahsepar AA, Seo JH, et al. Estimating coronary blood flow using CT transluminal attenuation flow encoding: formulation, preclinical validation, and clinical feasibility. J Cardiovasc Comput Tomogr. 2015; 9: 559−66. e1.

48. Anderson HV, Stokes MJ, Leon M, Abu-Halawa SA, Stuart Y, Kirkeeide RL. Coronary artery flow velocity is related to lumen area and regional left ventricular mass. Circulation. 2000; 102: 48−54.

49. Leone AM, De Caterina AR, Basile E, et al. Influence of the amount of myocardium subtended by a stenosis on fractional flow reserve. Circ Cardiovasc Interv. 2013; 6: 29−36.

50. Dewey FE, Rosenthal D, Murphy DJ Jr, Froelicher VF, Ashley EA. Does size matter? Clinical applications of scaling cardiac size and function for body size. Circulation. 2008; 117: 2279−87.

51. Seiler C, Kirkeeide RL, Gould KL. Measurement from arteriograms of regional myocardial bed size distal to any point in the coronary vascular tree for assessing anatomic area at risk. J Am Coll Cardiol. 1993; 21: 783−97.

52. Huo Y, Kassab GS. Intraspecific scaling laws of vascular trees. J R Soc Interface. 2012; 9: 190−200.

53. Kim HY, Lim HS, Doh JH, et al. Physiological severity of coronary artery stenosis depends on the amount of myocardial mass subtended by the coronary artery. JACC Cardiovasc Interv. 2016; 9: 1548−60.

54. Kang SJ, Kweon J, Yang DH, et al. Mathematically derived criteria for detecting functionally significant stenoses using coronary computed tomographic angiography-based myocardial segmentation and intravascular ultrasound-measured minimal lumen area. Am J Cardiol. 2016; 118: 170−6.

55. Sandoval Y, Smith SW, Thordsen SE, Apple FS. Supply/demand type 2 myocardial infarction: should we be paying more attention? J Am Coll Cardiol. 2014; 63: 2079−87.

56. Gibbons RJ, Miller TD. Should extensive myocardial ischaemia prompt revascularization to improve outcomes in chronic coronary artery disease? Eur Heart J. 2015; 36: 2281−7.

57. De Bruyne B, Fearon WF, Pijls NH, et al. Fractional flow reserve-guided PCI for stable coronary artery disease. N Engl J Med. 2014; 371: 1208−17.

58. Johnson NP, Toth GG, Lai D, et al. Prognostic value of fractional flow reserve: linking physiologic severity to clinical outcomes. J Am Coll Cardiol. 2014; 64: 1641−54.

59. Van Belle E, Rioufol G, Pouillot C, et al. Outcome impact of coronary revascularization strategy reclassification with fractional flow reserve at time of diagnostic angiography: insights from a large French multicenter fractional flow reserve registry. Circulation. 2014; 129: 173−85.

60. Christakopoulos GE, Christopoulos G, Carlino M, et al. Meta-analysis of clinical outcomes of patients who underwent percutaneous coronary interventions for chronic total occlusions. Am J Cardiol. 2015; 115: 1367−75.

61. Hachamovitch R, Hayes SW, Friedman JD, Cohen I, Berman DS. Comparison of the short-term survival benefit associated with revascularization compared with medical therapy in patients with no prior coronary artery disease undergoing stress myocardial perfusion single photon emission computed tomography. Circulation. 2003; 107: 2900−7.

62. Chen SL, Ye F, Zhang JJ, et al. Randomized comparison of FFR-guided and angiography-guided provisional stenting of true coronary bifurcation lesions: the DKCRUSH-VI trial (double kissing crush versus provisional stenting technique for treatment of coronary bifurcation lesions VI). JACC Cardiovasc Interv. 2015; 8: 536−46.

63. Ladwiniec A, Cunnington MS, Rossington J, et al. Collateral donor artery physiology and the influence of a chronic total occlusion on fractional flow reserve. Circ Cardiovasc Interv. 2015; 8: e002219.

64. Choi JH, Chang SA, Choi JO, et al. Frequency of myocardial infarction and its relationship to angiographic collateral flow in territories supplied by chronically occluded coronary arteries. Circulation. 2013; 127: 703—9.

65. Ortiz-Perez JT, Rodriguez J, Meyers SN, Lee DC, Davidson C, Wu E. Correspondence between the 17-segment model and coronary arterial anatomy using contrast-enhanced cardiac magnetic resonance imaging. JACC Cardiovasc Imaging. 2008; 1: 282—93.

66. Itu L, Rapaka S, Passerini T, et al. A machine-learning approach for computation of fractional flow reserve from coronary computed tomography. J Appl Physiol. 2016; 121: 42—52.

67. Fokkema ML, James SK, Albertsson P, et al. Population trends in percutaneous coronary intervention: 20-year results from the SCAAR (Swedish coronary angiography and angioplasty registry). J Am Coll Cardiol. 2013; 61: 1222—30.